临床医师处方手册丛书　　总主编　陈长青

# 外科医师处方手册

WAIKE YISHI CHUFANG SHOUCE

主　编　陈广栋
副主编　田　勇　樊　艳　刘志伟
张玉辉　刘宏志
编　者　崔国胜　胡庆常　金　驰
兰　杰　李双庆　刘　帆
路　宁　刘　杰　倪永健
欧　勇　姚高文　赵　宁
张泽佩　张志超　陈广栋

河南科学技术出版社
· 郑州 ·

## 内容提要

本书是解放军总医院协作医院——沧州市中心医院部分专家、教授及科主任为提高基层医师、住院医师、医学院校实习生处方治疗效果及书写质量而编写的。全书提供了外科常见疾病的概述、诊断要点、治疗要点、辅助检查、特殊治疗方案，并针对品种繁多的药物和多种疾病，提出了治疗的最佳处方，包括首选药物、次选药物、药物剂量、用法用量、不良反应、禁忌证等，可方便医师迅速抓住用药重点，提出最佳的治疗方案。本书适用于全科医师和医学院校师生阅读参考。

**图书在版编目（CIP）数据**

外科医师处方手册/陈广栋主编. 一郑州：河南科学技术出版社，2020.4（2021.10 重印）

ISBN 978-7-5349-9761-7

Ⅰ.①外… Ⅱ.①陈… Ⅲ.①外科一处方一手册 Ⅳ.①R605-62

中国版本图书馆 CIP 数据核字（2020）第 012554 号

---

**出版发行：** 河南科学技术出版社
北京名医世纪文化传媒有限公司
地址:北京市丰台区万丰路 316 号万开基地 B 座 1-114 邮编：100161
电话:010-63863186 010-63863168
**策划编辑：** 焦 赟
**文字编辑：** 唐小美
**责任审读：** 周晓洲
**责任校对：** 龚利霞
**封面设计：** 中通世奥
**版式设计：** 崔刚工作室
**责任印制：** 苟小红
**印 刷：** 河南省环发印务有限公司
**经 销：** 全国新华书店、医学书店、网店
**开 本：** 850 mm×1168 mm 1/32 **印张：** 15.5 **字数：** 380 千字
**版 次：** 2020 年 4 月第 1 版 2021 年 10 月第 2 次印刷
**定 价：** 65.00 元

---

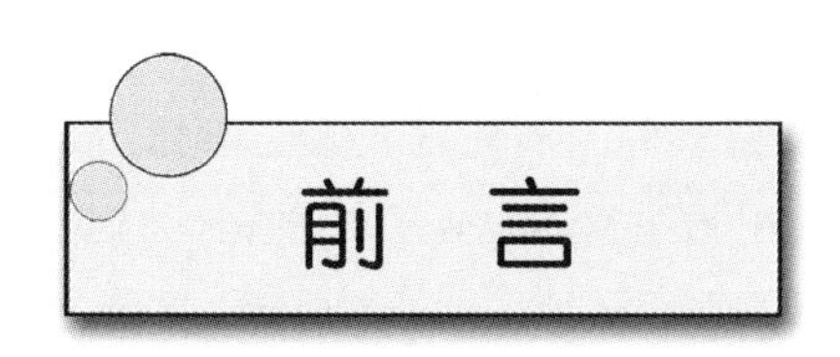

# 前言

开处方是临床医师应具备的能力，但对部分住院医师、医学院校实习生而言，他们虽然掌握了临床疾病的治疗原则，由于临床经验不足，还不能熟练掌握药物的选择及剂量的精准，因此我们组织了解放军总医院协作医院——沧州市中心医院部分专家、教授及主任医师编写了《临床医师处方手册丛书》，包括消化科、呼吸科、肾病科、外科、内科、神经科、泌尿科、妇产科、耳鼻咽喉科、内分泌及代谢性疾病共十个分册，以指导临床住院医师开出合理有效的处方。

本书内容主要涉及外科常见疾病的诊断、鉴别诊断、基础检查、临床治疗、后期持续治疗等方面的问题，结合目前国内外新的理论、新的诊断、新的治疗技术，力求做到立足于临床、服务于临床。希望可以指导住院医师及初涉者的理论学习及临床实践，从而进一步提高住院医师及医学院校实习生临床技能。本丛书有以下几个鲜明特点。

1. 实用性强　每一种外科疾病在明确诊断要点后，以临床处方为中心展开阐述，不但介绍治疗原则，而且列出治疗的具体方案（处方），有利于读者参考应用。

2. 针对性强　在编写过程中注意到了疾病的分型、分期，有利于读者根据临床的具体情况选择合理的治疗方法。

3. 重点明确　主要介绍以药物治疗为主的常见呼吸系统疾病，基本解决了门急诊和一般住院病人的治疗问题。

4. 编排新颖　本书文字精练，编排合理，读者一目了然，临床实践占主要部分，理论较少，适合住院医师、医学院校实习生阅读。

本册为《外科医师处方手册》，内容包括神经外科、甲状腺外科、乳腺外科、胸心外科、普通外科、泌尿外科疾病、骨科等疾病。

患者的病情千变万化，且病人个体差异性很大，因此临床治疗既要有原则性，也要有灵活性，个体化治疗就是重要原则之一。要提醒的是，读者对《外科医师处方手册》处方选择要依据病情而定，切勿生搬硬套。

医学知识是在不断发展中逐步完善提高的，书中若有遗漏和不当之处，希望同行及专家批评指正。

编　者

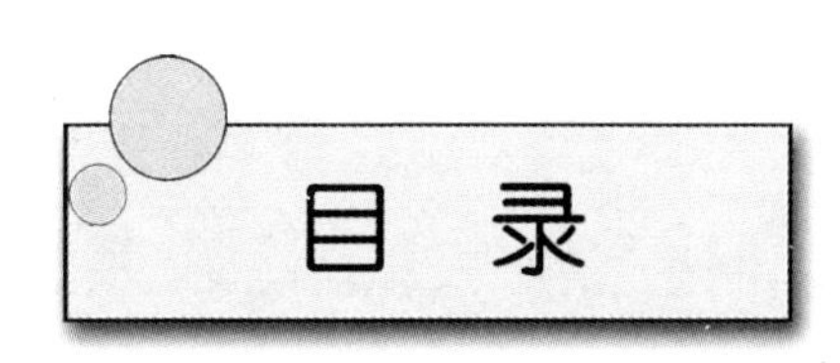

# 目录

# 第1章

# 神经外科

## 第一节　颅内压增高和脑疝

颅内压增高和脑疝是神经外科常见的临床病理综合征，是颅脑损伤、脑肿瘤、脑出血和缺血、脑积水和颅内炎症等所共有的征象，上述疾病使颅腔内容物体积增加、压力上升，引起相应的症状，称为颅内压增高。颅内压增高严重时可引发脑疝危象，病人出现呼吸循环衰竭而死亡。因此，对于神经外科医生，及时诊断并正确处理颅内压增高和脑疝十分重要。

### 一、颅内压增高

正常成人的颅内压为0.7～2.0kPa(70～200 $mmH_2O$)。颅内压通过各种代偿调节机制可保持相对稳定。在各种病理情况下，颅腔内容物体积增大或颅腔容量缩小，则会发生不同程度的颅内压增高。

【诊断要点】

1. 病史　有导致颅内压增高的相应病史，如颅脑外伤、颅内肿瘤、颅内感染、脑出血、脑梗死、脑寄生虫病、脑缺氧、脑积水、狭颅症、颅内静脉窦栓塞等可引起颅内压增高的病史。

2. 临床表现

(1)症状

①头痛：头痛是由于颅内压增高使脑膜、血管和神经受刺激

或牵扯所致。头痛多为持续性跳痛，阵发性加剧，咳嗽、喷嚏或用力等均可使头痛症状加重。头痛常在清晨加重，可能是因为夜间较久的平卧、呼吸抑制使二氧化碳分压升高的原因。

②呕吐：呕吐倾向于稍迟出现，常伴随头痛而发生。呕吐常呈喷射性，但呕吐后头痛也随之有所缓解。

③视盘水肿：是诊断颅内压增高的可靠的客观指标，但它的出现一般较晚。视盘水肿是由于颅内高压的压力传至视神经鞘内，使眼底静脉回流受阻所引起的，有时伴有片状眼底出血。长时期的水肿会导致视神经萎缩与视力下降，如不及时纠正，将导致失明。

④意识障碍和生命体征变化：颅内压增高时脑血流减慢，脑部供血不足，脑干受压移位影响网状结构而导致意识障碍。意识障碍的程度常用格拉斯哥分级评分。在疾病初期意识障碍可出现嗜睡、反应迟钝，严重病例可出现昏睡、昏迷，伴有瞳孔散大、对光反射消失，发生脑疝和去脑强直。生命体征的变化表现为血压升高、脉搏徐缓、呼吸不规则、体温升高等病危状态甚至呼吸停止，终因呼吸循环衰竭而死亡。

⑤其他症状和体征：头晕、摔倒、头皮静脉怒张、复视等。小儿病例可有头颅增大、颅缝增宽或分裂、前囟饱满隆起。头颅叩诊时呈“破罐声”及头皮和额眶部浅静脉扩张。

头痛、呕吐、视盘水肿是颅内压增高的典型临床表现，称为颅内压增高“三主征”。颅内压增高“三主征”各自出现的时间并不一致，可以其中一项为首发症状。

(2)体征：根据病因的不同，颅内压增高可有不同的体征。小儿患者可有头颅增大、颅缝增宽或分裂、前囟饱满隆起，头颅叩诊时呈“破罐声”，头皮和额眶部浅静脉扩张。成人可出现偏瘫、失语、视觉减退、眼球凸出、意识障碍等，严重者可出现昏睡或昏迷，伴有瞳孔散大、对光反射消失、血压升高、脉搏徐缓、呼吸不规则等。

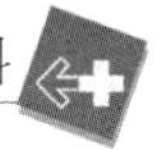

(3)分型:根据病因的不同,颅内压增高可分为两类。

①弥散性颅内压增高:由于颅腔狭小或脑实质体积均匀增大而引起,其特点是颅腔内各部位及各分腔之间压力均匀增高,不存在明显的压力差,脑组织无明显移位。临床上所见的弥散性脑膜脑炎、弥散性脑水肿、交通性脑积水等所引起的颅内压增高均属于这一类。

②局灶性颅内压增高:因颅内有局限的扩张性病变,病变部位压力首先增高,使附近的脑组织受到挤压而发生移位,并把压力传向远处,造成颅内各腔隙间的压力差,这种压力差导致脑室、脑干脑中线结构移位。病人对这种颅内压增高的耐受力较低,压力解除后神经功能的恢复较慢且不完全。

(4)根据病变发展的快慢不同,颅内压增高可分为急性、亚急性和慢性三类。

①急性颅内压增高:见于急性颅脑损伤引起的颅内血肿、高血压性脑出血等。其病情发展快,颅内压增高所引起的症状和体征严重,生命体征(血压、呼吸、脉搏、体温)变化剧烈。

②亚急性颅内压增高:病情发展较快,但没有急性颅内压增高那么紧急,颅内压增高的反应较轻或不明显。亚急性颅内压增高多见于发展较快的颅内恶性肿瘤、转移瘤及各种颅内炎症等。

③慢性颅内压增高:病情发展较慢,可长期无颅内压增高的症状和体征,病情发展时好时坏,多见于生长缓慢的颅内良性肿瘤、慢性硬膜下血肿等。

3. 辅助检查

(1)CT 扫描:是诊断颅内占位性病变的首选检查措施,不仅能对绝大多数颅内占位性病变做出定位诊断,而且还有助于定性诊断,具有无创伤性的特点,易被患者所接受。

(2)磁共振成像(MRI):在 CT 扫描不能确诊的情况下,可进一步行 MRI 检查,以利于确诊。MRI 也具有无创性,但检查费用昂贵。

(3)脑血管造影:主要用于疑有脑血管畸形或动脉瘤等疾病的病例,数字减影血管造影(DSA)不仅使脑血管造影术的安全性大大提高,而且图像清晰,使疾病的检出率提高。

(4)头颅X线摄片:颅内压增高时,可见颅骨骨缝分离,指状压迹增多,鞍背骨质稀疏及蝶鞍扩大等,对于诊断颅骨骨折、垂体腺瘤所致蝶鞍扩大及听神经瘤引起内听道扩大等,具有重要价值。

(5)腰椎穿刺:腰椎穿刺测压对颅内占位性病变病人有一定的危险性,有时可引发脑疝,故应谨慎进行。

【治疗要点】

1. 一般处理　包括留院观察,密切观察神志、瞳孔、血压、呼吸、脉搏、体温的变化,有条件时可做颅内压监测。频繁呕吐者应禁饮食,防止吸入性肺炎,不能进食者应补液,补液量应以维持液体出入量的平衡为度,并监测电解质、调整酸碱平衡。意识不清者及咳痰困难者考虑做气管切开,防止因呼吸不畅而使颅内压更高。

2. 病因治疗　颅内占位性病变,首先应考虑做病变切除术。位于大脑非功能区的良性病变,应争取做根治性切除;不能根治的病变可做大部切除、部分切除或减压术;若有脑积水者,可行脑脊液分流术,颅内压增高已引起急性脑疝时,应分秒必争进行紧急抢救或手术处理。

3. 降低颅内压药物治疗　选择脱水利尿药的原则:若意识清楚,颅内压增高程度较轻的病例,先选用口服药物。若有意识障碍或颅内压增高症状较重的病例,则宜选择静脉或肌内注射药物。

4. 激素应用　激素可减轻脑水肿、有助于缓解颅内压增高。

5. 冬眠亚低温疗法　有利于降低脑的新陈代谢率,减少脑组织的氧耗量,防止脑水肿的发生与发展,对降低颅内压起一定作用。

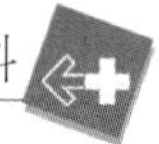

6. 脑脊液外引流　有颅内压监测装置的病例，可经脑室缓慢放出脑脊液少许，以缓解颅内压增高。

7. 镇静治疗　镇静可降低脑的代谢，减少氧耗及增加脑对缺氧的耐受力，使颅内压降低，但需要在有经验的医师指导下应用。

8. 辅助过度换气　目的是使体内二氧化碳排出增加，动脉血二氧化碳分压每下降1mmHg，可使脑血流量递减2%，从而使颅内压相应下降。

9. 抗生素治疗　控制颅内感染或预防感染，可根据致病菌药物敏感试验，选择适当的抗生素。预防用药应选择广谱抗生素，术中和术后应用为宜。

10. 症状治疗　对病人的主要症状进行治疗，疼痛可给予镇痛药，有抽搐发作的病例，应给予抗癫痫药物治疗，烦躁病人给予镇静药。

【处方】

1. 利尿脱水药　20%甘露醇 250 ml，静脉滴注，每8小时1次

或甘油果糖氯化钠注射液　250 ml，静脉注射，每8小时1次

或呋塞米注射液　20～40 mg，静脉滴注，每8小时1次

2. 激素　地塞米松 5～10 mg，静脉注射，每天1次

或甲泼尼龙注射液　40mg，静脉注射，每天1次

3. 镇静药　咪达唑仑 2mg，肌内注射，需要时

| | | |
|---|---|---|
| 氯丙嗪 | 25 mg | 肌内注射　需要时 |
| 异丙嗪 | 25 mg | |

4. 抗生素类药物

| | | |
|---|---|---|
| 0.9%氯化钠 | 100 ml | 静脉滴注，每天1次 |
| 头孢曲松钠 | 2.0 g | |

或

| | | |
|---|---|---|
| 0.9%氯化钠 | 100 ml | 静脉滴注，每天1次 |
| 头孢他啶 | 2.0 g | |

5. 抗癫痫药

| | | |
|---|---|---|
| 0.9%氯化钠 | 100 ml | 静脉滴注，每8小时1次 |
| 丙戊酸钠 | 0.5g | |

或 苯巴比妥钠 0.2g 肌内注射，每8小时1次

6. 镇痛药 地佐辛注射液 10 mg，肌内注射，需要时

或 盐酸布桂嗪注射液 50 mg，肌内注射，每12小时一次

【注意事项】

1. 镇静药的使用需要在有经验的专家指导下应用，在给药期间，应做血药浓度的监测。

2. 应尽量避免使用吗啡和哌替啶等药物，以防止对呼吸中枢的抑制作用而导致病人死亡。

## 二、脑疝

颅内任何部位的病变发展到严重程度均可导致颅内各分腔压力不均，当颅内压增高达到一定程度时，可使一部分脑组织移位，通过一些孔隙，被挤至压力较低的部位，即为脑疝。临床上以小脑幕切迹疝与枕骨大孔疝最为常见，其次为大脑镰下疝。脑疝是颅脑多种病变发展过程中的一种紧急而严重的情况，疝出的脑组织压迫脑的重要结构或生命中枢，如发现不及时或救治不力，往往导致严重后果，必须予以足够的重视。慢性的颅内压增高可能有脑疝存在而不一定发生嵌顿与脑危象，此时虽有脑疝存在，但可无明显症状。

【诊断要点】

1. 病史 多有引起颅内压增高的病史，或由慢性脑疝转为急性脑疝的各种诱因。

2. 脑疝的类型

(1)小脑幕切迹疝：当幕上一侧占位性病变不断增长引起颅

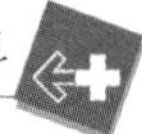

内压增高时，脑干和患侧大脑半球向对侧移位。半球上部由于有大脑镰限制，移位较轻，而半球底部近中线结构如颞叶的沟回等则移位较明显，可疝入脚间池，形成小脑幕切迹疝，使患侧的动眼神经、脑干、后交通动脉及大脑后动脉受到挤压和牵拉。

(2)枕骨大孔疝：颅内压增高时，小脑扁桃体经枕骨大孔疝到颈椎管内，称为枕骨大孔疝，多发生于颅后窝占位性病变，也见于小脑幕切迹疝晚期。枕骨大孔疝时，延髓生命活动中枢受到压迫而功能衰竭，病人常迅速死亡。

3. 临床表现

(1)症状：脑疝患者除有头痛、呕吐等颅内压增高的症状外，多数伴有意识障碍，由嗜睡、朦胧到昏迷，对外界的刺激反应迟钝或消失。小脑幕切迹疝患者可出现对侧肢体活动障碍；枕骨大孔疝患者常有枕下疼痛、项强直或强迫头位症状。

(2)体征：小脑幕切迹疝早期可出现瞳孔的改变，最初患侧瞳孔短暂性缩小，之后逐渐散大，对光反射迟钝、消失，晚期则出现双侧瞳孔散大，对光反射消失，眼球固定不动；对侧肢体肌力减弱或瘫痪，肌张力增高，腱反射亢进，病理征阳性；早期血压升高，脉缓有力，呼吸深慢，体温升高，晚期生命中枢逐渐衰竭，出现潮式或叹气样呼吸，脉频弱，血压和体温下降，最后呼吸和心搏停止。

枕骨大孔疝因脑干下移，后组颅神经受牵拉，或脑干受压，出现眩晕、听力减退等症状；生命体征变化出现较早，迅速发生呼吸和循环障碍，先呼吸减慢，脉搏细速，血压下降，很快出现潮式呼吸和呼吸停止，心搏也逐渐停止。

4. 辅助检查

(1)X线检查：颅骨平片正侧位检查时注意观察松果体钙化斑有无侧移、压低或抬高征象。

(2)CT：小脑幕切迹疝时可见基底池、环池、四叠体池变形或消失，下疝时，可见中线明显不对称和移位。

(3)MRI：可以观察到脑疝时脑池变形、消失的情况，直接观察到脑内结构，如沟回、海马旁回、间脑、脑干及小脑扁桃体。慢性枕大孔疝时可见小脑扁桃体下疝到枕骨大孔以下。

(4)脑血管造影术：颞叶沟回疝时，除表现有幕上大脑半球占位性病变的特点外，还可见大脑后动脉及脉络膜前动脉向内移位。

(5)腰椎穿刺：脑疝的病人一般禁止腰椎穿刺。即使腰椎穿刺所测椎管内压力不高，也并不能代表颅内压力，因为小脑扁桃体疝可以梗阻颅内及椎管内的脑脊液循环。

【治疗要点】

1. *急救措施* 脑疝发生后，病人的病情突然恶化，医务人员必须正确、迅速果断地奋力抢救，首先应用脱水降颅压疗法，降低颅内压力。在脑疝紧急情况下，应首先选用强力脱水药，由静脉快速推入或滴入。

2. *祛除病因的治疗* 对已形成脑疝的病例，及时清除原发病灶是最根本的治疗方法，一般在脑疝代偿期或前驱期，清除原发病灶后，脑疝大多可以自行复位，但在脑疝衰竭期，除清除原发病灶外，在某些病例还需要处理脑疝局部病变。

3. *减压手术* 原发病灶清除后，为了进一步降低颅内压，防止术后脑水肿，或者原发病灶无法清除，则常常需要进行减压手术。减压手术的目的是为了减低内压和减轻脑疝对脑干的压迫。小脑幕切迹疝时可采用颞肌下减压术，枕骨大孔疝时可采用枕肌下减压术，重度颅脑损伤导致的严重脑水肿，可以采用去骨瓣减压术。

4. *侧脑室外引流术* 颅后窝或中线部位肿瘤造成室间孔或导水管梗阻，出现脑室扩大，在引起脑疝危象时，可以迅速行脑室外引流术，穿刺脑室放液，以达到减压抢救的目的。

5. *其他治疗* 其中包括支持疗法；氧气吸入及保持呼吸道通畅，如气管切开术；促进中枢神经系统代谢药物治疗，如应用三磷腺苷、辅酶A、细胞色素C、核苷酸等。其他药物如激素治疗及促

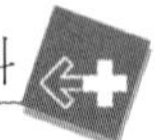

进中枢神经系统兴奋和清醒的药物，如甲氯芬酯、乙氨硫脲亦可应用。此外还应注意纠正水、电解质紊乱，抗感染。

【处方】

1. 利尿脱水药 20%甘露醇 250 ml；静脉注射，每8小时一次

或 甘油果糖氯化钠注射液 250 ml，静脉滴注，每8小时一次

或 呋塞米注射液 20～40 mg，静脉滴注，每8小时一次

2. 激素

地塞米松 5～10 mg，静脉注射，每天1次

或 甲泼尼龙注射液 40mg，静脉注射，每天1次

【注意事项】

1. 高渗溶液的剂量和注入的速度，直接影响脱水降颅压的效果，一般用量越大，颅压下降越明显，持续时间越长，注入速度越快，降颅压效果越好。

2. 高渗溶液内加入激素(地塞米松或氢化可的松)，可增强降颅压的效果。

3. 在严重脑水肿和颅压增高发生脑疝的紧急情况下，应把20%甘露醇或呋塞米作为首选药物，足量快速静脉推注或滴入，然后根据情况采用甘露醇、山梨醇及50%葡萄糖交替使用，每6小时一次，可以维持较长时间降压效果。

4. 对于幕上大脑半球占位性病变所致的小脑幕切迹疝时，不适宜行脑室外引流，这类引流可加重脑移位。

## 第二节 颅脑损伤

颅脑创伤已成为严重威胁人类健康的疾病之一。颅脑(特别是脑组织)虽然在人体中所占的体积及重量并不是很大，但它却是一个很重要而且脆弱的器官。因此，一旦头部遭受暴力冲击或

打击时,将对人体的重要功能造成不同程度的伤害和影响,且恢复较为困难。颅脑创伤的发生率、病死率及致残率均很高,因而在创伤救治领域和神经外科临床上都占有重要的地位。

## 一、头皮血肿

头皮血肿多因头部钝器伤所致,根据头皮血肿的具体部位又分为皮下血肿、帽状腱膜下血肿和骨膜下血肿。

【诊断要点】

1. 病史　有头部外伤史,多为钝器伤所致。

2. 临床表现

(1)局部肿块:皮下血肿一般体积小,有时因血肿周围组织肿胀隆起,中央相对凹陷,容易误认为凹陷性颅骨骨折;帽状腱膜下血肿,因帽状腱膜组织疏松,可蔓延范围较广;骨膜下血肿的特点是局限于某一颅骨范围内,以骨缝为界。

(2)休克或贫血:帽状腱膜下血肿可蔓延至全头部,小儿及体弱者可导致休克或贫血。

3. 辅助检查

(1)血常规:了解机体对创伤的反应状况,有无继发感染。血红蛋白下降,表明出血严重。

(2)头颅X线平片:包括正位、侧位和血肿部位切线位平片。

(3)头颅CT:必要时可考虑行头颅CT检查,以除外颅内异常。

【治疗要点】

1. 非手术治疗　较小的头皮血肿1～2周可自行吸收,巨大的血肿可能需要4～6周,采用局部适当加压包扎,有利于防止血肿继续扩大。

2. 手术治疗　小儿的巨大头皮血肿出现明显波动时,为促进愈合,在严密消毒下可行穿刺抽吸,其后加压包扎。

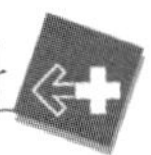

【处方】

1. 抗生素

| | | |
|---|---|---|
| 0.9%氯化钠 | 100 ml | 静脉滴注，每天1次 |
| 头孢曲松钠 | 2.0 g | |

或

| | | |
|---|---|---|
| 0.9%氯化钠 | 100 ml | 静脉滴注，每天1次 |
| 头孢他啶 | 2.0 g | |

2. 镇痛药

地佐辛注射液　10 mg，肌内注射，需要时（长期）

或 盐酸布桂嗪注射液　50 mg，肌内注射，每12小时一次

【注意事项】

头皮血肿穿刺抽吸后要加压包扎，包扎的松紧要适当，过松起不到加压的作用，过紧可能导致包扎以下疏松组织静脉回流障碍，出现眶内及耳后积血。

## 二、头皮裂伤

头皮裂伤系由锐器或钝器伤所致。由于帽状腱膜具有纤维小梁结构的解剖特点，头皮血管破裂后血管不易自行收缩而出血较多，可引起出血性休克。

【诊断要点】

1. 病史　有明确的头部外伤史。

2. 临床表现

（1）活动性出血，接诊后常能见到头皮创口有动脉性出血。

（2）休克，在创口较大、就诊时间较长的病人可出现出血性休克。

（3）需检查伤口深度、污染程度、有无异物，有无颅底骨折或碎骨片，如果发现有脑脊液或脑组织外溢，需按开放性颅脑损伤处理。

3. 辅助检查

(1)血常规化验:了解机体对创伤的反应状况,有无继发感染。血红蛋白和血细胞比容持续下降,表明出血严重程度。

(2)头颅X线片:包括正、侧位平片。

(3)头颅CT:必要时可考虑行头颅CT检查,以除外颅内异常。

【治疗要点】

头皮血供丰富,其清创缝合的时间允许放宽至24小时。采用一期全层缝合,其后注射破伤风抗毒素,并根据创伤情况应用抗生素、输血补液等。

【处方】

1. 抗生素

| | | |
|---|---|---|
| 0.9%氯化钠 | 100 ml | 静脉滴注,每天1次 |
| 头孢曲松钠 | 2.0 g | |

或

| | | |
|---|---|---|
| 0.9%氯化钠 | 100 ml | 静脉滴注,每8小时一次 |
| 头孢他啶 | 2.0 g | |

2. 镇痛药

地佐辛注射液 10 mg,肌内注射,需要时

或 盐酸布桂嗪注射液 50 mg,肌内注射,每12小时1次

3. 破伤风免疫球蛋白 250 U,肌内注射,立即

【注意事项】

头皮裂伤有活动性出血时,一定要彻底止血,以防止出血过多导致失血性休克。

## 三、头皮撕脱伤

头皮撕脱伤多因发辫受机械力牵扯,使大块头皮自帽状腱膜下层或连同颅骨骨膜被撕脱所致。

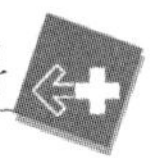

【诊断要点】

1. 病史　有明确的头部受伤史。

2. 临床表现

(1)休克:失血或疼痛性休克。

(2)活动性出血:接诊后常能见到头皮创缘有动脉性出血。

(3)头皮撕脱后与颅骨骨膜脱离。

3. 辅助检查

(1)血常规:了解机体对创伤的反应状况,有无继发感染。血红蛋白和血细胞比容持续下降,表明出血严重程度。

(2)头颅X线平片:包括正、侧位平片。

(3)头颅CT:必要时可考虑行头颅CT检查,以除外颅内异常。

【治疗要点】

治疗上应在压迫止血、防治休克、清创、抗感染的前提下,行中厚皮片植皮术,对骨膜已撕脱者,需在颅骨外板上多处钻孔达板障,然后植皮。条件允许时,应采用显微外科技术,行血管吻合、头皮原位缝合术,如获成活,可望头发生长。

【处方】

1. 抗生素

| 0.9%氯化钠 | 100 ml | 静脉滴注,每天1次 |
|---|---|---|
| 头孢曲松钠 | 2.0 g | |

或

| 0.9%氯化钠 | 100 ml | 静脉滴注,每8小时一次 |
|---|---|---|
| 头孢他啶 | 2.0 g | |

2. 镇痛药

地佐辛注射液　10 mg,肌内注射,需要时(长期)

或 盐酸布桂嗪注射液　50 mg,肌内注射,每12小时一次

3. 破伤风免疫球蛋白　250 U,肌内注射,即刻

【注意事项】

因头皮血供丰富，头皮撕脱伤常可导致较多的失血，应首先注意观察患者有无失血性休克，如存在休克，应及时给予抗休克治疗。

## 第三节　颅骨骨折

### 一、颅盖骨线状骨折

颅盖骨线状骨折多因外力直接作用于头部所致，多见于额顶枕骨。多数颅盖骨线状骨折断端无移位，可合并硬膜外血肿或头皮血肿。

【诊断要点】

1. 病史　多有明确的头部外伤史，常为外力直接作用于头部所致。

2. 临床表现

(1)部分伤情较轻的病人可无明显的临床症状。

(2)常见的症状为局部头痛，着力部位可见头皮挫伤及头皮血肿。

3. 辅助检查

(1)血常规化验：了解机体对创伤的反应状况，有无继发感染。血红蛋白和血细胞比容持续下降，表明出血严重程度。

(2)头颅X线平片：包括正、侧位平片。

(3)头颅CT：除外颅内异常，并经CT骨窗像可明确骨折部位。

【治疗要点】

单纯性颅盖骨线性骨折本身无需特殊处理，但应警惕是否合并脑损伤。开放性骨折可导致颅内积气，应预防感染和癫痫。

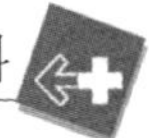

【处方】

1. 抗生素

| | | |
|---|---|---|
| 0.9%氯化钠 | 100 ml | 静脉滴注，每天 1 次 |
| 头孢曲松钠 | 2.0 g | |

或

| | | |
|---|---|---|
| 0.9%氯化钠 | 100 ml | 静脉滴注，每 8 小时一次 |
| 头孢他啶 | 2.0 g | |

2. 抗癫痫药

丙戊酸钠口服溶液　15～20 ml，口服，每天 2 次

或 苯巴比妥钠注射液　0.2g，肌内注射，每 8 小时一次

3. 破伤风免疫球蛋白　250 U，肌内注射，即刻

4. 镇痛药

地佐辛注射液　10 mg，肌内注射，需要时（长期）

或 盐酸布桂嗪注射液　50 mg，肌内注射，每 12 小时一次

【注意事项】

骨折线通过硬脑膜血管沟或静脉窦所在的部位时，要警惕硬脑膜外血肿发生的可能，需严密观察或 CT 复查。

## 二、颅盖骨凹陷性骨折

凹陷性骨折见于颅盖骨骨折，好发于额骨及顶骨，呈全层凹陷。成人凹陷性骨折多为凹陷及粉碎性骨折。婴幼儿可呈现乒乓球样凹陷性骨折。

【诊断要点】

1. 病史　有明确的头部外伤史。

2. 临床表现

（1）头皮血肿，在受力点有头皮血肿或挫伤。

（2）局部下陷，急性期可检查出局部骨质下陷。

（3）神经功能障碍，当骨折片下陷较深时，可刺破硬脑膜，损伤及压迫脑组织，而出现偏瘫、失语和局灶性癫痫。

3. 辅助检查

(1)血常规化验:了解机体对创伤的反应状况,有无继发感染。血红蛋白下降,表明出血严重。

(2)X线平片:骨折部位切线位,可显示出骨折片陷入颅内深度。

(3)头颅CT扫描:CT扫描不仅可了解骨折情况,而且可了解有无合并脑损伤。

【治疗要点】

1. 非手术治疗

(1)对位于非功能区、凹陷<1cm的小面积骨折,无临床症状者,无需手术治疗。

(2)新生儿的凹陷性骨折,应尽量采用非手术方法复位。如使用胎头吸引器置于骨折处,通过负压吸引多能在数分钟内复位。

2. 手术治疗

(1)合并脑损伤或大面积骨折片陷入颅腔,导致颅内压增高,CT显示中线结构移位、有脑疝可能者,应行急诊开颅去骨瓣减压术。

(2)因骨折片压迫脑重要部位,引起神经功能障碍,如偏瘫、癫痫等,应行骨片复位或清除术。

(3)开放粉碎性凹陷性骨折,需行手术清创,去除全部骨片,修补硬脑膜,以免引起感染。

(4)在非功能区,下陷>1cm者,视为相对适应证,可考虑择期手术复位颅骨。

【处方】

1. 抗生素

|  |  |  |
|---|---|---|
| 0.9%氯化钠 | 100 ml | 静脉滴注,每天1次 |
| 头孢曲松钠 | 2.0 g | |

或

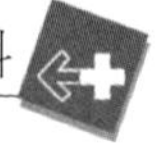

| | | |
|---|---|---|
| 0.9%氯化钠 | 100 ml | 静脉滴注，每 8 小时一次 |
| 头孢他啶 | 2.0 g | |

2. 抗癫痫药

丙戊酸钠口服溶液　15～20 ml，口服，每天 2 次

或 苯巴比妥钠注射液　0.2g，肌内注射，每 8 小时一次

3. 破伤风免疫球蛋白　250 U，肌内注射，即刻

4. 镇痛药

地佐辛注射液　10 mg，肌内注射，需要时（长期）

或 盐酸布桂嗪注射液　50 mg，肌内注射，每 12 小时一次

【注意事项】

位于大静脉或静脉窦处的凹陷性骨折，因骨折断端容易损伤静脉或静脉窦，手术过程中可能发生难以控制的出血，因此，即使骨折下陷较深，如无明显的神经功能障碍，应慎重考虑手术治疗。如确实需手术治疗，应在充分准备后进行手术。

## 三、颅底骨折

颅底部的线形骨折多为颅盖骨骨折线的延伸，也可由邻近颅底平面的间接暴力所致。根据所发生的部位可分为颅前窝、颅中窝和颅后窝骨折。由于硬脑膜与颅前窝、颅中窝底粘连紧密，故该部位不容易形成硬脑膜外血肿，又由于颅底接近气窦、脑底部大血管和脑神经，因此颅底骨折时容易产生脑脊液漏、脑神经损伤和颈内动脉-海绵窦瘘等并发症，颅后窝骨折可伴有原发性脑干损伤。

【诊断要点】

1. 病史　有明确的头部外伤史。

2. 临床表现

(1)颅前窝骨折：累及眶顶和筛骨，可伴有鼻出血、眶周广泛淤血（称为“眼镜征”或“熊猫眼征”）及广泛球结膜下淤血。如硬脑膜及骨膜均破裂，则伴有脑脊液鼻漏，脑脊液经额窦或筛窦由鼻孔流出。若骨折线通过筛板或视神经管,可合并嗅神经或视神经损伤。

(2)颅中窝骨折:颅底骨折发生在颅中窝,如累及蝶骨,可有鼻出血或合并脑脊液鼻漏,脑脊液经蝶窦由鼻孔流出。如累及颞骨岩部,硬脑膜、骨膜及鼓膜均破裂时,则合并脑脊液耳漏,脑脊液经中耳由外耳道流出;如鼓膜完整,脑脊液则经咽鼓管流向鼻咽部而被误认为鼻漏。骨折时常合并有面听神经损伤。如骨折线通过蝶骨和颞骨的内侧面,也能伤及垂体或视神经、动眼神经、滑车神经、三叉神经、外展神经。如骨折伤及颈内动脉海绵窦段,可因颈内动脉-海绵窦瘘的形成而出现搏动性突眼及颅内杂音。破裂孔或颈内动脉管处的骨折,可发生致命性鼻出血或耳出血。

(3)颅后窝骨折:骨折线通过颞骨岩部后外侧时,多在伤后数小时至两日内出现乳突部皮下淤血(称 Battle 征)。骨折线通过枕骨鳞部和基底部,可在伤后数小时出现枕下部头皮肿胀,骨折线尚可经颞骨岩部向前达颅中窝底。骨折线累及斜坡时,可于咽后壁出现黏膜下淤血。枕骨大孔或岩骨后部骨折,可合并后组颅神经损伤的症状。

(4)颅底骨折的诊断与定位:主要根据上述临床表现来定位。淤血斑的特定部位、迟发型及除外暴力直接作用点等,可用来与单纯软组织损伤鉴别。

3. 辅助检查

(1)X 线片:检查的确诊率仅占 50%。摄颏顶位,有利于确诊;疑为枕部骨折时摄汤氏位;如额部受力,伤后一侧视力障碍时,摄柯氏位。

(2)头颅 CT:对颅底骨折的诊断价值更大,不但可了解视神经管、眶内有无骨折,还可了解有无脑损伤、气颅等情况。

【治疗要点】

1. 非手术治疗　单纯性颅底骨折,无需特殊治疗,主要观察有无脑损伤及处理脑脊液漏、脑神经损伤等合并症。静脉或肌内

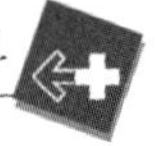

注射抗生素。多数漏口在伤后1～2周内可自行愈合。超过1个月仍未停止漏液者,可考虑手术。

2. 手术治疗合并症　脑脊液漏不愈达1个月以上者,在抗感染的前提下,开颅手术修补硬脑膜,以封闭漏口。

对伤后出现视力减退、疑为碎骨片挫伤或血肿压迫视神经者,如果可能,应在12小时以内行视神经管减压术。

【处方】

1. 抗生素

|  |  |  |
| --- | --- | --- |
| 0.9%氯化钠 | 100 ml | 静脉滴注,每天1次 |
| 头孢曲松钠 | 2.0 g | |

或

|  |  |  |
| --- | --- | --- |
| 0.9%氯化钠 | 100 ml | 静脉滴注,每8小时一次 |
| 头孢他啶 | 2.0 g | |

2. 抗癫痫药

丙戊酸钠口服溶液　15～20 ml,口服,每天2次

或 苯巴比妥钠注射液　0.2g,肌内注射,每8小时一次

3. 破伤风免疫球蛋白　250 U,肌内注射,即刻

【注意事项】

颅底骨折当合并有脑脊液漏时,需防止颅内感染,禁忌填塞或冲洗,禁忌腰椎穿刺。取头高体位,尽量避免用力咳嗽、打喷嚏和擤鼻涕。

# 第四节　脑损伤

## 一、脑震荡

脑震荡是指头部受力后,在临床上观察到有短暂性脑功能障碍。脑的大体标本上无肉眼可见到的神经病理改变,显微病理可有毛细血管充血、神经元胞体肿胀、线粒体和轴索肿胀。

【诊断要点】

1. 病史　有明确的头部外伤史。

2. 临床表现

(1)意识改变:受伤当时立即出现短暂的意识障碍,可为神志不清或完全昏迷,常为数秒或数分钟,大多不超过半个小时。

(2)逆行性遗忘:病人清醒后多不能回忆受伤当时乃至伤前一段时间内的情况。

(3)短暂性脑干症状:伤情较重者,在意识改变期间可有面色苍白、出汗、四肢肌张力降低、血压下降、心动徐缓、呼吸浅慢和各种生理反射消失。

(4)其他症状:可有头痛、头晕、恶心、呕吐、乏力、畏光、耳鸣、失眠、心悸和烦躁等。

(5)神经系统检查:无阳性体征。

3. 辅助检查

(1)实验室检查:腰椎穿刺颅内压正常,脑脊液无色透明不含血,白细胞正常。

(2)影像学检查:头颅 X 线平片检查无骨折发现。头颅 CT 检查颅脑无异常。

【治疗要点】

1. 观察病情变化　伤后短时间内可在急诊科观察,密切注意意识、瞳孔、肢体运动和生命体征的变化。

2. 卧床休息　急性期头痛、头晕较重时,嘱其卧床休息,症状减轻后可离床活动。

3. 对症治疗　头痛时可给予罗通定等镇痛药。对于有烦躁、忧虑、失眠者,可给予安定等药物。

【处方】

1. 镇静药

|  |  |  |
| --- | --- | --- |
| 氯丙嗪 | 25 mg | 肌内注射,需要时(长期) |
| 异丙嗪 | 25 mg | |

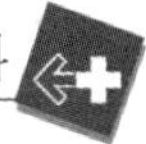

或 咪达唑仑 2mg,肌内注射,需要时(长期)

2. 镇痛药

地佐辛注射液　10 mg,肌内注射,需要时(长期)

或 盐酸布桂嗪注射液　50 mg,肌内注射,每12小时一次

3. 保护脑功能和神经营养药物

胞磷胆碱钠胶囊　0.2g,口服,每天3次

或

| | | |
|---|---|---|
| 0.9%氯化钠 | 250 ml | 静脉滴注,每天1次 |
| 脑活素注射液 | 10 ml | |

【注意事项】

受伤后当日应密切注意头痛、恶心、呕吐和意识障碍,如果症状加重即应来院检查。

## 二、脑挫裂伤

暴力作用于头部时,着力点处颅骨变形或发生骨折,以及脑在颅腔内大块运动,造成脑的着力点或冲击点受伤。对冲伤和脑深部结构损伤,均可造成脑挫裂伤和脑裂伤,由于两种改变往往同时存在,故又统称为脑挫裂伤。前者为脑皮质和软脑膜仍保持完整;而后者有脑实质及血管破损、断裂、软脑膜撕裂。脑挫裂伤的显微病理表现为脑实质点片状出血、水肿和坏死。脑皮质分层结构不清或消失,灰质与白质分界不清。脑挫裂伤常伴有邻近的局限性血管源性脑水肿和弥漫性脑肿胀。

【诊断要点】

1. 临床表现

(1)意识障碍:受伤当时立即出现,一般意识障碍时间均较长,短者半小时、数小时或数日,长者数周、数月,有的为持续昏迷或植物生存。生命体征改变常较明显,体温多在38℃左右,脉搏和呼吸增快,血压正常或偏高,如出现休克时,应注意全身检查。

(2)局灶症状与体征:受伤当时立即出现与伤灶相应的神经

功能障碍或体征，如运动区损伤的锥体束征、肢体抽搐或瘫痪，语言中枢损伤后的失语，以及昏迷病人脑干反射消失等。

(3)颅内压增高：为继发性脑水肿或颅内血肿所致，尚可有脑膜刺激征。

(4)头痛、呕吐：病人清醒后有头痛、头晕、恶心、呕吐、记忆力减退和定向力障碍。

2. 辅助检查

(1)实验室检查

①血常规：可了解应激状况。

②血气分析：在迟缓状态可有血氧减低、高二氧化碳血症存在。

③脑脊液检查：脑脊液中有红细胞，或血性脑脊液。

(2)影像学检查

①头颅 X 线平片：多数病人可发现有颅骨骨折。

②头颅 CT：了解有无骨折、有无状膜下腔出血、有无中线移位及除外颅内血肿。

③头颅磁共振：不仅可了解具体脑损伤部位、范围及其周围脑水肿情况，还可推测预后。

【治疗要点】

1. 清醒脑挫裂伤病人，通过急性期观察后，治疗与弥漫性轴索损伤相同。

2. 如合并有休克的病人，应首先寻找病因，积极抗休克治疗。

3. 重型脑挫裂伤病人，应送重症监护病房。

4. 对于昏迷病人，应注意保持呼吸道通畅。呼吸困难者，立即行气管插管，连接人工呼吸机进行辅助呼吸。对呼吸道内分泌物多、影响气体交换，且估计昏迷时间较长者，应尽早行气管切开术。

5. 对伴有脑水肿的病人，应适当限制液体入量，可酌情使用脱水药物和激素治疗。

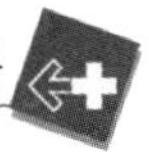

6. 脱水治疗后颅内压仍在 40～60mmHg(5.3～8.0 kPa)时,因势必导致严重的脑缺血或诱发脑疝,可考虑行开颅去骨瓣减压或脑损伤灶清除术。

【处方】

1. 脱水降颅压

20%甘露醇 250 ml,静脉注射,每 8 小时一次

或 甘油果糖氯化钠注射液 250 ml,静脉滴注,每 8 小时一次

或 呋塞米注射液 20～40 mg,静脉滴注,每 8 小时一次

2. 激素

地塞米松 5～10 mg,静脉注射,每天 1 次

或 甲泼尼龙注射液 40mg,静脉注射,每天 1 次

3. 抗生素

| | | |
|---|---|---|
| 0.9%氯化钠 | 100 ml | 静脉滴注,每天 1 次 |
| 头孢曲松钠 | 2.0 g | |

或

| | | |
|---|---|---|
| 0.9%氯化钠 | 100 ml | 静脉滴注,每 8 小时一次 |
| 头孢他啶 | 2.0 g | |

4. 抗癫痫药

丙戊酸钠口服溶液 15～20 ml,口服,每天 2 次

或 苯巴比妥钠注射液 0.2g,肌内注射,每 8 小时一次

5. 镇静药

| | | |
|---|---|---|
| 氯丙嗪 | 25 mg | 肌内注射,需要时(长期) |
| 异丙嗪 | 25 mg | |

或 咪达唑仑 2mg,肌内注射,需要时(长期)

6. 镇痛药

地佐辛注射液 10 mg,肌内注射,需要时(长期)

或 盐酸布桂嗪注射液 50 mg,肌内注射,每 12 小时一次

7. 保护脑功能和神经营养药物

胞磷胆碱钠胶囊 0.2g,口服,每天 3 次

或

| | | |
|---|---|---|
| 0.9%氯化钠 | 250 ml | 静脉滴注，每天1次 |
| 脑活素注射液 | 10 ml | |

【注意事项】

脑挫裂伤多数情况下合并脑内血肿，病情进展迅速，需密切观察患者的意识状况、生命体征，及时复查头部CT，如出现明显的颅内压增高，需紧急手术治疗。

## 三、弥漫性轴索损伤

属于加速或减速的惯性力所致的弥漫性脑损伤。由于脑的扭曲变形，脑内产生剪切力或牵拉作用，造成脑白质广泛性轴索损伤。损伤可位于大脑半球、胼胝体、小脑或脑干。显微病理表现为神经轴索断裂。

【诊断要点】

1. 病史　多有加速性或减速性头部外伤史。

2. 临床表现

(1)昏迷：受伤当时立即出现昏迷，且昏迷时间较长。神志好转后，可因继发性脑水肿而再次昏迷。重者可长期昏迷，甚至植物生存或死亡。

(2)瞳孔变化：如累及脑干，可有一侧或双侧瞳孔散大，对光反射消失，或同向性凝视。

3. 辅助检查

(1)实验室检查：血常规检查了解应激状况；血生化检查鉴别昏迷因素。

(2)影像学检查

①头颅CT：可见大脑皮质与髓质交界处、胼胝体、脑干、内囊区或第三脑室周围有多个点状或片状出血灶，并可表现为蛛网膜下腔出血。

②头颅MRI：可精确反映出早期缺血灶、小出血灶和轴索损

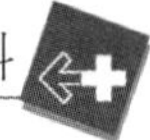

伤改变。

【治疗要点】

1. 轻者同脑震荡,重者同脑挫裂伤。

2. 脱水治疗。

3. 昏迷期加强护理,防止继发感染。

4. 严重者保持呼吸道通畅,必要时行气管切开术。

【处方】

1. 脱水降颅压　20%甘露醇　250 ml,静脉滴注,每8小时一次

或甘油果糖氯化钠注射液　250 ml,静脉滴注,每8小时一次

或呋塞米注射液　20～40 mg,静脉注射,每8小时一次

2. 激素

地塞米松　5～10 mg,静脉注射,每天1次

或甲泼尼龙注射液　40mg,静脉注射,每天1次

3. 抗生素

| | | |
|---|---|---|
| 0.9%氯化钠 | 100 ml | 静脉滴注,每天1次 |
| 头孢曲松钠 | 2.0 g | |

或

| | | |
|---|---|---|
| 0.9%氯化钠 | 100 ml | 静脉滴注,每8小时一次 |
| 头孢他啶 | 2.0 g | |

4. 抗癫痫药

丙戊酸钠口服溶液　15～20 ml,口服,每天2次

或苯巴比妥钠注射液　0.2g,肌内注射,每8小时一次

5. 镇静药

| | | |
|---|---|---|
| 氯丙嗪 | 25 mg | 肌内注射,需要时(长期) |
| 异丙嗪 | 25 mg | |

或咪达唑仑　2mg,肌内注射,需要时(长期)

6. 镇痛药

地佐辛注射液　10 mg，肌内注射，需要时（长期）

或 盐酸布桂嗪注射液　50 mg，肌内注射，每12小时一次

7. 保护脑功能和神经营养药物

胞磷胆碱钠胶囊　0.2g，口服，每天3次

或

| | | |
|---|---|---|
| 0.9%氯化钠 | 250 ml | 静脉滴注，每天一次 |
| 脑活素注射液 | 10 ml | |

【注意事项】

弥漫性轴索损伤属于重型颅脑损伤，死亡率高，病人应在ICU治疗，密切监测脉搏、呼吸、血压等生命体征及颅内压、血气、液体出入量和电解质等。

## 四、脑干损伤

在头颈部受到暴力后立即出现，多不伴有颅内压增高。病理变化有脑干神经组织结构紊乱、轴索断裂、挫伤和软化。由于脑干内除有脑神经核团、躯体感觉运动传导束外，还有网状结构和呼吸、循环等生命中枢，其致残率和死亡率均较高。

【诊断要点】

1. 病史　头部外伤史明确。

2. 临床表现

（1）昏迷：受伤当时立即出现，且昏迷程度较深，持续时间较长。意识障碍恢复比较缓慢，恢复后常有智力迟钝和精神症状。如网状结构受损严重，病人可长期呈植物生存状态。

（2）瞳孔和眼球运动变化：双侧瞳孔不等大、极度缩小或大小多变。对光反射消失。眼球向外下或内凝视。

（3）去大脑强直。

（4）病理反射阳性：肌张力增高，交叉性瘫痪或四肢瘫。

（5）生命体征变化

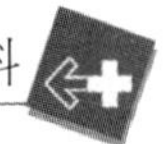

①呼吸功能紊乱:常出现呼吸节律紊乱,表现为陈-施呼吸、抽泣样呼吸或呼吸停止。

②心血管功能紊乱:心跳及血压改变多出现在呼吸功能紊乱之后。

③体温变化:多数出现高热,当脑干功能衰竭后体温不升。

(6)内脏症状

①消化道出血:是脑干损伤后多见的一种临床表现。

②顽固性呃逆:症状持久,难以控制。

3. 辅助检查

(1)腰椎穿刺:脑脊液多呈血性,压力多为正常或轻度升高,当压力明显升高时,应除外颅内血肿。

(2)头颅X线平片:多伴有颅骨骨折。

(3)头颅CT:在伤后数小时内检查,可显示脑干有点片状,高密度区,脑干肿大,脚间池、桥池、四叠体池及第四脑室受压或闭塞。

(4)头颅及上颈段MRI:有助于明确诊断,了解伤灶,明确部位和范围。

(5)脑干诱发电位:波峰潜伏期延长或分化不良。

【治疗要点】

1. 一般治疗措施:同脑挫裂伤。

2. 对一部分合并有颅内血肿者,应及时诊断和手术。对合并有脑水肿或弥漫性轴索损伤及脑肿胀者,应用脱水药物等予以控制。

3. 伤后1周病情较为稳定时,为保持病人营养,应由胃管进食。

4. 对昏迷时间较长的病人,应加强护理,防治各种并发症。

5. 有条件者可行高压氧治疗,以助于康复。

【处方】

1. 脱水降颅压

20%甘露醇　250 ml，静脉滴注，每8小时一次

或甘油果糖氯化钠注射液　250 ml，静脉滴注，每8小时一次

或呋塞米注射液　20～40 mg，静脉注射，每8小时一次

2. 激素

地塞米松　5～10 mg，静脉注射，每天1次

或甲泼尼龙注射液　40mg，静脉注射，每天1次

3. 抗生素

| | | |
|---|---|---|
| 0.9%氯化钠 | 100 ml | 静脉滴注，每8小时一次 |
| 头孢曲松钠 | 2.0 g | |

或

| | | |
|---|---|---|
| 0.9%氯化钠 | 100 ml | 静脉滴注，每8小时一次 |
| 头孢他啶 | 2.0 g | |

4. 镇静药

| | | |
|---|---|---|
| 氯丙嗪 | 25 mg | 肌内注射，需要时 |
| 异丙嗪 | 25 mg | |

或咪达唑仑 2mg，肌内注射，需要时

5. 镇痛药

地佐辛注射液　10 mg，肌内注射，需要时

或盐酸布桂嗪注射液　50 mg，肌内注射，每12小时一次

6. 保护脑功能和神经营养药物

胞磷胆碱钠胶囊　0.2g，口服，每天3次

或

| | | |
|---|---|---|
| 0.9%氯化钠 | 250 ml | 静脉滴注，每天1次 |
| 脑活素注射液 | 10 ml | |

【注意事项】

脑干损伤的患者在治疗过程中要密切监测其呼吸、心率的变

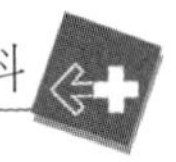

化。如果患者长期昏迷，需注意保持呼吸道通畅，及早进行气管切开；加强支持治疗，防止各种并发症。

# 第五节　颅内出血

## 一、硬脑膜外血肿

硬脑膜外血肿是指出血积聚于硬脑膜外腔与颅骨之间。出血来源与颅骨损伤关系密切，颅骨骨折或颅骨在外力作用下瞬间变形，撕破位于骨沟内的硬脑膜动脉或静脉窦引起出血，或骨折断端的板障出血。在血肿形成过程中，除原发出血点外，由于血肿的体积逐渐增大，不断使硬脑膜与颅骨分离，又可撕破另外一些小血管，使血肿不断增大，最终出现颅内压增高和脑受压的症状。

【诊断要点】

1. 病史　有头部外伤史。由于硬脑膜外血肿出血来源的特点，一般病史在伤后数小时至1～2日内。

2. 临床表现

(1)意识障碍：意识改变受原发性脑损伤及其后血肿形成的继发脑损伤的影响，常有如下几种类型。

①原发性脑损伤较轻，如脑震荡，有一过性意识障碍，而血肿形成不是很快，因此在脑疝形成前可能有数小时的中间清醒期，形成受伤后立即昏迷-清醒-再昏迷过程。

②原发性脑损伤较重，加之血肿形成较为迅速，此时无中间清醒期，仅表现为意识障碍进行性加重。

③原发性脑损伤甚轻或原发性脑损伤很局限，不存在原发昏迷，当血肿增大、脑疝形成后出现昏迷。

(2)头皮血肿或挫伤：往往在血肿形成部位有受力点所造成的头皮损伤。

(3)瞳孔变化:在血肿形成后的早期,患侧瞳孔一过性缩小,继之扩大,对光反射迟钝或消失;同侧眼睑下垂。晚期对侧瞳孔亦散大。

(4)锥体束征:早期血肿对侧肢体力弱,逐渐进行性加重。晚期出现双侧肢体的去大脑强直。

(5)生命体征:表现为进行性血压升高、脉搏缓慢,以及体温升高。

(6)其他:昏迷前有头痛、烦躁不安、呕吐、遗尿和癫痫等。

3. 辅助检查

(1)头颅X线平片:约90%的病例伴有颅骨骨折。

(2)头颅CT扫描:该项检查可明确是否有血肿形成、血肿定位、计算出血量、中线结构无偏移、有无脑挫裂伤等情况,骨窗像对骨折的认识更加明确。典型表现为:颅骨内板与脑表面之间有一双凸镜形密度增高影。

【治疗要点】

1. 非手术治疗　仅用于病情稳定的小血肿,治疗方法主要包括严密监测意识状况和生命体征、脱水降颅压、止血、镇静、对症和支持治疗。非手术治疗的适应证如下。

(1)病人意识无进行性恶化。

(2)无神经系统阳性体征,或原有神经系统阳性体征无进行性加重。

(3)无颅内压增高的症状和体征。

(4)除颞区外,大脑凸面血肿量＜30ml,颅后窝血肿＜10ml,无明显占位效应(中线结构移位＜5mm),环池和侧裂池＞4mm。

2. 手术治疗　手术的目的是解除血肿对脑组织的压迫,缓解颅内压增高。手术中需清除硬膜外血肿,寻找出血来源并给予止血,严密悬吊硬脑膜。手术治疗适应证如下。

(1)有明显颅内压增高症状和体征。

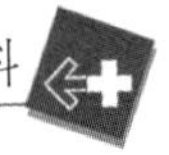

(2)CT扫描提示明显脑受压。

(3)幕上血肿量＞30ml，颞区血肿量＞20ml，幕下血肿量＞10ml。

(4)病人意识障碍进行性加重或出现昏迷。

【处方】

1. 脱水降颅压

20%甘露醇　250 ml，静脉注射，每8小时1次

或 甘油果糖氯化钠注射液　250 ml，静脉滴注，每8小时1次

或 呋塞米注射液　20～40 mg，静脉注，每8小时1次

2. 止血药物

巴曲酶　1.0 KU，肌内注射，即刻

或

| | | |
|---|---|---|
| 0.9%氯化钠 | 100 ml | 静脉滴注，每天1次 |
| 氨基己酸注射液 | 4 g | |

3. 抗生素

| | | |
|---|---|---|
| 0.9%氯化钠 | 100 ml | 静脉滴注，每天1次 |
| 头孢曲松钠 | 2.0 g | |

或

| | | |
|---|---|---|
| 0.9%氯化钠 | 100 ml | 静脉滴注，每8小时1次 |
| 头孢他啶 | 2.0 g | |

4. 镇静药

| | | |
|---|---|---|
| 氯丙嗪 | 25 mg | 肌内注射，必要时 |
| 异丙嗪 | 25 mg | |

或 咪达唑仑　2mg，肌内注射，需要时

5. 镇痛药

地佐辛注射液　10 mg，肌内注射，需要时

或 盐酸布桂嗪注射液　50 mg，肌内注射，每12小时1次

6. 保护脑功能和神经营养药物

胞磷胆碱钠胶囊　0.2g，口服，每天 3 次

或

| | | |
|---|---|---|
| 0.9%氯化钠 | 250 ml | 静脉滴注，每天 1 次 |
| 脑活素注射液 | 10 ml | |

【注意事项】

保守治疗者需要严密动态观察病人的意识、瞳孔和生命体征变化，必要时行头颅 CT 复查。若发现病情变化或血肿增大，应立即行手术治疗。

## 二、硬脑膜下血肿

硬脑膜下血肿是指颅内血肿积聚于硬脑膜下腔，即硬脑膜与脑皮质之间。硬脑膜下血肿分为急性硬膜下血肿和慢性硬膜下血肿两种类型，两种类型的发生机制、临床特点和治疗方法有所有同，现分述如下。

### （一）急性硬脑膜下血肿

急性硬膜下血肿是指伤后 3 日内出现血肿症状者，多数伴有较重的对冲性脑挫裂伤和皮质的小动脉出血，伤后病情变化急剧。

【诊断要点】

1. 病史　有明确的急性颅脑外伤病史。

2. 临床表现

（1）临床症状较重，并迅速恶化，尤其是特急性血肿，伤后仅 1～2 小时即可出现双侧瞳孔散大、病理性呼吸的濒死状态。

（2）意识障碍：意识障碍的变化中，有中间清醒或好转期者少见，多数为原发性昏迷与继发性昏迷相重叠，或昏迷的程度逐渐加深。

（3）颅内压增高的症状出现较早，呕吐和躁动比较多见，生命体征变化明显。

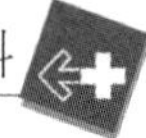

(4)脑疝症状出现较快，尤其是特急性硬脑膜下血肿，一侧瞳孔散大后不久，对侧瞳孔也散大，并出现去脑强直、病理性呼吸等症状。

(5)局灶症状较多见，偏瘫、失语可来自脑挫裂伤或血肿压迫。

3. 辅助检查

(1)实验室检查

①血常规：了解应激状况。

②血气分析：在迟缓状态可有血氧减低、高二氧化碳血症存在。

③脑脊液检查：脑脊液中有红细胞或血性脑脊液。

(2)影像学检查

①头颅X线平片：半数病例伴有颅骨骨折。

②头颅CT扫描：在脑表面呈新月形或半月形高密度区，有助于诊断。

【治疗要点】

1. 非手术治疗　仅用于血肿量较小、病人一般情况良好、病情稳定者。治疗方法主要包括严密监测意识状况和生命体征、脱水降颅压、止血、镇静、对症和支持治疗。非手术治疗的适应证如下。

(1)病人意识无进行性恶化。

(2)无神经系统阳性体征，或原有神经系统阳性体征无进行性加重。

(3)无颅内压增高的症状和体征。

(4)除颞区外，大脑凸面血肿量＜30ml，颅后窝血肿＜10ml，无明显占位效应(中线结构移位＜5mm)，环池和侧裂池＞4mm。

2. 手术治疗　手术的目的是清除硬膜下血肿，解除血肿对脑组织的压迫，缓解颅内压增高，对同时合并的脑内血肿一并给予清除。手术治疗适应证如下。

(1)有明显颅内压增高症状和体征。

(2)CT 扫描提示明显脑受压和脑中线结构移位。

(3)幕上血肿量＞30ml，颞区血肿量＞20ml，幕下血肿量＞10ml。

(4)病人意识障碍进行性加重或出现昏迷。

【处方】

1. 脱水降颅压

20%甘露醇　250 ml，静脉滴注，每 8 小时 1 次

或 甘油果糖氯化钠注射液　250 ml，静脉滴注，每 8 小时 1 次

或 呋塞米注射液　20～40 mg，静脉注射，每 8 小时 1 次

2. 止血药物

巴曲酶　1.0 KU，肌内注射，即刻

或

| | | |
|---|---|---|
| 0.9%氯化钠 | 100 ml | 静脉滴注，每天 1 次 |
| 氨基己酸注射液 | 4 g | |

3. 抗生素

| | | |
|---|---|---|
| 0.9%氯化钠 | 100 ml | 静脉滴注，每天 1 次 |
| 头孢曲松钠 | 2.0 g | |

或

| | | |
|---|---|---|
| 0.9%氯化钠 | 100 ml | 静脉滴注，每 8 小时 1 次 |
| 头孢他啶 | 2.0 g | |

4. 镇静药

| | | |
|---|---|---|
| 氯丙嗪 | 25 mg | 肌内注射，需要时(长期) |
| 异丙嗪 | 25 mg | |

或 咪达唑仑　2mg，肌内注射，需要时(长期)

5. 镇痛药

地佐辛注射液　10 mg，肌内注射，需要时(长期)

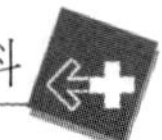

或 盐酸布桂嗪注射液　50 mg，肌内注射，每 12 小时一次

6. 保护脑功能和神经营养药物

胞磷胆碱钠胶囊　0.2g，口服，每天 3 次

或

| | | |
|---|---|---|
| 0.9%氯化钠 | 250 ml | 静脉滴注，每天 1 次 |
| 脑活素注射液 | 10 ml | |

【注意事项】

急性硬脑膜下血肿多合并严重的脑挫裂伤和脑内血肿，病情凶险，患者可出现不同程度的脑中线移位和脑疝，死亡率高。重症患者多数需要手术治疗。

**(二)慢性硬脑膜下血肿**

慢性硬膜下血肿为伤后 3 周以上出现血肿症状者，好发于老年病人。血肿大多广泛覆盖大脑半球的额颞顶枕叶。血肿有一黄褐色或灰色结缔组织包膜，血肿内容物早期为黑褐色半固体的黏稠液体，晚期为黄色或清亮液体。

【诊断要点】

1. 病史　多见于老年人，病史多不明确，可有轻微外伤史，或近期有头部受到震荡，有用力咳嗽的经历，或已无法回忆。

2. 临床表现

(1)慢性颅内压增高症状：常于受伤后 2～3 个月逐渐出现头痛、恶心、呕吐、复视、视物模糊、一侧肢体无力、肢体抽搐等。

(2)精神智力症状：表现为记忆力减退、理解力差、智力迟钝、精神失常，有时误诊为神经官能症或精神病。

(3)局灶性症状：由于血肿压迫导致轻偏瘫、失语、同向性偏盲、视盘水肿等。

3. 辅助检查

(1)实验室检查

①血常规：了解机体状态。

②凝血象及血小板：了解凝血因素是否正常。

(2)影像学检查

①头颅 X 线平片:可显示脑回压迹、蝶鞍扩大和骨质吸收。

②头颅 CT 扫描:颅骨内板下可见一新月形或半月形混杂密度或等密度阴影,中线移位,脑室受压。

③头颅磁共振扫描:对本症可诊断。

【治疗要点】

1. 非手术治疗　对不适合手术或不愿进行手术的病人,可采用甘露醇脱水治疗。

2. 手术治疗

(1)颅骨钻孔闭式引流术

(2)骨瓣开颅血肿清除术,适用于

①闭式引流术未能治愈者。

②血肿内容物为大量血凝块。

③血肿壁厚,引流后脑组织不能膨起者,手术旨在将血肿和血肿壁一并切除。

【处方】

1. 脱水降颅压

20%甘露醇　250 ml,静脉注射,每 8 小时一次

或 甘油果糖氯化钠注射液　250 ml,静脉滴注,每 8 小时一次

或 呋塞米注射液　20～40 mg,静脉滴注,每 8 小时一次

2. 止血药物

巴曲酶　1.0 KU,肌内注射,即刻

或

|  |  |  |
| --- | --- | --- |
| 0.9%氯化钠 | 100 ml | 静脉滴注,每天 1 次 |
| 氨基己酸注射液 | 4 g | |

3. 抗生素

|  |  |  |
| --- | --- | --- |
| 0.9%氯化钠 | 100 ml | 静脉滴注,每天 1 次 |
| 头孢曲松钠 | 2.0g | |

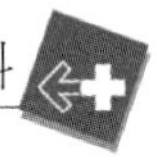

或

| | | |
|---|---|---|
| 0.9%氯化钠 | 100 ml | 静脉滴注,每8小时1次 |
| 头孢他啶 | 2.0 g | |

4. 保护脑功能和神经营养药物

胞磷胆碱钠胶囊 0.2g,口服,每天3次

或

| | | |
|---|---|---|
| 0.9%氯化钠 | 250 ml | 静脉滴注,每天1次 |
| 脑活素注射液 | 10 ml | |

【注意事项】

慢性硬脑膜下血肿因脑组织长期受压、血肿包膜形成等原因,在进行钻孔引流术后,脑组织往往不能完全复位,容易并发硬膜下积液或积气,需严密观察,如硬膜下积液或积气引起临床症状,需要给予相应治疗。

## 三、脑内血肿

脑内血肿多发生在脑挫裂伤最严重的伤灶内,常见的血肿部位有额叶底部、颞极及凹陷骨折的深处,有时可与硬膜下血肿伴发,老年人好发于脑深部白质内。

【诊断要点】

1. 病史 有明确的头部外伤史,受伤机制多为对冲伤。

2. 临床表现

(1)意识障碍:呈现进行性加重,或伤后持续性昏迷,很少有中间清醒期。如血肿破入脑室,意识障碍则更加明显。如系凹陷性骨折所致,病人可能有中间清醒期。

(2)颅内压增高症状:一般较明显。

(3)局灶体征:与血肿所在部位有密切关系,可见偏瘫、失语、癫痫等。

3. 辅助检查

(1)实验室检查

①血常规检查：了解机体状态。

②凝血象及血小板检查：了解凝血因素是否正常。

(2)影像学检查

①头颅X线平片：除外颅骨骨折，特别是颅骨凹陷性骨折。

②头颅CT扫描：在脑挫裂伤灶附近或脑深部白质内见到圆形或不规则高密度或混杂密度血肿影，即可诊断。

【治疗要点】

1. 非手术治疗　仅用于病情稳定的小血肿，适应证如下。

(1)病人意识无进行性恶化。

(2)无神经系统阳性体征，或原有神经系统阳性体征无进行性加重。

(3)无颅内压增高的症状和体征。

(4)除颞区外，幕上血肿量＜30ml，幕下血肿量＜10ml，无明显占位效应(中线结构移位＜5mm)，环池和侧裂池＞4mm。治疗方法基本同脑挫裂伤。

2. 手术治疗适应证

(1)有明显颅内压增高症状和体征。

(2)CT扫描提示明显脑受压。

(3)幕上血肿量＞30ml，颞区血肿量＞20ml，幕下血肿量＞10ml。

(4)病人意识障碍进行性加重或出现昏迷。

【处方】

1. 脱水降颅压

20%甘露醇　250 ml，静脉注射，每8小时一次

或甘油果糖氯化钠注射液　250 ml，静脉滴注，每8小时1次

或呋塞米注射液　20～40 mg，静脉注射，每8小时1次

2. 止血药物

巴曲酶 1.0 KU，肌内注射，即刻

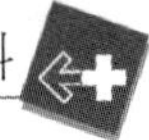

或

| | | |
|---|---|---|
| 0.9%氯化钠 | 100 ml | 静脉滴注，每天 1 次 |
| 氨基己酸注射液 | 4 g | |

3. 抗生素

| | | |
|---|---|---|
| 0.9%氯化钠 | 100 ml | 静脉滴注，每天 1 次 |
| 头孢曲松钠 | 2.0 g | |

或

| | | |
|---|---|---|
| 0.9%氯化钠 | 100 ml | 静脉滴注，每 8 小时一次 |
| 头孢他啶 | 2.0 g | |

4. 镇静药

| | | |
|---|---|---|
| 氯丙嗪 | 25 mg | 肌内注射，需要时（长期） |
| 异丙嗪 | 25 mg | |

或 咪达唑仑　2mg，肌内注射，需要时（长期）

5. 镇痛药

地佐辛注射液　10 mg，肌内注射，需要时（长期）

或 盐酸布桂嗪注射液　50 mg，肌内注射，每 12 小时一次

6. 保护脑功能和神经营养药物

胞磷胆碱钠胶囊　0.2g，口服，每天 3 次

或

| | | |
|---|---|---|
| 0.9%氯化钠 | 250 ml | 静脉滴注，每天 1 次 |
| 脑活素注射液 | 10 ml | |

【注意事项】

保守治疗者需要严密动态观察病人的意识、瞳孔和生命体征变化，必要时行头颅 CT 复查。若发现病情变化或血肿增大，应立即行手术治疗。

# 第六节　神经系统肿瘤

## 一、神经上皮性肿瘤

神经上皮性肿瘤是颅内肿瘤中最常见的一种，占颅内肿瘤发病率的一半以下。这类肿瘤包括星形细胞瘤、少突胶质细胞瘤、混合性胶质瘤、室管膜肿瘤、脉络丛肿瘤、松果体实质肿瘤、胚胎性肿瘤、起源不明的神经胶质肿瘤等。

在神经上皮性肿瘤中，最多见的是星形细胞瘤，约占神经上皮性肿瘤的75%。星形细胞瘤包括低级别星形细胞瘤（WHO2级)、间变性星形细胞瘤（WHO3级)、多形性胶质母细胞瘤（WHO4级)。

### （一）低级别星形细胞瘤

低级别星形细胞瘤具有分化程度较高、生长缓慢、弥漫性浸润周围正常脑结构的特点，有恶性进展倾向，为WHO Ⅱ级肿瘤。

【诊断要点】

1. 青壮年起病，发病年龄多在40岁以下。

2. 临床表现：癫痫往往为首发症状。病情渐进性发展，可出现头痛等颅内压增高症状和相应的神经功能缺损。

3. 影像学诊断要点：病灶常位于白质，占位效应轻；弥漫性生长，边界不清；周围无水肿或轻微水肿；磁共振检查呈长$T_1$长$T_2$信号，增强扫描病变多无强化。

4. 确诊需靠肿瘤病理证实。

【治疗要点】

1. 对临床症状不明显、影像学检查显示病变长期无进展的病例，可定期复查随访。

2. 如果肿瘤破坏或压迫重要神经功能区，引起严重的神经功能障碍，或肿瘤巨大、引起脑组织移位，或肿瘤生长迅速，或肿瘤

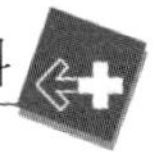

阻塞脑脊液循环通路，应进行手术治疗。

3. 对于瘤周脑水肿明显的胶质瘤，围手术期需要给予激素治疗，减轻脑水肿。

4. 对于位于幕上的病变，术后需给予抗癫痫治疗。

5. 放疗和化疗可作为手术后的辅助治疗。

【处方】

1. 脱水降颅压

20%甘露醇　250 ml，静脉滴注，每8小时一次

或 甘油果糖氯化钠注射液　250 ml，静脉滴注，每8小时一次

或 呋塞米注射液　20～40 mg，静脉注射，每8小时一次

2. 激素

地塞米松　5～10 mg，静脉注射，每天1次

或 甲泼尼龙注射液　40mg，静脉注射，每天1次

3. 抗癫痫药

丙戊酸钠口服溶液　15～20 ml，口服，每天2次

或 苯巴比妥钠注射液　0.2g，肌内注射，每8小时一次

4. 保护脑功能和神经营养药物

胞磷胆碱钠胶囊　0.2g，口服，每天3次

或

| | | |
|---|---|---|
| 0.9%氯化钠 | 250 ml | 静脉滴注，每天1次 |
| 脑活素注射液 | 10 ml | |

【注意事项】

1. 肿瘤周围水肿明显的病例，激素治疗应在术前3天开始，可口服泼尼松5mg，每日2次；术中静脉给予地塞米松10mg，或甲泼尼龙80mg；术后继续口服或静脉给予激素治疗。

2. 对于幕上肿瘤，如果术前无癫痫症状，术后视情况口服抗癫痫药3～6个月，术后出现癫痫者服用6～12个月；如果手术前后均有发作，则服用1～2年。服药期间注意观察药物不良反应，

定期检查血常规、肝功能。

**(二)间变性星形细胞瘤**

当弥漫性星形细胞瘤发生局部或分散的间变,细胞增殖潜能明显增高,表明肿瘤已恶性进展为间变性星形细胞瘤。间变性星形细胞瘤一般起源低级别的星形细胞瘤,但也有在首次活检时就诊断为间变性星形细胞瘤者。间变性星形细胞瘤更倾向于进展为胶质母细胞瘤。

【诊断要点】

1. 发病年龄较大,平均 40—50 岁。

2. 临床表现:头痛、呕吐、局限性神经功能障碍是常见的临床表现。由低级别星形细胞瘤进展而来的间变性星形细胞瘤,典型的临床表现为肿瘤切除后再度出现神经功能缺陷、癫痫和颅内压增高。

3. 影像学诊断要点:弥漫性生长,边界不清,易侵犯胼胝体。水肿较明显,占位效应明显。磁共振检查呈不均匀长 $T_1$ 长 $T_2$ 信号,可见出血。增强扫描病变可见不均匀强化。

4. 确诊需靠肿瘤病理证实。

【治疗要点】

1. 应采取以手术治疗为主,辅以放射治疗和化疗的综合治疗措施。

2. 手术的原则是尽可能地切除肿瘤,同时尽量保护周围脑组织结构与功能的完整。

【处方】

1. 脱水降颅压

20%甘露醇　250 ml,静脉滴注,每 8 小时一次

或 甘油果糖氯化钠注射液　250 ml,静脉滴注,每 8 小时一次

或 呋塞米注射液　20～40 mg,静脉注射,每 8 小时一次

2. 激素

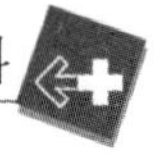

地塞米松　5～10 mg，静脉注射，每天1次

或 甲泼尼龙注射液　40mg，静脉注射，每天1次

3. 抗癫痫药

丙戊酸钠口服溶液　15～20 ml，口服，每日2次

或 苯巴比妥钠注射液　0.2g，肌内注射，每8小时一次

4. 保护脑功能和神经营养药物

胞磷胆碱钠胶囊　0.2g，口服，每天3次

或

| | | |
|---|---|---|
| 0.9%氯化钠 | 250 ml | 静脉滴注，每天1次 |
| 脑活素注射液 | 10 ml | |

【注意事项】

手术治疗后，即使是影像学检查证实全切的病变，也应进行术后放射治疗。

**(三)多形性胶质母细胞瘤**

胶质母细胞瘤是最常见的颅内恶性肿瘤，占所有颅内肿瘤的12%～15%，占星形细胞瘤的一半。可以发生在任何年龄，但是多数病例发生在45－70岁。最常发生于大脑半球的深部白质，额颞叶同时受累尤其典型。

【诊断要点】

1. 发病年龄较大，一般发生在45－70岁。

2. 临床表现：既可以是由颅内压增高引起，也可以是局灶性神经功能障碍。

3. 影像学诊断要点：多位于大脑半球白质内。常通过胼胝体生长到对侧大脑半球，可出现视管膜下播散。边界不清，显著的瘤周水肿和占位效应。信号不均，呈不均匀的长 $T_1$ 长 $T_2$ 信号，多伴有出血坏死。血供丰富，增强扫描呈显著不规则环形强化。

4. 确诊需靠肿瘤病理证实。

【治疗要点】

1. 胶质母细胞瘤在多数情况下应最大限度地切除肿瘤，辅以放射治疗和化疗的综合治疗方法。

2. 手术切除的原则,同间变性星形细胞瘤。

3. 术前的治疗包括类固醇皮质激素、预防性抗癫痫药物、纠正代谢异常、控制颅内压增高。

【处方】

1. 脱水降颅压

20%甘露醇　250 ml,静脉滴注,每8小时一次

或 甘油果糖氯化钠注射液　250 ml,静脉滴注,每8小时一次

或 呋塞米注射液　20～40 mg,静脉注射,每8小时一次

2. 激素

地塞米松　5～10 mg,静脉注射,每天1次

或 甲泼尼龙注射液　40mg,静脉注射,每天1次

3. 抗癫痫药

丙戊酸钠口服溶液　15～20 ml,口服,每天2次

或 苯巴比妥钠注射液　0.2g,肌内注射,每8小时一次

4. 保护脑功能和神经营养药物

胞磷胆碱钠胶囊　0.2g,口服,每天3次

或

| | | |
|---|---|---|
| 0.9%氯化钠 | 250 ml | 静脉滴注,每天1次 |
| 脑活素注射液 | 10 ml | |

【注意事项】

手术治疗后,即使是影像学检查证实全切的病变,也应进行术后放射治疗。化疗宜在术后早期开始,与放射治疗同步进行有利于提高疗效。

**(四)少突胶质细胞瘤**

少突胶质细胞瘤主要由分化良好、形态学类似于少突胶质细胞的肿瘤细胞组成,呈弥漫性浸润性生长,占原发性颅内肿瘤的4%～5%,占全部胶质瘤的5%～20%。

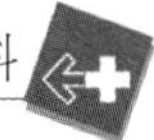

【诊断要点】

1. 好发年龄为35—45岁。

2. 临床表现:癫痫常为首发症状,随着病情进展,可以出现颅内压增高和局限性神经功能缺陷症状。

3. 影像学诊断要点:85%位于幕上,位于大脑半球浅表部位,额叶和颞叶常见。肿瘤多为实质性,CT平扫大多为低密度或等密度,钙化多见,典型的钙化为弯曲带状。水肿较轻。可见邻近骨质吸收变薄。磁共振平扫$T_1$WI呈低信号或低等混合信号,$T_2$WI为高信号,钙化为低信号。增强扫描无或轻度强化。

4. 确诊需靠肿瘤病理证实。

【治疗要点】

1. 低级别的少突胶质细胞瘤应手术切除。对于症状性、进展性的较大肿瘤,直接选择手术切除。术后可以辅助放疗。

2. 间变性少突胶质细胞瘤,以尽可能切除肿瘤为手术原则。对不能手术者,应当活检明确病理性质,并给予放射治疗和化疗。

【处方】

1. 脱水降颅压

20%甘露醇 250 ml,静脉滴注,每8小时一次

或 甘油果糖氯化钠注射液 250 ml,静脉滴注,每8小时一次

或 呋塞米注射液 20～40 mg,静脉滴注,每8小时一次

2. 激素

地塞米松 5～10 mg,静脉注射,每天1次

或 甲泼尼龙注射液 40mg,静脉注射,每天1次

3. 抗癫痫药

丙戊酸钠口服溶液 15～20 ml,口服,每天2次

或 苯巴比妥钠注射液 0.2g,肌内注射,每8小时一次

4. 保护脑功能和神经营养药物

胞磷胆碱钠胶囊 0.2g,口服,每天3次

或

| | | |
|---|---|---|
| 0.9%氯化钠 | 250 ml | 静脉注射，每天1次 |
| 脑活素注射液 | 10 ml | |

【注意事项】

影像学检查无强化的低级别少突胶质细胞瘤，其中约30%组织学已发生间变，术后应随访观察。如果肿瘤未被完全切除，术后应给予放射治疗。低级别少突胶质细胞瘤化疗效果不肯定。

间变性少突胶质细胞瘤为化疗敏感性肿瘤。推荐使用PCV化疗方案。

**(五)髓母细胞瘤**

髓母细胞瘤发生于小脑，占全部颅内肿瘤的6%～8%。在儿童，髓母细胞瘤占儿童颅内肿瘤的12%～25%，3岁和7岁为两个儿童发病高峰。在成人，髓母细胞瘤仅占成人颅内肿瘤的0.4%～1%，发病年龄多在20—40岁。

【诊断要点】

1. 儿童多见，发病年龄多小于15岁。

2. 临床病程短，75%的病人病程不足3个月。

3. 主要症状是颅内压增高和躯干性共济失调。

4. 75%发生在小脑蚓部，25%发生在小脑半球。

5. CT扫描常为稍高密度。磁共振扫描表现为稍长$T_1$、等或稍长$T_2$信号。常合并能变，但钙化少见。增强扫描常呈现中等不均匀增强。第四脑室常受压前移呈弧线样改变。可早期出现脑脊液播散(约占50%)。

【治疗要点】

1. 治疗方法主要包括手术切除和术后全脑脊髓的放射治疗。

2. 化疗的主要药物是亚硝基脲类烷化剂、金属铂盐类、环磷酰胺及长春新碱等。

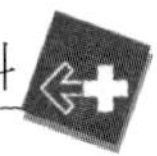

【处方】

1. 脱水降颅压

20%甘露醇　250 ml,静脉滴注,每 8 小时一次

或 甘油果糖氯化钠注射液　250 ml,静脉滴注,每 8 小时一次

或 呋塞米注射液　20～40 mg,静脉注射,每 8 小时一次

2. 激素

地塞米松　5～10 mg,静脉注射,每天 1 次

或 甲泼尼龙注射液　40mg,静脉注射,每天 1 次

3. 保护脑功能和神经营养药物

胞磷胆碱钠胶囊　0.2g,口服,每天 3 次

或

| 0.9%氯化钠 | 250 ml | 静脉滴注,每天 1 次 |
| --- | --- | --- |
| 脑活素注射液 | 10 ml | |

【注意事项】

放射治疗不宜用于 3 岁以下儿童。化疗可延长某些高危病人的存活期,可用于 3 岁以下的儿童。化疗可以加重全脑脊髓放射治疗所致的儿童发育障碍。

**(六)室管膜瘤**

室管膜瘤来源于被覆脑室和脊髓中央管的已分化的室管膜细胞,为 WHOⅡ级肿瘤。如果室管膜瘤表现为间变的组织学证据,则为间变性室管膜瘤(WHO Ⅲ级)。在儿童颅内肿瘤中,室管膜瘤占 6%～12%,是居髓母细胞瘤、星形细胞瘤之后的第三位儿童颅内肿瘤。室管膜瘤几乎占 3 岁以下儿童颅内肿瘤的 1/3。

【诊断要点】

1. 以儿童或青年发病为主。

2. 临床表现:主要症状为颅内压增高及脑积水症状。幕下病变出现小脑及脑干受累的体征。幕上病变因累及脑室旁结构而出现偏瘫、视野缺损甚至癫痫。

3. 影像学诊断要点：位于第四脑室或侧脑室，呈钻孔样生长。斑点状钙化常见。磁共振扫描呈不均匀稍长 $T_1$ 长 $T_2$ 信号，增强扫描呈中等至明显的强化。

【治疗要点】

1. 手术切除和术后放射治疗是室管膜瘤的主要治疗方法。手术应争取全切。

2. 如果不存在脊髓种植转移，对于低级别室管膜瘤，术后局部和全脑放射治疗就足够了；如果为幕下肿瘤，应加上颈部照射。

3. 如果存在脊髓种植转移或为间变性室管膜瘤，主张使用全脑脊髓放射治疗方法。

【处方】

1. 脱水降颅压

20%甘露醇　250 ml，静脉滴注，每 8 小时一次

或 甘油果糖氯化钠注射液　250 ml，静脉滴注，每 8 小时一次

或 呋塞米注射液　20～40 mg，静脉注射，每 8 小时一次

2. 激素

地塞米松　5～10 mg，静脉注射，每天 1 次

或 甲泼尼龙注射液　40mg，静脉注射，每天 1 次

3. 抗癫痫药

丙戊酸钠口服溶液　15～20 ml，口服，每天 2 次

或 苯巴比妥钠注射液　0.2g，静脉注射，每 8 小时一次

4. 保护脑功能和神经营养药物

胞磷胆碱钠胶囊　0.2g，口服，每天 3 次

或

| | | |
|---|---|---|
| 0.9%氯化钠 | 250 ml | 静脉滴注，每天 1 次 |
| 脑活素注射液 | 10 ml | |

【注意事项】

幼龄儿童在脑放射治疗后出现很高的放射治疗并发症，可选

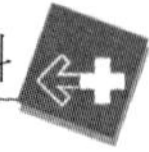

择化疗或其他治疗方法。

### (七)脉络丛乳头状瘤

脉络丛乳头状瘤为发生于脑室内脉络丛的上皮性肿瘤，属于良性肿瘤(WHO Ⅰ级)，生长缓慢，总体预后较好。在全部脉络丛乳头状瘤病例中，约一半以上是在10岁以前发病。50%的脉络丛乳头状瘤发生于侧脑室，其次为第四脑室(约占40%)，第三脑室仅占5%。

【诊断要点】

1. 以儿童发病为主。

2. 临床表现：脑积水和颅内压增高症状突出。根据肿瘤的大小、部位和颅内压的高低，还可以出现癫痫发作和神经功能缺陷的症状和体征，如脑神经瘫、偏瘫、昏迷等。

3. 影像学诊断要点：常见部位为侧脑室及第四脑室，偶尔可见第三脑室内生长。病灶呈类圆形，边缘呈颗粒状。CT扫描多呈等密度或稍高密度。钙化多见。磁共振 $T_1$WI为等或稍低信号，$T_2$WI为高信号，其内可见颗粒状混杂信号。脑积水较明显。增强扫描可见明显强化。

4. 脑血管造影显示脉络丛乳头状瘤为供血丰富的团块。

【治疗要点】

1. 手术全切可获得最佳疗效，并可能治愈。

2. 导管技术的发展，已经可以做到术前进行血管内栓塞。

3. 经皮立体定向瘤内注射硬化剂，也可减少肿瘤血供，有利于肿瘤的全切。

【处方】

1. 脱水降颅压

20%甘露醇　250 ml，静脉滴注，每8小时一次

或 甘油果糖氯化钠注射液　250 ml，静脉滴注，每8小时一次

或 呋塞米注射液　20～40 mg，静脉注射，每8小时一次

2. 激素

地塞米松　5～10 mg，静脉注射，每天1次

或 甲泼尼龙注射液　40mg，静脉注射，每天1次

3. 抗癫痫药

丙戊酸钠口服溶液　15～20 ml，口服，每天2次

或 苯巴比妥钠注射液　0.2g，肌内注射，每8小时一次

4. 保护脑功能和神经营养药物

胞磷胆碱钠胶囊　0.2g，口服，每天3次

或

| | | |
|---|---|---|
| 0.9%氯化钠 | 250 ml | 静脉滴注，每天1次 |
| 脑活素注射液 | 10 ml | |

【注意事项】

术后放射治疗缺乏肯定的疗效，建议用于次全切和复发的肿瘤。对低龄儿童，为避免放射治疗的不良反应，可以使用化疗。

## 二、脑膜瘤

脑膜瘤起源于颅内蛛网膜细胞，多为良性肿瘤。脑膜瘤可见于颅内的任何部位，幕上较幕下多见。好发部位依次为大脑凸面、矢状窦旁、大脑镰旁、颅底（包括蝶骨嵴、嗅沟、小脑脑桥角、岩斜区、鞍区等）。

【诊断要点】

1. 发病年龄为40—60岁，儿童罕见，女性多见。

2. 通常生长缓慢，病程长，一般为2～4年。少数生长迅速，病程短，术后易复发和间变，特别见于儿童。

3. 临床表现：早期多无明显症状，可出现视盘水肿，但头痛不剧烈。晚期出现神经系统失代偿，才出现临床症状。

4. 影像学诊断要点：矢状窦旁和大脑凸面是最常见的部位。CT扫描表现为靠近硬脑膜的边界清楚的圆形或光滑分叶状肿块，75%表现为高密度，25%表现为等密度，25%有钙化。邻近骨

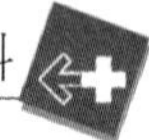

质可以受侵蚀或反应性增生。磁共振扫描典型表现与灰质信号相仿。增强扫描呈明显均匀强化。肿瘤周围可见脑脊液和血管包绕，60％可见硬脑膜尾征。

【治疗要点】

1. 手术治疗为本病的首选治疗方法。应尽可能争取根治性全切，以减少复发。

2. 立体定向放射外科治疗，包括伽马刀、X 刀和质子刀。适用于术后肿瘤残留或复发、颅底和海绵窦内肿瘤。以肿瘤直径≤3cm 为宜。

3. 栓塞疗法，包括物理性栓塞和化学性栓塞两种。前者阻塞肿瘤供血动脉、促进血栓形成。后者作用于血管壁内皮细胞，诱发血栓形成，从而达到减少脑膜瘤血供的目的。栓塞疗法作为术前的辅助疗法，只限于颈外动脉供血为主的脑膜瘤。

4. 放射治疗：可作为血供丰富的脑膜瘤的术前辅助治疗。

【处方】

1. 脱水降颅压

20％甘露醇　250 ml，静脉滴注，每 8 小时一次

或 甘油果糖氯化钠注射液　250 ml，静脉滴注，每 8 小时一次

或 呋塞米注射液　20～40 mg，静脉注射，每 8 小时一次

2. 激素

地塞米松　5～10 mg，静脉注射，每天 1 次

或 甲泼尼龙注射液　40mg，静脉注射，每天 1 次

3. 抗癫痫药

丙戊酸钠口服溶液　15～20 ml，口服，每天 2 次

或 苯巴比妥钠注射液　0.2g，肌内注射，每 8 小时一次

4. 保护脑功能和神经营养药物

胞磷胆碱钠胶囊　0.2g　口服，每天 3 次

或

| | | |
|---|---|---|
| 0.9%氯化钠 | 250 ml | 静脉滴注，每天1次 |
| 脑活素注射液 | 10 ml | |

【注意事项】

虽然大多数脑膜瘤属于良性肿瘤，手术切除可以治愈，但由于手术存在一定的死亡率和致残率，所以应谨慎选择手术治疗。

## 三、垂体腺瘤

垂体腺瘤是常见的神经系统良性肿瘤，发病率仅次于脑胶质瘤和脑膜瘤。垂体腺瘤主要从以下几方面危害人体：垂体激素过量分泌、肿瘤压迫使其他垂体激素分泌减少、压迫鞍区结构。

【诊断要点】

1. 常见的临床症状　头痛，视力视野障碍。肿瘤向后上发展压迫下丘脑和垂体柄，可出现下丘脑功能障碍。肿瘤向侧方侵犯海绵窦，可发生第Ⅲ～Ⅵ对脑神经麻痹。

2. 不同类型垂体腺瘤特有的症状

(1)泌乳素腺瘤：多见于20—30岁的青年，女性多于男性。女性主要表现为闭经、溢乳、不育、性欲减退。男性病人主要表现为性欲减退、阳痿、乳房发育、胡须稀少等。

(2)生长激素腺瘤：表现为肢端肥大症(成人)和巨人症(儿童和青春期患者)。

(3)ACTH腺瘤：可引起皮质醇增多症。

①代谢异常可引起向心性肥胖、满月脸、水牛背、毛细血管扩张、皮肤紫纹。

②糖代谢异常可导致糖耐量降低、糖尿病。

③电解质代谢紊乱主要表现为低血钾、低血氯、高血钠。

④性功能异常，可见性欲减退，月经稀少、不规则或闭经，溢乳、阳痿早泄、精子减少、睾丸萎缩。

⑤继发的肾上腺皮质男性激素增加，可导致痤疮、女性长胡须、喉结增大。

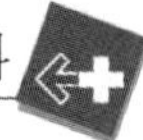

3. 影像学诊断要点 起自鞍内的肿块，正常垂体信号消失，蝶鞍扩大，鞍底下陷，鞍背后翘。较大的肿瘤可向鞍上发展，肿瘤穿过鞍隔时，形成束腰征。肿瘤向上发展可压迫视交叉，肿瘤向两侧发展可侵犯海绵窦。磁共振扫描呈等 $T_1$、稍长 $T_2$ 信号，囊变或出血多见，增强扫描肿瘤实性部分明显强化。

【治疗要点】

1. 手术治疗 垂体腺瘤的治疗以手术治疗为主，辅以放射治疗和药物治疗，并要强调个体化的综合治疗。手术治疗的目的是切除肿瘤、视通路减压、恢复和保持垂体功能及其他神经功能。手术方式主要包括经颅入路和经蝶入路。

2. 经蝶入路的术前准备 检查鼻腔，术前三天应用抗生素液滴鼻；清洁口腔；术前一天剪鼻毛；术前三天应用抗生素；应用肾上腺皮质激素和甲状腺素。

3. 放射治疗 多适用于不宜手术或手术后可能复发的垂体腺瘤。

4. 药物治疗 一般多为抑制相关垂体激素的分泌或靶腺激素的分泌，对缓解症状有一定疗效。

【处方】

1. 抗生素

| 0.9%氯化钠 | 100 ml | 静脉滴注，每天1次 |
| --- | --- | --- |
| 头孢曲松钠 | 2.0 g | |

或

| 0.9%氯化钠 | 100 ml | 静脉滴注，每8小时一次 |
| --- | --- | --- |
| 头孢他啶 | 2.0 g | |

2. 激素

泼尼松 5～10mg，口服，每天2次

或 地塞米松 5～10 mg，静脉注射，每天1次

3. 左甲状腺素钠片 25μg，口服，每天1次

【注意事项】

1. 经鼻蝶垂体腺瘤切除术后，术后因鼻咽部仍有渗血，需继续保留气管插管1～2小时，以免过早拔管后出现误吸。

2. 术后注意垂体功能低下，适当补充激素。

3. 密切观察尿崩症及水电解质紊乱，及时纠正。

4. 术后注意观察是否合并脑脊液鼻漏，如果出现则需严格卧床，必要时可以进行腰大池引流。

## 四、听神经瘤

听神经瘤是起源于听神经鞘膜的良性肿瘤，占桥小脑角肿瘤的80%～90%。

【诊断要点】

1. 典型临床症状：耳鸣、听力下降和发作性眩晕。

2. 查体阳性体征：同侧角膜反射减退或消失；小脑症状：眼球水平震颤，共济障碍；后组颅神经麻痹；颅内压增高的症状；面瘫。

3. 影像学诊断要点：CT骨窗可显示内听道扩大，肿瘤多为等密度或低密度。磁共振检查显示肿瘤呈圆形或类圆形，长$T_1$长$T_2$信号，增强后瘤体实性部分明显强化，囊变区不强化。同侧听神经增粗且强化。肿瘤较大时可导致第四脑室受压，引起梗阻性脑积水。

【治疗要点】

1. *手术治疗*　听神经瘤是良性肿瘤，对于大多数病人，应进行手术，彻底切除肿瘤。对于高龄病人、有系统性严重疾病或肿瘤巨大、与脑干粘连紧密的情况下，不应强求肿瘤的全切，可做次全切除或囊内切除，残余肿瘤用伽马刀治疗。

2. *放射治疗*　可作为外科手术的辅助性治疗，也可用于手术后复发或手术后肿瘤残留的病人。

【处方】

1. *脱水降颅压*

20%甘露醇　250 ml，静脉滴注，每8小时一次

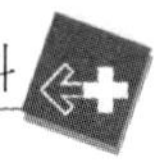

或甘油果糖氯化钠注射液　250 ml，静脉滴注，每8小时一次

或呋塞米注射液　20～40 mg，静脉注射，每8小时一次

2. 激素

地塞米松　5～10 mg，静脉注射，每天1次

或甲泼尼龙注射液　40mg，静脉注射，每天1次

3. 保护脑功能和神经营养药物

胞磷胆碱钠胶囊　0.2g，口服，每天3次

或

| | | |
|---|---|---|
| 0.9%氯化钠 | 250 ml | 静脉滴注，每天1次 |
| 脑活素注射液 | 10 ml | |

【注意事项】

1. 手术过程中要注意面神经的保留。为提高面神经的保留率，要在电生理监测下进行手术，术中沿肿瘤包膜小心游离。

2. 术中对乳突及内听道后壁气房封闭不严可引起脑脊液漏。术后要注意观察有无脑脊液漏的发生。

## 五、颅咽管瘤

颅咽管瘤是颅内最常见的先天性良性肿瘤，起源于Rathke囊的残余上皮细胞。颅咽管瘤年龄有双峰分布的特点，儿童期高峰在9岁左右，另一个高峰期在中年以后。在性别分布上，男女比例约为2∶1。按组织学类型可以分为两类：成釉质细胞型、鳞状乳头型。

【诊断要点】

1. 儿童和青少年多见。

2. 颅内压增高的症状：瘤体巨大，可压迫第三脑室前部，或闭塞室间孔，影响脑脊液循环引起脑积水，从而使颅内压增高，引起头痛、恶心、呕吐、视盘水肿等。

3. 局灶压迫症状：位于鞍上的肿瘤，可直接压迫视神经、视交叉、视束而引起视力视野障碍。鞍内型肿瘤可压迫腺垂体，导致生长激素及促性腺激素分泌不足，从而使生长发育障碍，骨骼生长迟缓。瘤体向鞍上发展至第三脑室底部，压迫下丘脑，可出现体温调节障碍、嗜睡、尿崩症等。

4. 影像学诊断要点：成釉质细胞型多见于儿童，好发年龄为8—12岁，多为囊性或囊实混合性，囊性部分囊内无结节，囊性部分$T_1$WI为低、等或高信号，$T_2$WI上均为高信号，常有钙化，增强后实性部分可呈结节样强化，囊壁可呈环状强化。鳞状乳头型多见于成年人，好发年龄为40—60岁，多为实性，或以实性为主合并小囊变，钙化少见，实性部分信号混杂。

【治疗要点】

1. 手术治疗　颅咽管瘤应早期诊断治疗，采用显微技术，在不引起严重术后并发症和神经功能障碍的前提下，尽可能在首次手术时完成全切。但是，当肿瘤与颈内动脉、视神经等周围重要组织紧密相连，或肿瘤较大侵犯下丘脑时，即使勉强切除，效果也不一定满意，而且手术风险大，在这种情况下可采用姑息性手术治疗，包括瘤囊减压内放射治疗、瘤囊减压外放射治疗、脑积水分流术后放射治疗、肿瘤部分切除加放射治疗等。

2. 放射治疗　主要是在姑息性手术后联合辅助放射治疗。而对于复发的肿瘤，手术加放射治疗仍然是首选方法。

3. 囊内放化疗　主要用于完全囊性或以囊性为主的颅咽管瘤。目前采取的方法包括穿刺囊内减压放射治疗、立体定向囊内置Ommaya管囊内小剂量多次化疗、单次大剂量囊内化疗、多次重复囊内化疗等。

4. 立体定向放射治疗

【处方】

1. 醋酸去氨加压素片　0.1 mg，口服，每天3次

2. 激素

地塞米松　5～10 mg，静脉注射，每天1次

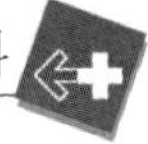

或甲泼尼龙注射液　40mg，静脉注射，每天1次

3. 保护脑功能和神经营养药物

胞磷胆碱钠胶囊　0.2g，口服，每天3次

或

| | | |
|---|---|---|
| 0.9%氯化钠 | 250 ml | 静脉滴注，每天1次 |
| 脑活素注射液 | 10 ml | |

4. 左甲状腺素钠片　25μg，口服，每天1次

【注意事项】

术中囊液溢出，刺激室管膜或脑膜，可引起无菌性脑膜炎。术后要注意各种并发症，包括尿崩症、水电解质紊乱、中枢性高热、下丘脑-垂体-肾上腺轴内分泌紊乱、癫痫、应激性溃疡、视力视野障碍等。

## 六、血管网状细胞瘤

血管网状细胞瘤也称为血管母细胞瘤，由间质细胞和丰富的毛细血管构成。血管网状细胞瘤多为囊性，约占80%。囊性血管网状细胞瘤多见于小脑半球；而实性者多见于脑干、脊髓及小脑蚓部等中线结构。肿瘤有丰富的血管供血，肿瘤一般与周围组织分界明显，易于分离，但也有粘连紧密者。

【诊断要点】

1. 病程　实质性血管网状细胞瘤，生长缓慢，病程较长；囊性者病程较短，囊肿形成较快或囊内出血，可呈急性发病。

2. 临床表现　以慢性颅内压增高为主要表现，如头痛、呕吐。小脑肿瘤大多有眼球震颤、共济失调和走路不稳等症状。脑干肿瘤，常表现为脑神经麻痹，如呛咳、吞咽困难和肢体感觉运动障碍。幕上肿瘤根据部位不同可有偏瘫、偏身感觉障碍、癫痫发作等。

3. 影像学诊断要点　多数位于小脑，少数位于脊髓和延髓，幕上少见。囊性者居多，实性者少。CT表现为低密度的囊肿，伴有明显增强的壁结节。囊性部分在磁共振上表现为长 $T_1$ 长 $T_2$ 信号，壁结节的信号多种多样，但增强扫描呈明显强化。肿瘤内或肿瘤旁纡曲的流空血管影是其特征。

【治疗要点】

1. 血管网状细胞瘤是良性肿瘤，手术切除是主要治疗手段，全切后预后良好。

2. 术前行供血动脉栓塞，可有效减少肿瘤血供，提高全切除率。

3. 对术后残留肿瘤及复发肿瘤，如直径<3cm，伽马刀立体定向放射治疗有良好的效果。

【处方】

1. 脱水降颅压

20%甘露醇　250 ml，静脉滴注，每 8 小时一次

或 甘油果糖氯化钠注射液　250 ml，静脉滴注，每 8 小时一次

或 呋塞米注射液　20～40 mg，静脉注射，每 8 小时一次

2. 保护脑功能和神经营养药物

胞磷胆碱钠胶囊　0.2g，口服，每天 3 次

或

| 0.9%氯化钠 | 250 ml | 静脉滴注，每天 1 次 |
| --- | --- | --- |
| 脑活素注射液 | 10 ml | |

【注意事项】

1. 血管网状细胞瘤，因血供丰富，手术有一定风险，手术死亡率较高。

2. 对囊性肿瘤，可先穿刺抽出囊液，再切开脓壁探查，寻找和切除瘤结节是手术成功的关键。

## 七、脑转移瘤

脑转移瘤是指身体其他部位的恶性肿瘤，通过血液转运或其他途径侵犯脑所形成的占位性病变，多见于中老年人，40－60 岁

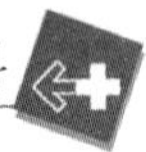

最常见。成人常见的原发灶来自肺、乳房、胃肠道、泌尿生殖系统、皮肤，其中以肺癌最为常见，约占75%，以小细胞肺癌居多。脑转移瘤大多是通过血液途径转移而来，通常是通过动脉循环，少数通过椎静脉系统进颅。脑转移瘤的分布与各区域的血流量有关，约80%的脑转移发生在大脑半球，15%在小脑，5%在脑干。

【诊断要点】

1. 病程一般较短，部分病人呈卒中样发病，急性进展。

2. 发病年龄较大，有原发恶性肿瘤病史。

3. 临床表现：头痛是常见的症状，多为清晨头痛与脑水肿及颅高压有关。部分病人可发生局灶性或全身性癫痫。因瘤内出血或脑血管闭塞狭窄引起脑梗死，可出现急性发病。肿瘤发生的部位不同，可产生相应的偏瘫、失语、偏身感觉障碍等局灶体征。

4. 影像学诊断要点：脑灰白质交界区多发性、类圆形病灶，周围伴有明显水肿，呈现小结节大水肿征象。磁共振扫描呈长 $T_1$ 长 $T_2$ 信号，伴有出血时信号混杂。增强扫描多呈厚薄不均的环形强化或不规则结节状强化。

【治疗要点】

1. 脑转移瘤预后较差，平均生存期不超过2年。治疗应采取以手术为主的综合治疗，辅以放射治疗和化疗。

2. 手术治疗：目的在于解除肿瘤对脑组织的压迫，缓解颅内高压，增强放、化疗的疗效。手术适应证：肿瘤位于可切除部位，原发肿瘤控制良好，无其他器官转移；诊断不明确，难以与胶质瘤鉴别者；症状性病变；囊变明显、急性出血或脑水肿致颅内高压严重者。

3. 放射治疗：主要包括全脑放射治疗和立体定向放射外科治疗。全脑放射治疗趋向仅应用于广泛脑转移的病人，或作为其他治疗失败及复发后的最后治疗手段。立体定向放射外科治疗，包括X刀、伽马刀，主要用于原发肿瘤控制稳定、脑内转移瘤无急性进展、转移瘤直径<3cm、脑内转移数目<4个者，或肿瘤位置深、部位重要、难以手术及无法耐受手术者。

4. 化疗:目前应用于脑转移瘤治疗的主要化疗药物有替莫唑胺、氟尿嘧啶、紫杉类、铂类、健择等。

5. 激素治疗:在脑转移瘤诊断明确后立即开始给予激素治疗,作用在于减轻病灶周围水肿,以缓解症状。许多病人需要大剂量治疗,在症状稳定、放化疗完成后,逐渐减少剂量。

【处方】

1. 脱水降颅压

20%甘露醇　250 ml,静脉滴注,每 8 小时一次

或 甘油果糖氯化钠注射液　250 ml,静脉滴注,每 8 小时一次

或 呋塞米注射液　20～40 mg,静脉注射,每 8 小时一次

2. 激素

地塞米松　5～10 mg,静脉注射,每天 1 次

或 甲泼尼龙注射液　40mg,静脉注射,每天 1 次

3. 保护脑功能和神经营养药物

胞磷胆碱钠胶囊　0.2g,口服,每天 3 次

或

| | | |
|---|---|---|
| 0.9%氯化钠 | 250 ml | 静脉滴注,每天 1 次 |
| 脑活素注射液 | 10 ml | |

【注意事项】

脑转移瘤的手术原则:对同时发现转移瘤和原发灶的病人,一般先切除原发灶,后切除转移瘤;但对颅内症状明显的病人,也可先行颅脑手术,再切除原发灶;对原发灶不能切除的,为缓解症状也可只切除脑转移瘤。

# 第七节　神经系统血管性疾病

## 一、高血压脑出血

高血压脑出血是指脑实质内或脑室内的自发性出血,多因长

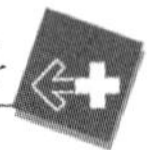

期高血压致脑动脉硬化、脑血管破裂引起。引起出血的血管主要包括豆纹动脉、丘脑穿通动脉、基底动脉的脑干穿通支等。

【诊断要点】

1. 病史　都有长期高血压病史，少部分为隐匿性高血压。

2. 症状　发病突然，迅速进展。多为突然发作剧烈头痛、呕吐，很快出现意识障碍和神经功能缺失。

3. 体征　常有偏瘫、偏身感觉障碍，优势半球出血可有失语。轻者意识可清醒，随着病情逐渐加重，病人可出现嗜睡、昏睡、甚至昏迷。如病情进展快，发生脑疝，会出现肌张力增高、病理征阳性，患侧瞳孔缩小或散大，呼吸深大、节律不规则，血压升高，脉搏徐缓。根据出血部位的不同，还可有不同的局灶性神经功能障碍。

4. 实验室检查　可有血白细胞增高，尿蛋白质增高，血尿素氮增高，电解质紊乱。脑脊液在早期可呈血性，后逐渐变为淡黄色。

5. 影像学检查

(1)CT：是快速诊断脑出血最有效的检查手段。急性期脑出血的CT表现为质地均匀的高密度肿块。随着时间推移，血肿开始溶解吸收，CT扫描可见血肿从周边密度逐渐降低，直至形成低密度的软化灶。

(2)MRI：由于图像信号缺乏特征性，检查时间较长，故磁共振对脑出血的诊断价值不如CT。超急性期(1日以内)$T_1$呈低或等信号，$T_2$呈高信号或混杂信号；急性期(1周以内)$T_1$呈等信号，$T_2$呈低信号；亚急性期和慢性期(1周至数月)$T_1$、$T_2$均呈高信号，慢性期可有黑环；残腔期(数月至数年)软化灶为黑腔。

【治疗要点】

1. 一般处理　卧床休息，保持呼吸道通畅，保证营养供给和水电解质平衡。

2. 控制高血压　高血压会加重脑水肿和诱发再出血，而血压太低则会影响脑灌注而发生缺血损害。

3. 控制颅压，给予止血药物

4. 对症处理 包括止吐、抗癫痫、镇静等。

5. 并发症的处理 应注意预防和治疗肺部感染、消化道出血等其他系统合并症。

6. 手术治疗 包括开颅血肿清除术、钻孔血肿引流术、脑室穿刺引流术等。

【处方】

1. 脱水降颅压

20%甘露醇 250 ml，静脉注射，每8小时一次

或 甘油果糖氯化钠注射液 250 ml，静脉滴注，每8小时一次

或 呋塞米注射液 20～40 mg，静脉注射，每8小时一次

2. 止血药物

巴曲酶 1.0 KU，肌内注射，即刻

或 酚磺乙胺 0.5g，肌内注射，即刻

或

|  |  |  |
|---|---|---|
| 0.9%氯化钠 | 100 ml | 静脉滴注，每天1次 |
| 氨基己酸注射液 | 4 g | |

3. 降压药

硝苯地平缓释片 10～20mg，口服，每天2次

或 马来酸依那普利片 10 mg，口服，每天3次

或

|  |  |  |
|---|---|---|
| 0.9%氯化钠 | 100 ml | 静脉滴注，需要时(长期) |
| 尼卡地平注射液 | 10 mg | |

4. 抗癫痫药

丙戊酸钠缓释片 0.5g，口服，每天2次

或

|  |  |  |
|---|---|---|
| 0.9%氯化钠 | 100 ml | 静脉滴注，每8小时一次 |
| 丙戊酸钠 | 0.5g | |

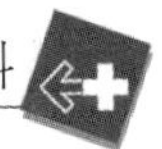

或 苯巴比妥钠　0.2g　肌内注射，每8小时一次

5. 保护脑功能和神经营养药物

胞磷胆碱钠胶囊　0.2g，口服，每天3次

或

| | | |
|---|---|---|
| 0.9%氯化钠 | 250 ml | 静脉滴注，每天1次 |
| 脑活素注射液 | 10 ml | |

【注意事项】

基底节出血，可行开颅血肿清除术；丘脑出血的手术治疗应慎重，破入脑室者可行脑室钻孔引流术；脑干出血多以内科治疗为主；对小脑出血应该积极，如血肿超过10ml，或压迫第四脑室形成脑积水者，应尽早手术。

## 二、颅内动脉瘤

颅内动脉瘤是指颅内动脉壁瘤样异常突起，多因动脉瘤破裂导致蛛网膜下腔出血而被发现。在脑血管意外中，动脉瘤破裂出血仅次于脑血栓和高血压脑出血，居第三位。颅内动脉瘤常发生于动脉血管分叉部位或分支血管的起始部位，可能与该部位血管内血流动力学的改变有关。

【诊断要点】

1. 高发年龄为40—60岁，男女差别不大。

2. 临床表现

(1)出血症状：动脉瘤破裂可引起蛛网膜下腔出血，病人出现剧烈头痛、恶心、呕吐、脑膜刺激征阳性，严重者可出现昏迷。

(2)局灶症状：直径＞7mm的动脉瘤可出现压迫症状。动眼神经麻痹常见于后交通动脉瘤和大脑后动脉瘤；海绵窦段和床突上段动脉瘤可出现视力视野障碍和三叉神经痛；基底动脉分叉部、小脑上动脉及大脑后动脉近端动脉瘤常出现第Ⅲ、Ⅳ、Ⅵ脑神经麻痹及大脑脚、脑桥的压迫。

(3)癫痫：因蛛网膜下腔出血或脑软化引起。

(4)脑积水：动脉瘤出血后，因血凝块阻塞室间孔、中脑导水管或第四脑室，引起急性梗阻性脑积水。基底池粘连也会引起慢性脑积水。

3. 辅助检查

(1)头部CT：可显示蛛网膜下腔出血、是否合并脑积水、是否合并脑内血肿。根据出血分布的位置可初步判断动脉瘤的部位。

(2)头颈部CTA：可从不同角度观察动脉瘤和载瘤动脉，尤其是与邻近骨性结构的关系。

(3)头部MRI：可见动脉瘤内有流空影。MRA也可显示动脉瘤的形态，常用于颅内动脉瘤筛查。

(4)数字减影血管造影(DSA)：是确诊颅内动脉瘤的金标准，对明确动脉瘤的位置、数目、形态、内径、瘤颈宽窄、有无血管痉挛、痉挛的范围及程度和确定手术方案十分重要。

【治疗要点】

1. 绝对卧床休息，适当抬高头部，保持病人安静，避免情绪激动和用力，减少外界刺激，防止动脉瘤再次出血。

2. 加强营养，维持水电解质平衡，心电监测，严密观察生命体征及神志的变化。

3. 预防和治疗脑血管痉挛，可给予钙离子拮抗药。

4. 控制血压，可降低动脉瘤再出血的风险。

5. 降低颅内压。

6. 止血药物。

7. 手术治疗：手术目的是阻断动脉瘤的血液供应，避免发生再出血，保持载瘤及供血动脉通畅，维持脑组织的正常血供。手术方式可采取开颅动脉瘤夹闭术或血管内介入栓塞术。

【处方】

1. 脱水降颅压

20%甘露醇　250 ml，静脉滴注，每8小时一次

或甘油果糖氯化钠注射液　250 ml，静脉滴注，每8小时

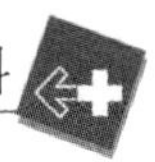

一次

或 呋塞米注射液　20～40 mg,静脉注射,每8小时一次

2. 止血药物

巴曲酶　1.0 KU,肌内注射,即刻

或 酚磺乙胺　0.5g,肌内注射,即刻

或

| | | |
|---|---|---|
| 0.9%氯化钠 | 100 ml | 静脉滴注,每天1次 |
| 氨基己酸注射液 | 4 g | |

3. 降压药

硝苯地平缓释片　10～20mg;口服,每天2次

或 马来酸依那普利片　10 mg,口服,每天2次

或

| | | |
|---|---|---|
| 0.9%氯化钠 | 100 ml | 静脉滴注,需要时(长期) |
| 尼卡地平注射液 | 10 mg | |

4. 抗癫痫药

丙戊酸钠缓释片　0.5g,口服,每天2次

或

| | | |
|---|---|---|
| 0.9%氯化钠 | 100 ml | 静脉滴注,每8小时一次 |
| 丙戊酸钠 | 0.5g | |

或 苯巴比妥钠　0.2g　肌内注射,每8小时一次

5. 抗血管痉挛

| | | |
|---|---|---|
| 0.9%氯化钠 | 50 ml | 微量泵持续泵入(每小时1mg),每天1次 |
| 尼莫地平注射液 | 24 mg | |

6. 镇静药

| | | |
|---|---|---|
| 氯丙嗪 | 25 mg | 肌内注射,需要时(长期) |
| 异丙嗪 | 25 mg | |

或 咪达唑仑　2mg,肌内注射,需要时(长期)

7. 保护脑功能和神经营养药物

胞磷胆碱钠胶囊　0.2g,口服,每天3次

或

| | | |
|---|---|---|
| 0.9%氯化钠 | 250 ml | 静脉滴注，每天1次 |
| 脑活素注射液 | 10 ml | |

【注意事项】

动脉瘤术后病人应常规进ICU病房监护治疗，监测生命体征、血氧饱和度等，并注意观察病人的意识状态、神经功能状态、肢体活动情况。术后常规给予抗癫痫治疗。

## 三、脑动静脉畸形

脑动静脉畸形(AVM)属先天性中枢神经系统血管发育异常，是一团发育异常的病理脑血管，由一支或几支动脉供血，不经毛细血管床，直接向静脉引流。畸形血管之间有脑组织，体积可随人体发育而增长，其周围脑组织可因缺血而萎缩，呈胶质增生带，有时伴陈旧性出血。脑动静脉畸形可发生在大脑半球任何部位，呈楔形，其尖端指向脑室。

【诊断要点】

1. 发病年龄较低，64%病人在40岁以前发病，男性稍多于女性。

2. 临床表现

(1)颅内出血：半数以上的首发症状是出血，可出现头痛、呕吐、意识障碍等。

(2)头痛：多数病人有头痛时为单侧局部或全头痛，间断性或迁移性，可能与血管及静脉窦的扩张有关。

(3)癫痫：年龄越小，癫痫出现的概率越高。

(4)神经功能缺损：脑内血肿可导致急性偏瘫、失语、感觉障碍、视力视野障碍等。

3. 辅助检查

(1)85%的AVM发生于大脑半球，15%发生在颅后窝，在软脑膜下从皮质延伸至白质。

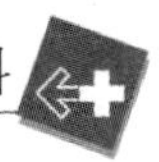

（2）CT扫描：经增强扫描，AVM表现为混杂密度区，大脑半球中线结构无移位；出血急性期，CT可以确定出血部位及程度。

（3）磁共振扫描：表现为蜂巢样的流空血管，无占位效应。

（4）脑血管造影：是确诊的必需手段，可确定畸形血管团的大小、范围、供血动脉、引流静脉及血流速度。

（5）脑电图检查：病变区及周围可出现慢波或棘波。

【治疗要点】

1. 一般治疗：包括控制血压、抗癫痫、止血、对症等治疗。

2. 手术切除：是治疗颅内AVM最彻底的方法，可杜绝病变出血，阻止畸形血管盗血，改善脑血供，还能控制癫痫发作。切除范围应充分包括病变和供血动脉、引流静脉，全切病灶后应充分止血。

3. 立体定向放射治疗：适用于直径＜3cm的AVM，治疗期间有出血的可能。

4. 介入神经放射治疗：主要采用对畸形血管团进行栓塞治疗，具有创伤小、相对风险小、后遗症少、术后恢复快等优点。

【处方】

1. 脱水降颅压

20%甘露醇　250 ml，静脉滴注，每8小时一次

或 甘油果糖氯化钠注射液　250 ml，静脉滴注，每8小时一次

或 呋塞米注射液　20～40 mg，静脉注射，每8小时一次

2. 止血药物

巴曲酶　1.0 KU，肌内注射，即刻

或 酚磺乙胺　0.5g，肌内注射，即刻

或

|  |  |  |
|---|---|---|
| 0.9%氯化钠 | 100 ml | 静脉滴注，每天1次 |
| 氨基己酸注射液 | 4 g | |

3. 降压药

硝苯地平缓释片　10～20mg，口服，每天2次

或 马来酸依那普利片　10 mg，口服，每天2次

或

| | | |
|---|---|---|
| 0.9%氯化钠 | 100 ml | 静脉滴注，需要时(长期) |
| 尼卡地平注射液 | 10 mg | |

4. 抗癫痫药

丙戊酸钠缓释片　0.5g，口服，每天2次

或

| | | |
|---|---|---|
| 0.9%氯化钠 | 100 ml | 静脉滴注，每8小时一次 |
| 丙戊酸钠 | 0.5g | |

或 苯巴比妥钠　0.2g　肌内注射，每8小时一次

5. 保护脑功能和神经营养药物

胞磷胆碱钠胶囊　0.2g，口服，每天3次

或

| | | |
|---|---|---|
| 0.9%氯化钠 | 250 ml | 静脉滴注，每天1次 |
| 脑活素注射液 | 10 ml | |

【注意事项】

AVM的治疗，目前主张采用多种手段联合治疗。不管采取何种方法，治疗后都应择期复查脑血管造影，了解畸形血管是否消失，对残存的畸形血管团需辅以其他治疗，避免再出血。

## 四、海绵状血管瘤

海绵状血管瘤也称海绵状血管畸形，多位于幕上脑内，少数在颅后窝，常见于脑桥。本病有遗传性。海绵状血管瘤为直径1～5cm的圆形致密包块，边界清楚，内含钙化和血栓，良性，没有大的供血动脉和引流静脉，可反复小量出血。

【诊断要点】

1. 多为中青年发病，以20—40岁居多，男女相差不大。

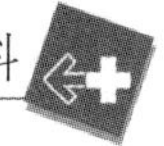

2. 临床表现：常以癫痫为首发症状，其次为反复脑内出血。

3. 影像学诊断要点

(1)CT扫描表现为边界清楚的等密度或高密度结节，钙化常见。

(2)磁共振扫描可见网状的爆米花样的肿块，中心呈混杂信号，周围是低信号环。低信号环代表含铁血黄素沉积。

(3)小的海绵状血管瘤，在GRE序列上表现为点状低信号黑点。

(4)增强扫描病变无强化或轻微强化。

【治疗要点】

1. 手术切除是治疗海绵状血管瘤的主要方法。引起癫痫神经功能缺损和反复出血的病灶应手术切除，尤其是儿童和脑干内的海绵状血管瘤。

2. 无症状的海绵状血管瘤，可定期复查或磁共振随访。

3. 海绵状血管瘤，对放射治疗不敏感。

【处方】

1. 脱水降颅压

20%甘露醇　250 ml，静脉滴注，每12小时一次

或甘油果糖氯化钠注射液　250 ml，静脉滴注，每8小时一次

或呋塞米注射液　20～40 mg，静脉注射，每8小时一次

2. 止血药物

巴曲酶　1.0 KU，肌内注射，即刻

或酚磺乙胺　0.5g　肌内注射，即刻

或

| | | |
|---|---|---|
| 0.9%氯化钠 | 100 ml | 静脉滴注，每8小时一次 |
| 氨基己酸注射液 | 4 g | |

3. 抗癫痫药

丙戊酸钠缓释片　0.5g，口服，每天2次

或

| | | |
|---|---|---|
| 0.9%氯化钠 | 100 ml | 静脉滴注,每 8 小时一次 |
| 丙戊酸钠 | 0.5g | |

或 苯巴比妥钠　0.2g　肌内注射,每 8 小时一次

4. 保护脑功能和神经营养药物

胞磷胆碱钠胶囊　0.2g,口服,每天 3 次

或

| | | |
|---|---|---|
| 0.9%氯化钠 | 250 ml | 静脉滴注,每天 1 次 |
| 脑活素注射液 | 10 ml | |

【注意事项】

由于海绵状血管瘤的血流速度非常慢,MRA 和传统的脑血管造影均不能显影,诊断主要依靠磁共振,典型的影像表现为中心混杂信号,周围为低信号环。

## 五、烟雾病

烟雾病又称脑底异常血管网症,为颈内动脉颅内起始段闭塞、脑底出现纤细血管网,脑血管造影形似烟雾而得名。颅底颈内动脉段管腔闭塞,常累及双侧,椎-基底动脉很少受影响。

【诊断要点】

1. 两个发病年龄高峰　10 岁以下儿童和 20—30 岁成人。

2. 临床表现　有缺血型和出血型两种类型,反复发作。缺血型患者可出现 TIA 反复发作、偏瘫、失语、智力减退、癫痫发作。出血型患者可出现头痛、呕吐、意识障碍或偏瘫等。

3. 辅助检查

(1)脑血管造影:是确诊的主要检查方法,表现为颈内动脉床突上段狭窄或闭塞,在脑底部有纤细的异常血管网,呈烟雾状。

(2)头部 CT 和磁共振:可显示脑梗死、脑萎缩或脑内出血。MRA 可见烟雾状的脑底异常血管网征象。

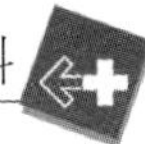

【治疗要点】

1. 脑缺血病人可给予扩张血管及治疗。

2. 急性脑内出血造成脑压迫者，应紧急手术清除血肿。单纯脑室内出血，可行侧脑室额角穿刺引流。

3. 颞浅动脉-大脑中动脉吻合术、颞肌或颞浅动脉贴敷术等血管重建手术，对改善脑灌注和神经功能障碍有帮助。颅骨多点钻孔、切开硬脑膜并翻转，可促使脑血流量增加。

【处方】

1. 缺血型烟雾病

(1)阿司匹林肠溶片　100 mg，口服，每天1次

(2)曲克芦丁片　1片　口服，每天3次

| (3)0.90%氯化钠 | 100 ml | 静脉滴注，每天2次 |
|---|---|---|
| 依达拉奉 | 30mg | |

2. 出血型烟雾病

(1)止血药物

巴曲酶　1.0 KU，肌内注射，即刻

或 酚磺乙胺　0.5g，肌内注射，即刻

或

| 0.9%氯化钠 | 100 ml | 静脉滴注，每天1次 |
|---|---|---|
| 氨基己酸注射液 | 4 g | |

(2)保护脑功能和神经营养药物

胞磷胆碱钠胶囊　0.2g，口服，每天3次

或

| 0.9%氯化钠 | 250 ml | 静脉滴注，每天1次 |
|---|---|---|
| 脑活素注射液 | 10 ml | |

【注意事项】

由于本病的病因不清，尚无特效治疗方法。颞浅动脉-大脑中动脉搭桥术等血管重建术并不能治愈本病，可在一定程度上延缓疾病的进展。

## 六、颈动脉狭窄

动脉粥样硬化是颈动脉狭窄或闭塞的主要原因。作为主要的脑供血动脉，颈动脉狭窄或闭塞可引起缺血性脑卒中，严重者可导致死亡。颈动脉狭窄到一定程度需要手术治疗，恢复血管的通畅性。

【诊断要点】

1. 多见于中老年人，常合并高血压、高血脂、冠心病。

2. 临床表现：可分为两类，一类是由于轻度或短暂的供血不足引起暂时性神经功能缺失，但无明显脑梗死存在，临床上表现为短暂性脑缺血发作，症状在 24 小时内可完全消失；另一类缺血程度较重，持续时间较长，造成脑梗死，临床上表现为不同程度的神经功能障碍。

3. 辅助检查：诊断主要依靠颈部超声波检查、CTA、MRA 和数字减影血管造影。通过这些检查可以了解颈动脉狭窄的部位、程度及侧支循环的代偿情况。

【治疗要点】

1. *保守治疗*　包括扩张脑血管、改善脑血流和脑代谢的药物治疗。

2. *外科手术治疗*　颈动脉内膜剥脱术是目前有效的治疗方法。对于无症状患者，颈动脉狭窄超过 75％有手术指征；有症状的患者，颈动脉狭窄超过 50％有手术指征。

3. *颈动脉扩张支架成形术*　创伤小，疗效肯定，可达到手术不能到达的部位，但容易发生血管再狭窄，远期疗效有待进一步研究。

【处方】

1. 阿司匹林肠溶片　100 mg，口服，每天 1 次

2. 曲克芦丁片　1 片，口服，每天 3 次

3. 阿托伐他汀钙片　20 mg，口服，每天 1 次

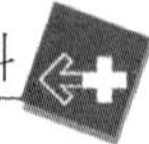

| | | |
|---|---|---|
| 4. 0.9%氯化钠 | 100 ml | 静脉滴注，每天2次 |
| 依达拉奉 | 30mg | |

【注意事项】

颈动脉内膜切除术后需严格控制血压，防止发生高灌注综合征，减少术后颅内出血的发生。术后需继续使用阿司匹林，防止血小板沉积导致血管再狭窄。

# 第八节　颅脑和脊髓先天畸形

## 一、先天性脑积水

先天性脑积水又称婴幼儿脑积水，是指婴幼儿时期由于脑脊液循环受阻、吸收障碍或分泌过多，使脑脊液大量积聚于脑室系统或蛛网膜下腔，导致脑室或蛛网膜下腔扩大，形成头颅扩大、颅内压力过高和脑功能障碍。先天性脑积水主要由畸形引起，较大儿童和成人的脑积水无头颅扩大表现。

【诊断要点】

1. 临床表现

(1)进行性头围增大，超过正常范围。

(2)前囟和后囟增宽、隆起且张力增高，颅缝裂开。

(3)颅骨叩诊呈破罐声，双眼下视，称落日征。

(4)随病情逐渐进展，可出现生长发育严重障碍、智力差、视力减退、癫痫、呕吐、肢体瘫痪、意识障碍等。

2. 辅助检查

(1)头颅X线平片：可见颅腔扩大、颅面比例失调、颅骨变薄、颅缝分离、前后囟门扩大或延迟闭合。

(2)头颅CT检查：可直接显示各脑室扩大程度和皮质厚度，判断梗阻部位。若为中脑导水管狭窄引起者，仅有侧脑室和第三脑室扩大，而第四脑室正常。

(3)磁共振检查:除能显示脑积水外,还能准确显示各脑室和蛛网膜下腔各部位的形态、大小和存在的狭窄,显示有无先天畸形或肿瘤的存在。

(4)放射性核素检查:脑池造影显示放射性显像剂清除缓慢,并可见其反流到扩大的脑室内。

【治疗要点】

1. 手术治疗　多采用侧脑室-腹腔分流术。

2. 非手术治疗　目的在于暂时减少脑脊液的分泌或增加机体的水分排出。一般常用利尿药物,如氢氯噻嗪、呋塞米(速尿)、氨苯蝶啶等。

【处方】

呋塞米注射液　20～40 mg,静脉注射,每 8 小时一次

或 氨苯蝶啶氢氯噻嗪片　75mg,口服,每天 2 次

或 20%甘露醇　250 ml,静脉滴注,每 8 小时一次

【注意事项】

以下情况严禁行脑室-腹腔分流术:脑脊液检查提示颅内感染者;近期曾做过开颅手术或引流术;颅内有积气或血性脑脊液者。

脑室腹腔分流手术过程中,脑脊液不宜过多释放,以免引起颅内出血。

## 二、小脑扁桃体下疝畸形

小脑扁桃体下疝畸形又称 Arnold-Chiari 畸形,是由于胚胎发育异常使小脑扁桃体下部下降至枕骨大孔以下、颈椎管内,严重者部分延髓下段、第四脑室下部、下蚓部也下疝入椎管内。常合并有脊髓空洞,也可引起脑脊液循环受阻引起脑积水。小脑扁桃体下疝畸形常伴其他颅颈区畸形如脊髓脊膜膨出、颈椎裂和小脑发育不全等。

【诊断要点】

1. 起病缓慢,女性多于男性。

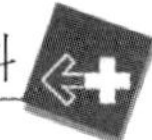

2. 临床表现

(1)延髓、上颈髓受压症状:表现为感觉与运动功能障碍,腱反射亢进,病理反射阳性,膀胱及肛门括约肌功能障碍,呼吸困难等。

(2)脑神经、颈神经根症状:表现为面部麻木、复视、耳鸣、听力下降、发音及吞咽困难、枕下疼痛。

(3)小脑症状:表现为眼球震颤、步态不稳等。

(4)颅内压增高症:脑脊液循环障碍可引起继发性脊髓空洞、脑积水等。

3. 辅助检查

(1)首选磁共振扫描:表现为小脑扁桃体变尖下移,可伴有脊髓空洞和脑积水;严重者可出现小脑蚓部疝出至枕大孔平面以下,延髓下移伴扭曲。

(2)CT 扫描:可显示颅颈交界区的骨质异常改变。

【治疗要点】

1. 合并脑积水者,可先做脑室-腹腔分流术。

2. 分流术后,如果下疝的小脑扁桃体和脊髓空洞不缓解,则需做颅后窝减压。

3. 颅后窝减压无效者,可行脊髓空洞内引流术。

4. 合并脊髓脊膜膨出者需做相应的修补手术。

【处方】

呋塞米注射液　20～40 mg,静脉注射,每 8 小时一次

或 氨苯蝶啶氢氯噻嗪片　75mg,口服,每天 2 次

或 20%甘露醇　250 ml,静脉滴注,每 8 小时一次

【注意事项】

对有颅内压增高的病人进行相关检查时,要注意突然呼吸停止,故应谨慎进行并有应急措施。手术前评估应注意寰枢椎关节的稳定性,对存在寰枢椎脱位等异常情况者,应慎重选择颅后窝减压术。

## 三、颅裂

颅裂为胚胎期神经管及其周围的中胚层组织闭合不全所引起。可分为隐性、显性两类，前者只有颅骨缺损而无颅腔内容物的膨出，后者又称囊性脑膜膨出。

【诊断要点】

1. 病史　患儿母亲常有孕期感染、外伤和服用药物史。

2. 临床表现

(1)可合并有其他先天畸形，如脑积水四叠体缺如和多指。

(2)枕部中线或鼻根部囊性肿块，有搏动感，有时可压缩，压迫时前囟可有波动，颅骨缺损时有皮肤缺如、脑组织外露。

(3)一般无神经系统症状，有时可出现程度不等的神经系统损伤症状，如智能低下、抽搐、腱反射亢进、病理反射和不同程度的瘫痪。

3. 辅助检查

(1)头颅 X 线平片：显示有颅骨缺损。

(2)头颅 CT：能清晰显示出颅裂的部位、大小、膨出的内容物及合并症。

(3)头部 MRI：能更清晰显示出脑室畸形和膨出物的性质和程度。

【治疗要点】

1. 顶盖部的隐性颅裂一般不需要外科治疗，但如果颅骨缺损较大且有症状，可考虑修补颅骨。

2. 显性颅裂需手术切除膨出的囊肿，以保存神经功能。

3. 合并脑积水者，应先做脑脊液分流术。

【处方】

以手术治疗为主，无特殊处方。

【注意事项】

显性颅裂尽可能在 1 岁前手术，因故不能早期手术时，应注

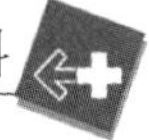

意保护膨出部位的皮肤,防止感染和破溃。膨出物有脑干组织者为手术禁忌证。

## 四、脊柱裂

脊柱裂可分为完全性脊柱裂和部分性脊柱裂两种类型。完全性脊柱裂是广泛的、完全的神经管融合缺陷,常伴有严重的先天性颅裂,多为死胎,临床意义不大。部分性脊柱裂可发生在脊柱轴线的任何部位,以骶尾部较多,颈部次之。在部分性脊柱裂中,只有椎管的骨性缺损而无椎管内容物膨出者称为隐性脊柱裂,一般无需特殊治疗。

【诊断要点】

1. 病史　患儿母亲常有孕期感染、外伤和服用药物史。

2. 临床表现

(1)隐性脊柱裂,多数无症状,仅在X线平片或CT上发现。少数病人因有低位脊髓(又称脊髓拴系症),可有遗尿、腰痛等表现。

(2)显性脊柱裂表现为背部中线皮肤缺损或囊状肿物,有波动感,有时可压缩,根部可触及脊椎缺损。囊底周围常有血管瘤样皮肤和毛发,囊腔较大时,透光试验阳性。

(3)神经系统症状,表现为下肢感觉、运动障碍和自主神经功能障碍,如小腿和足部下运动神经元瘫痪,足部、会阴和下肢后侧皮肤感觉缺失,大小便失禁。

3. 辅助检查

(1)脊柱X线平片:可显示脊柱裂、中线骨性结构、半侧椎体和椎间盘异常。

(2)CT:能清晰显示出脊柱与脊髓的畸形改变。

(3)MRI:可见脊髓圆锥下移,终丝变粗。

【治疗要点】

以手术治疗为主,手术的目的是松解脊髓和神经根的粘连,防止神经组织受牵拉，避免囊肿破裂，修复软组织缺损。

【处方】

以手术治疗为主，无特殊处方。

【注意事项】

手术应争取在生后1～3个月内实施。如囊壁破溃已有感染或有脑脊液漏者，应积极抗感染，争取创面清洁或接近愈合时再实施手术。

术后患者需俯卧或侧卧位，臀部略抬高，切口敷料上用小沙袋加压，促进切口愈合，防止脑脊液漏。

## 五、蛛网膜囊肿

蛛网膜囊肿亦称软脑膜囊肿，是由于发育期蛛网膜分裂异常导致，属于先天性疾病。

【诊断要点】

1. 好发部位　几乎所有的蛛网膜囊肿均发生于蛛网膜池部位，如侧裂、颞极、CPA区、四叠体池、小脑蚓部、鞍区、大脑半球凸面和斜坡等。

2. 临床表现

(1)颅内压增高症状，如头痛、恶心、呕吐、嗜睡等。

(2)癫痫：可能因囊肿破裂或桥静脉撕裂导致颅内出血所致。

(3)儿童患者可出现颅骨膨出。

(4)占位效应引起的局部症状体征。

(5)鞍上池囊肿还可能因病灶压迫第三脑室引起脑积水，病人也会出现视力障碍，还可引发内分泌症状，包括性早熟。

3. 辅助检查

(1)颅脑CT：表现为边界光滑无钙化的脑实质外囊性肿物，密度类似脑脊液，增强扫描无强化，常可见邻近颅骨膨出变形。大脑凸面或颅中窝囊肿具有占位效应，可压迫同侧脑室，并使中线移位。鞍上池、四叠体池和颅后窝囊肿压迫第三和第四脑室，

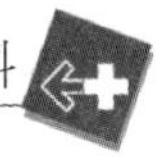

阻塞正中孔或导水管，出现梗阻性脑积水。

(2)MRI：在鉴别蛛网膜囊肿内容物与肿瘤囊液方面优于CT，并可显示囊肿壁。

【治疗要点】

1. 囊肿分流术是治疗该病的方法之一，多使用低压管分流至腹腔，如伴有脑室扩大，可同时行囊肿和脑室分流。此方法并发症少，复发率低，但存在感染的风险。

2. 内镜辅助下囊肿穿透术，易复发，且有一定的并发症。

3. 开颅手术切除囊壁，使囊肿与周围脑池沟通，此法有开颅手术的常见风险，而且并发症较多，可能复发。

【处方】

以手术治疗为主，无特殊处方。

【注意事项】

1. 无占位效应或无症状的蛛网膜囊肿，无论其大小和部位均无需治疗，但应定期随诊复查。

2. 手术治疗应慎重，多用于有症状和有张力的囊肿。

# 第九节　神经功能性疾病

## 一、三叉神经痛

三叉神经痛属于神经根性疼痛，多见于中老年患者，是颜面部的反复发作性抽痛。病因明确者称为继发性三叉神经痛，原因不明者称为原发性三叉神经痛。

【诊断要点】

1. 临床表现

(1)局限于感觉根分布区，多以单侧牙痛或颜面、下颌、鼻旁疼痛起病。

(2)在三叉神经一支或多支的分布区，呈刀割样、电击样或烧灼样剧烈疼痛，突发突止、持续数秒或数分钟后骤停，或伴发同侧流涎、流泪、面肌反射性痉挛。

(3)疼痛区常有扳机点，多因洗脸、刷牙、进食、说话等机械性因素而诱发疼痛发作。

2. 辅助检查　头部CT和磁共振检查可明确病因。磁共振血管成像可发现三叉神经受到周围血管压迫(多为同侧小脑上动脉)。

【治疗要点】

1. 药物治疗：常用的药物有卡马西平、苯妥英钠。

2. 经皮穿刺三叉神经周围支封闭术：使用无水乙醇、甘油或石炭酸阻滞。

3. 经皮穿刺三叉神经根射频毁损术。

4. 经乙状窦后入路三叉神经微血管减压术。

5. 三叉神经感觉根切断术。

【处方】

卡马西平　0.1～0.2g，口服，每天3次

或 苯妥英钠　0.1g，口服，每天3次

【注意事项】

原发性三叉神经痛应首先选择药物治疗。对于不能耐受药物治疗的患者，或不愿进行药物治疗的患者，才考虑进行手术治疗。

## 二、面肌痉挛

面肌痉挛是面神经支配的一侧面部肌肉及眼睑呈不自主反复抽动，无法自控，发作时颜面随意运动受限，常因精神紧张及劳累时加重，入睡时消失，多见于中年女性。

【诊断要点】

1. 临床表现　一侧面部肌肉快速频繁地抽动，每次发作数秒或数分钟，间歇期一切如常，发作严重者可终日不停地连续抽搐。

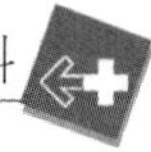

部分病人可有轻度面瘫，但感觉无障碍。

2. 辅助检查

(1)头部CT磁共振扫描可除外颅内器质性病变。

(2)肌电图检查可明确肌肉痉挛的范围及部位。

【治疗要点】

1. 药物治疗：常用的药物有卡马西平。

2. 经乙状窦后入路面神经微血管减压术。

【处方】

卡马西平　0.1～0.2g，口服，每天3次

【注意事项】

面肌痉挛患者应首先选择药物治疗。对于不能耐受药物治疗的患者，或不愿进行药物治疗的患者，才考虑进行手术治疗。

## 三、帕金森病

帕金森病又称震颤麻痹，是发生于中老年以上的中枢神经系统变性疾病，主要病变在黑质和纹状体，是一种以肌肉震颤、强直、运动减少为临床特征的疾病。对原因不明者称为原发性帕金森病或震颤麻痹。有脑炎、脑动脉硬化、脑外伤及中毒等产生的类似临床表现，称帕金森综合征。

【诊断要点】

1. 病史　起病缓慢，进行性加重。

2. 临床表现

(1)震颤：多从一侧上肢的远端开始，然后范围逐渐扩大至同侧的上下肢，手指的节律性震颤形成所谓的搓药丸样动作，但症状在睡眠时消失。

(2)运动缓慢：运动障碍，肌肉强直，以及姿势、平衡、翻正反射等的障碍。病人不能做精细动作，表现为书写困难，越写越小，走路呈碎步，开口困难，生活不能自理，面肌运动减少，形成面具脸。

(3)强直:伸肌与屈肌的肌张力均增高,关节做被动运动时,增高的肌张力始终保持一致,称为铅管样强直。在合并有震颤的情况下,则在伸屈肢体时感到在均匀的阻力上出现断续的停顿,又称为齿轮样肌张力增高或折刀式肌张力增高。

3. 辅助检查　头颅CT和MRI可见脑萎缩等非特异性改变。

【治疗要点】

1. 药物治疗　常用的药物有左旋多巴、金刚烷胺、苯海索等。

2. 手术治疗

(1)基底节神经核团射频毁损术。

(2)脑深部神经核团电极刺激术。

【处方】

左旋多巴　250 mg,口服,每天3次

金刚烷胺　100 mg,口服,每天2次

苯海索　2 mg,口服,每天2次

【注意事项】

手术治疗后仍需常规服用多巴胺类药物治疗,根据患者症状改善的程度,定期随访,调节刺激参数。

# 第2章

# 甲状腺外科

## 一、单纯性甲状腺肿

环境缺碘是引起单纯性甲状腺肿(simple goiter)的主要因素。高原区土壤中的碘盐被冲洗流失,以致饮水和食物中含碘量不足,某些地域(如云贵高原)由于此因素,居民患此病的较多,故又称“地方性甲状腺肿”(endemic goiter)。有些青春发育期、妊娠期或绝经期的妇女,由于对甲状腺素的需要量暂时性增高,也可发生轻度弥漫性甲状腺肿,叫作生理性甲状腺肿。这种甲状腺肿常在成年或妊娠以后自行缩小。

【诊断要点】

1. 体格检查　发现甲状腺肿大或结节比较容易,但临床上更需要判断甲状腺肿及结节的性质,需要仔细收集病史,认真检查,对于居住于高原山区缺碘地带的甲状腺肿病人或家属中有类似病情者常能及时做出地方性甲状腺肿的诊断。

2. 辅助检查　对于结节性甲状腺肿病人还应做放射性核素($^{131}$I或$^{99m}$Tc)显像检查,当发现一侧或双侧甲状腺内有多发性大小不等、功能状况不一的结节(囊性变和增生结节并存)时大多可做出诊断。此外应用B超检查有助于发现甲状腺内囊性、实质性或混合性多发结节的存在。颈部X线检查,除可发现不规则的胸骨后甲状腺肿及钙化的结节,还能确定气管受压、移位及狭窄的有无。性质可疑时,可经细针穿刺细胞学检查以确诊。

【治疗要点】

1. 生理性甲状腺肿,宜多食含碘丰富的食物如海带、紫菜等。

2. 对20岁以下的弥漫性单纯甲状腺肿病人可给予小量甲状腺素,以抑制垂体前叶TSH分泌,缓解甲状腺的增生和肿大。

3. 有以下情况时,应及时施行甲状腺大部切除术:①因气管、食管或喉返神经受压引起临床症状者;②胸骨后甲状腺肿;③巨大甲状腺肿影响生活和工作者;④结节性甲状腺肿继发功能亢进者;⑤结节性甲状腺肿疑有恶变者。

【处方】

对于20岁以下的单纯性甲状腺肿:

甲状腺素片　30～60 mg,口服,每天2次

【注意事项】

注意与甲亢或甲状腺癌鉴别:甲亢表现腺体肿大为弥漫性,两侧对称,常伴有眼球突出,故又称"突眼性甲状腺肿",循环血中甲状腺素异常增多而出现以全身代谢亢进为主要特征的疾病;甲状腺癌表现为甲状腺内发现肿块,质地硬而固定、表面不平是各型癌的共同表现。穿刺活检可证实此病。

## 二、甲状腺功能亢进

甲状腺功能亢进(hyperthyroidism),简称甲亢,是由各种原因引起循环中甲状腺素异常增多而出现以全身代谢亢进为主要特征的疾病总称。按引起甲亢的原因可分为:原发性、继发性和高功能腺瘤三类。①原发性甲亢最常见,是指在甲状腺肿大的同时,出现功能亢进症状。病人年龄多在20—40岁。腺体肿大为弥漫性,两侧对称,常伴有眼球突出,故又称"突眼性甲状腺肿"(exophthalmic goiter)。②继发性甲亢较少见,如继发于结节性甲状腺肿的甲亢,病人先有结节性甲状腺肿多年,以后才出现功能亢进症状。发病年龄多在40岁以上。腺体呈结节状肿大,两侧多不对称,无眼球突出,容易发生心肌损害。③高功能腺瘤,少

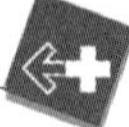

见,甲状腺内有单发的自主性高功能结节,结节周围的甲状腺组织呈萎缩改变。病人无眼球突出。

【诊断要点】

1. 主要依靠临床表现,结合一些特殊检查 甲亢的临床表现包括甲状腺肿大、性情急躁、容易激动、失眠、两手颤动、怕热、多汗、皮肤潮湿、食欲亢进但却消瘦、体重减轻、心悸、脉快有力(脉率常在每分钟100次以上,休息及睡眠时仍快)、脉压增大(主要由于收缩压升高)、内分泌紊乱(如月经失调)以及无力、易疲劳、出现肢体近端肌萎缩等。其中脉率增快及脉压增大尤为重要,常可作为判断病情程度和治疗效果的重要标志。

2. 甲亢常用的特殊检查方法如下

(1)基础代谢率测定:可根据脉压和脉率计算,或用基础代谢率测定器测定。后者较可靠,但前者简便。常用计算公式为:基础代谢率=(脉率+脉压)-111(脉压单位为mmHg)。测定基础代谢率要在完全安静、空腹时进行。正常值为±10%;增高至+20%~30%为轻度甲亢,+30%~60%为中度,+60%以上为重度。

(2)甲状腺摄碘率的测定:正常甲状腺24小时内摄取的$^{131}$I量为人体总量的30%~40%。如果在2小时内甲状腺摄取$^{131}$I量超过人体总量的25%,或在24小时内超过人体总量的50%,且吸$^{131}$I高峰提前出现,均可诊断甲亢。

(3)血清中$T_3$和$T_4$含量的测定:甲亢时,血清$T_3$可高于正常4倍左右,而$T_4$仅为正常的2倍半,因此,$T_3$测定对甲亢的诊断具有较高的敏感性。

【治疗要点】

轻、中度的甲亢可先尝试内科药物治疗。甲状腺大部切除术是目前治疗甲亢比较肯定的方法,手术指征为:①继发性甲亢或高功能腺瘤;②中度以上的原发性甲亢;③腺体较大,伴有压迫症状,或胸骨后甲状腺肿等类型甲亢;④抗甲状腺药物或$^{131}$I治疗后复发者或坚持长期用药有困难者。此外，鉴于甲亢对妊娠可造成不良影响（流产、早产等），而妊娠又可能加重甲亢，因此，妊娠早、中期的甲亢病人凡具有上述指征者，仍应考虑手术治疗。

手术禁忌证为：①青少年患者；②症状较轻者；③老年病人或有严重器质性疾病不能耐受手术者。

【处方】

甲巯咪唑（他巴唑）为常用治疗甲亢药物。

1. 成人常用量：开始剂量一般为一日 30mg，可按病情轻重调节为 15～40mg（3～8 片），一日最大量 60mg，分次口服；病情控制后，逐渐减量，每日维持量按病情需要介于 5～15mg（1～3 片），疗程一般 18～24 个月。

2. 小儿常用量：开始时剂量为每天按体重 0.4mg/kg，分次口服。维持量约减半，按病情决定。

【注意事项】

1. 甲亢术前检查：除全面体格检查和必要的化验检查外，还应包括：①颈部透视或摄片，了解有无气管受压或移位；②详细检查心脏有无扩大、杂音或心律不齐等，并做心电图检查；③喉镜检查，确定声带功能；④测定基础代谢率，了解甲亢程度，选择手术时机。

2. 甲亢术前药物准备：是术前用于降低基础代谢率的重要环节。有两种方法：①可先用硫脲类药物，通过降低甲状腺素的合成，并抑制体内淋巴细胞产生自身抗体从而控制因甲状腺素升高引起的甲亢症状，待甲亢症状得到基本控制后，即改服 2 周碘剂，再进行手术。②开始即用碘剂，2～3 周后甲亢症状得到基本控制（病人情绪稳定，睡眠良好，体重增加，脉率＜90 次/分以下，基础代谢率＜＋20％），便可进行手术。但少数病人，服用碘剂 2 周后，症状减轻不明显，此时，可在继续服用碘剂的同时，加用硫氧嘧啶类药物，直至症状基本控制，停用硫氧嘧啶类药物后，继续单独服用碘剂 1～2 周，再进行手术。

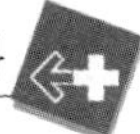

3. 注意术前碘剂的作用，其作用在于抑制蛋白水解酶，减少甲状腺球蛋白的分解，从而抑制甲状腺素的释放，碘剂还能减少甲状腺的血流量，使腺体充血减少，因而缩小变硬。碘剂只抑制甲状腺素释放，而不抑制其合成，因此一旦停服碘剂后，贮存于甲状腺滤泡内的甲状腺球蛋白大量分解，甲亢症状可重新出现，甚至比原来更为严重。因此，凡不准备施行手术者，不要服用碘剂。

## 三、甲状腺炎

### （一）亚急性甲状腺炎

又称 De Quervain 甲状腺炎（thyroiditis）或巨细胞性甲状腺炎。本病常发生于病毒性上呼吸道感染之后，是颈前肿块和甲状腺疼痛的常见原因。病毒感染可能使部分甲状腺滤泡破坏和上皮脱落、胶体外溢引起甲状腺异物反应和多形核白细胞、淋巴及异物巨细胞浸润，并在病变滤泡周围出现巨细胞性肉芽肿是其特征。本病多见于 30－40 岁女性。

【诊断要点】

1. 临床表现：多数表现为甲状腺突然肿胀、发硬、吞咽困难及疼痛，并向患侧耳部放射。常始于甲状腺的一侧，很快向腺体其他部位扩展。病人可有发热，血沉增快。病程约为 3 个月，愈后甲状腺功能多不减退。

2. 诊断前 1～2 周有上呼吸道感染史。病后 1 周内因部分滤泡破坏可表现基础代谢率略高，但甲状腺摄取 $^{131}I$ 量显著降低，这种分离现象和泼尼松实验治疗有效有助于诊断。

【治疗要点】

以激素治疗为主。

【处方】

泼尼松，5 mg，口服，每日 4 次，2 周后减量，全程 1～2 个月，可同时加用甲状腺干制剂，每日 40～80mg。

【注意事项】

除非有明确细菌感染征象，本病一般不用抗生素，抗生素治疗无效。

**(二)慢性淋巴细胞性甲状腺炎**

又称桥本(Hashimoto)甲状腺肿，是一种自身免疫性疾病，也是甲状腺肿合并甲状腺功能减退最常见的原因。由于自身抗体的损害，病变甲状腺组织被大量淋巴细胞、浆细胞和纤维化所取代。血清中可检出抗甲状腺球蛋白抗体、抗甲状腺微粒体抗体及抗甲状腺细胞表面抗体等多种抗体。组织学显示甲状腺滤泡广泛被淋巴细胞和浆细胞浸润，并形成淋巴滤泡及生发中心，本病多为30—50岁女性。

【诊断要点】

1. 临床表现：无痛性弥漫性甲状腺肿，对称，质硬，表面光滑，多伴甲状腺功能减退，较大腺肿可有压迫症状。

2. 诊断：甲状腺肿大、基础代谢率低，甲状腺摄$^{131}$I量减少，结合血清中多种抗甲状腺抗体可帮助诊断。疑难时，可行穿刺活检以确诊。

【治疗要点】

治疗以药物治疗为主，可长期用甲状腺素片治疗，多有疗效。有压迫症状者应行活组织病理检查或手术以排除恶变。

【处方】

左甲状腺钠　100μg，口服，每日1次

【注意事项】

本病最终结果为甲减，所以除非有压迫症状者应行手术，或合并肿瘤者行手术，一般主张药物治疗。

## 四、甲状腺腺瘤

甲状腺腺瘤(thyroid adenoma)是最常见的甲状腺良性肿瘤。按形态学可分为滤泡状和乳头状囊性腺瘤两种。滤泡状腺瘤多

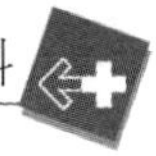

见，周围有完整的包膜，乳头状囊性腺瘤少见，常不易与乳头状腺癌区分，诊断时要注意。本病多见于 40 岁以下的妇女。

【诊断要点】

根据临床表现，颈部出现圆形或椭圆形结节，多为单发。稍硬，表面光滑，无压痛，随吞咽上下移动。大部分病人无任何症状。腺瘤生长缓慢。当乳头状囊性腺瘤因囊壁血管破裂发生囊内出血时，肿瘤可在短期内迅速增大，局部出现胀痛。

【治疗要点】

本病有一定的恶变概率，部分腺瘤为功能性腺瘤，故应手术切除，药物无效。

【处方】

本病无明确药物治疗。

## 五、甲状腺腺癌

甲状腺癌(thyroid carcinoma)是最常见的甲状腺恶性肿瘤，约占全身恶性肿瘤的 1%。除髓样癌外，绝大部分甲状腺癌起源于滤泡上皮细胞。按肿瘤的病理类型可分为以下几种。

1. 乳头状癌，最常见，恶性程度较低，较早便出现颈淋巴结转移，但预后较好。

2. 滤泡状腺癌，肿瘤生长较快属中度恶性，且有侵犯血管倾向，可经血循环转移到肺、肝和骨及中枢神经系统。颈淋巴结侵犯仅占 10%，病人预后不如乳头状癌。

3. 未分化癌少见，早期便有颈淋巴结转移，高度恶性。除侵犯气管和(或)喉返神经或食管外，还能经血供向肺、骨远处转移。预后很差。

4. 髓样癌，来源于滤泡旁降钙素(calcitonin)分泌细胞(C 细胞)，细胞排列呈巢状或囊状，无乳头或滤泡结构，呈未分化状；瘤内有淀粉样物沉积。可兼有颈淋巴结侵犯和血行转移。预后不如乳头状癌，但较未分化癌好。

总之，不同病理类型的甲状腺癌，其生物学特性、临床表现、诊断、治疗及预后均有所不同。

【诊断要点】

诊断主要根据典型临床表现：甲状腺内发现肿块，质地硬而固定、表面不平是各型癌的共同表现。腺体在吞咽时上下移动性小。未分化癌可在短期内出现上述症状，除肿块增长明显外，还伴有侵犯周围组织的特性。晚期可产生声音嘶哑、呼吸、吞咽困难和交感神经受压引起 Horner 综合征及侵犯颈丛出现耳、枕、肩等处疼痛和局部淋巴结及远处器官转移等表现。颈淋巴结转移在未分化癌发生较早。有的病人甲状腺肿块不明显，因发现转移灶而就医时，应想到甲状腺癌的可能。髓样癌病人应排除Ⅱ型多发性内分泌腺瘤综合征（MEN）的可能。对合并家族史和出现腹泻、颜面潮红、低血钙时注意不要漏诊。若甲状腺肿块质硬、固定，颈淋巴结肿大，或有压迫症状者，或存在多年的甲状腺肿块，在短期内迅速增大者，均应怀疑为甲状腺癌。细针穿刺细胞学检查可帮助诊断。此外，血清降钙素测定可协助诊断髓样癌。

【治疗要点】

手术是除未分化癌以外各型甲状腺癌的基本治疗方法，并辅助应用核素、甲状腺激素及放射外照射等治疗。

1. *手术治疗* 甲状腺癌的手术治疗包括甲状腺本身的手术，以及颈淋巴结清扫。甲状腺的切除范围目前仍有分歧，范围最小的为腺叶加峡部切除，最大至甲状腺全切除。近来不少学者认为年龄是划分高危、低危的重要因素，并根据高危、低危分组选择治疗原则。对低危组病人采用腺叶及峡部切除，若切缘无肿瘤，即可达到治疗目的。对高危组病人采取患侧腺叶、对侧次全切除术为宜。也可根据肿瘤的临床特点来选择手术切除范围：①腺叶次全切除术仅适用于诊断为良性疾病，手术后病理诊断为孤立性乳头状微小癌；②腺叶加峡部切除术适用于肿瘤直径＜1.5 cm，明确局限于一叶者；③近全切除术适用于肿瘤直径＞1.5 cm，较广

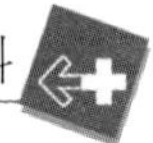

泛的一侧乳头状癌伴有颈淋巴结转移者；④甲状腺全切除术适用于高度侵袭性乳头状、滤泡状癌，明显多灶性，两侧颈淋巴结肿大，肿瘤侵犯周围颈部组织或有远处转移者。颈淋巴结清扫的手术效果固然可以肯定，但病人的生活质量却受到影响。所以目前多数不主张做预防性颈淋巴结清扫，一般对低危组病人，若手术时未触及肿大淋巴结，可不做颈淋巴结清扫。如发现肿大淋巴结，应切除后做快速病理检查，证实为淋巴结转移者，可做中央区颈淋巴结清扫或改良颈淋巴结清扫。前者指清除颈总动脉内侧、甲状腺周围、气管食管沟之间及上纵隔的淋巴结组织。后者指保留胸锁乳突肌、颈内静脉及副神经的颈淋巴结清扫。对高危组病人应做改良颈淋巴结清扫，若病期较晚，颈淋巴结受侵范围广泛者，则应做传统颈淋巴结清扫。

2. *内分泌治疗*　甲状腺癌做次全或全切除者应终身服用甲状腺素片，以预防甲状腺功能减退及抑制 TSH。乳头状腺癌和滤泡状腺癌均有 TSH 受体，TSH 通过其受体能影响甲状腺癌的生长。一般剂量掌握在保持 TSH 低水平，但不引起甲亢。可用干燥甲状腺片，每天 80～120 mg，每日 1 次，也可用左旋甲状腺素，每天 100μg，每日 1 次，并定期测定血浆 $T_3$、$T_4$ 和 TSH，以此调整用药剂量。

3. *放射性核素治疗*　对乳头状腺癌、滤泡状腺癌，术后应用 $^{131}I$ 适合于 45 岁以上病人、多发性癌灶、局部侵袭性肿瘤及存在远处转移者。

4. *放射外照射治疗*　主要用于未分化型甲状腺癌。

【处方】

乳头状腺癌和滤泡状腺癌术后口服干燥甲状腺片，每天 80～120 mg，每日 1 次，也可用左旋甲状腺素，每天 100μg，每日 1 次，并定期测定血浆 $T_3$、$T_4$ 和 TSH，以此调整用药剂量。

【注意事项】

乳头状腺癌和滤泡状腺癌均有 TSH 受体，术后应常规口服甲状腺素行内分泌治疗，髓样癌及未分化癌无 TSH 受体，不必行内分泌治疗，但做次全或全切除者应终身服用甲状腺素片，以预防甲状腺功能减退。

# 第3章

# 乳房外科

## 一、多乳头、多乳房畸形

胚胎期自腋窝至腹股沟连线上，由外胚层的上皮组织发生6～8对乳头状局部增厚，即为乳房始基。出生时除胸前一对外均退化。未退化或退化不全即出现多乳头和(或)多乳房，临床也称副乳。

【诊断要点】

据临床表现胸前除2个正常乳房外，多余乳房、乳头，以及腋下隆起、多余组织一般即可做出诊断。

【治疗要点】

治疗可手术切除，无其他办法。

【处方】

本病无明确药物。

【注意事项】

应注意其所含乳腺组织有发生各种乳房疾病(包括肿瘤)的可能。

## 二、急性乳腺炎

急性乳腺炎(acute mastitis)是乳腺的急性化脓性感染，尤以初产妇更为多见，往往发生在产后3～4周。急性乳腺炎的发病，有以下两方面原因：①乳汁是理想的培养基，乳汁淤积将有利于入侵细菌的生长繁殖。②细菌入侵乳头破损或皲裂,使细菌沿淋巴管入侵是感染的主要途径。细菌也可直接侵入乳管,上行至腺小叶而致感染。多数发生于初产妇,缺乏哺乳的经验。也可发生于断奶时,6个月以后的婴儿已长牙,易致乳头损伤。

【诊断要点】

1. 病史　患者多为初产妇。

2. 症状、体征　病人感觉乳房疼痛、局部红肿、发热。随着炎症发展,病人可有寒战、高热、脉搏加快,常有患侧淋巴结肿大、压痛,局部表现可有个体差异。一般起初呈蜂窝织炎样表现,数天后可形成脓肿,脓肿可以是单房或多房性。脓肿可向外溃破,深部脓肿还可穿至乳房与胸肌间的疏松组织中,形成乳房病人多是产后哺乳的妇女,感染严重者,可并发脓毒症。

3. 辅助检查　血常规提示白细胞计数明显增高,彩超提示乳腺局部包块或脓肿形成。

【治疗要点】

治疗原则是消除感染、排空乳汁。早期呈蜂窝织炎表现时不宜手术,需抗炎治疗,但脓肿形成后应及时切开引流,脓液应做细菌培养及药物敏感试验。

【处方】

抗炎,任选1组

|  |  |  |
|---|---|---|
| 0.9%氯化钠 | 100ml | 静脉滴注,每天2次 |
| 头孢唑林钠 | 2g | |
| 0.9%氯化钠 | 100ml | 静脉滴注,每天2次 |
| 苯唑西林钠 | 2g | |

【注意事项】

1. 根据细菌培养结果指导选用抗菌药,但抗菌药物可被分泌至乳汁,因此如四环素、氨基糖苷类、磺胺药和甲硝唑等药物应避免使用,因其能影响婴儿,而以应用青霉素、头孢菌素为安全。中药治疗可用蒲公英、野菊花等清热解毒药物。

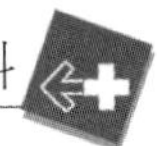

2. 脓肿形成后，主要治疗措施是及时做脓肿切开引流。手术时要有良好的麻醉，为避免损伤乳管而形成乳瘘，应做放射状切开，乳晕下脓肿应沿乳晕边缘做弧形切口，深部脓肿或乳房后脓肿可沿乳房下缘做弧形切口，经乳房后间隙引流。切开后以手指轻轻分离脓肿的多房间隔，以利引流。脓腔较大时，可在脓腔的最低部位另加切口做对口引流。

3. 一般不停止哺乳，因停止哺乳不仅影响婴儿的喂养，且提供了乳汁淤积的机会。但患侧乳房应停止哺乳，并以吸乳器吸尽乳汁，促使乳汁通畅排出，局部热敷以利早期炎症的消散，若感染严重或脓肿引流后并发乳瘘，应停止哺乳。

4. 重在预防。预防关键在于避免乳汁淤积，防止乳头损伤，并保持其清洁。

## 三、乳腺囊性增生病

本病也称慢性囊性乳腺病（乳腺病，mastopathy），是妇女多发病，常见于中年妇女。是乳腺实质的良性增生，其病理形态复杂，增生可发生于腺管周围并伴有大小不等的囊肿形成；或腺管内表现为不同程度的乳头状增生，伴乳管囊性扩张，也有发生于小叶实质者，主要为乳管及腺泡上皮增生。由于本病的临床表现有时与乳腺癌有所混淆，因此正确认识本病十分重要。本病系体内女性激素代谢障碍，尤其是雌、孕激素比例失调，使乳腺实质增生过度和复旧不全。部分乳腺实质成分中女性激素受体的质和量异常，使乳房各部分的增生程度参差不齐。

【诊断要点】

突出的表现是乳房胀痛和肿块，特点是部分病人具有周期性。疼痛与月经周期有关，往往在月经前疼痛加重，月经来潮后减轻或消失，有时整个月经周期都有疼痛。体检发现一侧或双侧乳腺有弥漫性增厚，可局限于乳腺的一部分，也可分散于整个乳腺，肿块呈颗粒状、结节状或片状，大小不一，质韧而不硬，增厚区与周围乳腺组织分界不明显。少数病人可有乳头溢液。本病病程较长,发展缓慢。

【治疗要点】

主要是对症治疗,可用中药或中成药调理,包括疏肝理气,调和冲任及调整卵巢功能。

【处方】

对症中成药物　任选其一

逍遥散　3～9 g,口服,每天3次

小金丸　2 g,口服,每天2次

乳癖消　2粒,口服,每天3次

【注意事项】

1. 本病有无恶变可能尚有争论,但重要的是乳腺癌与本病有同时存在的可能。

2. 局限性乳腺增生病肿块明显时,要与乳腺癌相区别。后者肿块更明确,质地偏硬,与周围乳腺有较明显区别,有时有腋窝淋巴结肿大。

3. 对局部病灶有恶性病变可疑时,应予切除并做快速病理检查。如果有不典型上皮增生,则可结合其他因素决定手术范围,如有对侧乳腺癌或有乳腺癌家族史等高危因素者,以及年龄大,肿块周围乳腺组织增生也较明显者,可做单纯乳房切除术。

## 四、乳房纤维腺瘤

本病产生的原因是小叶内纤维细胞对雌激素的敏感性异常增高,可能与纤维细胞所含雌激素受体的量或质的异常有关。雌激素是本病发生的刺激因子,所以纤维腺瘤发生于卵巢功能期。

【诊断要点】

1. 临床表现　本病是女性常见的乳房肿瘤,高发年龄是20—25岁,其次为15—20岁和25—30岁。好发于乳房外上象限,约75%为单发,少数属多发。除肿块外,病人常无明显自觉症

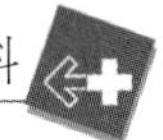

状。肿块增大缓慢，质似硬橡皮球的弹性感，表面光滑，活动度好。月经周期对肿块的大小并无影响。

2. 辅助检查　彩超提示边界清楚的低回声肿块。

【治疗要点】

手术切除是治疗纤维腺瘤唯一有效的方法。由于妊娠可使纤维腺瘤增大，所以在妊娠前或妊娠后发现的纤维腺瘤一般都应手术切除。应将肿瘤连同其包膜整块切除，以周围包裹少量正常乳腺组织为宜，肿块必须常规做病理检查。

【处方】

本病尚无明确药物治疗。

【注意事项】

手术时切口要选择放射状，尽量避免或尽量少损伤乳管，避免影响将来哺乳。

## 五、乳管内乳头状瘤

乳管内乳头状瘤多见于经产妇，40—50 岁为多发。75%病例发生在大乳管近乳头的壶腹部，瘤体很小，带蒂而有绒毛，且有很多壁薄的血管，故易出血。发生于中小乳管的乳头状瘤常位于乳房周围区域。

【诊断要点】

1. 临床特点　一般无自觉症状，常因乳头溢液污染内衣而引起注意，溢液可为血性、暗棕色或黄色液体。肿瘤小，常不能触及，偶有较大的肿块。大乳管乳头状瘤，可在乳晕区叩及直径为数毫米的小结节，多呈圆形、质软、可推动，轻压此肿块，常可从乳头溢出血性液体。

2. 彩超　提示乳腺导管扩张，有时可在扩张导管发现较小肿物

【治疗要点】

以手术为主，药物一般无效。对单发的乳管内乳头状瘤应切

除病变的乳管系统。术前需正确定位，用指压确定溢液的乳管口，插入钝头细针，也可注射亚甲蓝，沿针头或亚甲蓝显色部位做放射状切口，切除该乳管及周围的乳腺组织。常规进行病理检查，如有恶变应施行乳腺癌根治术。对年龄较大、乳管上皮增生活跃或间变者，可行单纯乳房切除术。乳管内乳头状瘤一般属良性，恶变率为6%～8%，尤其对起源于小乳管的乳头状瘤应警惕其恶变的可能。

【处方】

本病尚无明确药物治疗。

【注意事项】

手术切除后，一定要靠近乳头根部结扎乳管，避免乳头溢液再次发生，要尽量保留乳头血管，保证充分血供，避免乳头坏死发生。

## 六、乳房肉瘤

乳房肉瘤(breast sarcoma)是较少见的恶性肿瘤，包括中胚叶结缔组织来源的间质肉瘤、纤维肉瘤、血管肉瘤和淋巴肉瘤等。另外还有一种不同于一般肉瘤的肿瘤，是由良性上皮成分和富于细胞的间质成分组成，因其个体标本上常出现裂隙而称作分叶状肿瘤，按其间质成分、细胞分化的程度可分为良性及恶性。良性者称为分叶状纤维腺瘤，恶性者称作叶状囊肉瘤，其上皮成分可表现为良胜增生，而间质成分则有明显核分裂及异型性。

【诊断要点】

临床上常见于50岁以上的妇女，表现为乳房肿块，体积可较大，但有明显境界，皮肤表面可见扩张静脉。除肿块侵犯胸肌时较固定外，通常与皮肤无粘连而可以推动。腋淋巴结转移很少见，而以肺、纵隔和骨转移为主。

【治疗要点】

以单纯乳房切除即可，但如有胸肌筋膜侵犯时，也应一并

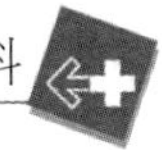

切除。

【处方】

本病放疗或化疗均不敏感，其效果尚难评价，放化疗可以尝试，但要慎重，故不推荐处方。

【注意事项】

1. 因腋淋巴结转移很少见，手术时除非有明确腋窝淋巴结转移证据，否则一般不主张清扫腋窝淋巴结。

2. 肿瘤对放疗或化疗均不敏感，其效果尚难评价，放化疗可以尝试，但要慎重。

## 七、乳腺癌

乳腺癌是女性最常见的恶性肿瘤之一，呈逐年上升趋势。部分大城市报道乳腺癌占女性恶性肿瘤之首位。乳腺癌的病因尚不清楚。乳腺是多种内分泌激素的靶器官，如雌激素、孕激素及泌乳素等，其中雌酮及雌二醇对乳腺癌的发病有直接关系。20 岁前本病少见，20 岁以后发病率迅速上升，45－50 岁较高，绝经后发病率继续上升，可能与年老者雌酮含量提高相关。月经初潮年龄早、绝经年龄晚、不孕及初次足月产的年龄与乳腺癌发病均有关。一级亲属中有乳腺癌病史者，发病危险性是普通人群的 2～3 倍。乳腺良性疾病与乳腺癌的关系尚有争论，多数认为乳腺小叶有上皮高度增生或不典型增生者可能与乳腺癌发病有关。另外，营养过剩、肥胖、脂肪饮食，可加强或延长雌激素对乳腺上皮细胞的刺激，从而增加发病机会。北美、北欧地区乳腺癌发病率约为亚、非、拉美地区的 4 倍，而低发地区居民移居至高发地区后，第二、三代移民的乳腺癌发病率逐渐升高，提示环境因素及生活方式与乳腺癌的发病有一定关系。

病理类型乳腺癌有多种分型方法，目前国内多采用以下病理分型。

1. 非浸润性癌包括导管内癌（癌细胞未突破导管壁基底膜）、

小叶原位癌(癌细胞未突破末梢乳管或腺泡基底膜)及乳头湿疹样乳腺癌(伴发浸润性癌者,不在此列)。此型属早期,预后较好。

2. 早期浸润性癌包括早期浸润性导管癌(癌细胞突破管壁基底膜,开始向间质浸润)、早期浸润性小叶癌(癌细胞突破末梢乳管或腺泡基底膜,开始向间质浸润,但仍局限于小叶内)。此型仍属早期,预后较好。

3. 浸润性特殊癌包括乳头状癌、髓样癌(伴大量淋巴细胞浸润)、小管癌(高分化腺癌)、腺样囊性癌、黏液腺癌、大汗腺样癌、鳞状细胞癌等。此型分化一般较高,预后尚好。

4. 浸润性非特殊癌包括浸润性小叶癌、浸润性导管癌、硬癌、髓样癌(无大量淋巴细胞浸润)、单纯癌、腺癌等。此型一般分化低,预后较上述类型差,且是乳腺癌中最常见的类型,但判断预后尚需结合疾病分期等因素。

5. 其他罕见癌。

【诊断要点】

1. 详细询问病史及临床检查后,大多数乳房肿块可得出诊断。乳腺有明确的肿块时诊断一般不困难,但不能忽视一些早期乳腺癌的体征,如局部乳腺腺体增厚、乳头溢液、乳头糜烂、局部皮肤内陷等。

2. 辅助检查:彩超常提示肿块不规则,无明显边界,呈“蟹足”样,钼靶除提示上述征象外,还可发现簇状钙化。

3. 最终诊断需行病理学,可行细针穿刺细胞学或粗针穿刺组织学。

【治疗要点】

1. *手术治疗*　对病灶仍局限于局部及区域淋巴结的病人,手术治疗是首选。已有远处转移、全身情况差、主要脏器有严重疾病、年老体弱不能耐受手术者属手术禁忌。①乳腺癌根治术:手术应包括整个乳房、胸大肌、胸小肌、腋窝及锁骨下淋巴结的整块切除。②乳腺癌扩大根治术:即在上述清除腋上、腋中、腋下三组

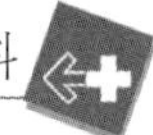

淋巴结的基础上,同时切除胸廓内动、静脉及其周围的淋巴结(即胸骨旁淋巴结)。③乳腺癌改良根治术:有两种术式,一是保留胸大肌,切除胸小肌;二是保留胸大、小肌。前者淋巴结清除范围与根治术相仿,后者不能清除腋上组淋巴结。根据大量病例观察,认为Ⅰ、Ⅱ期乳腺癌应用根治术及改良根治术的生存率无明显差异,且该术式保留了胸肌,术后外观效果较好,目前已成为常用的手术方式。④全乳房切除术:手术范围必须切除整个乳腺,包括腋尾部及胸大肌筋膜。该术式适宜于原位癌、微小癌及年迈体弱不宜做根治术者。⑤保留乳房的乳腺癌切除术:手术包括完整切除肿块及腋淋巴结清扫。适合于临床Ⅰ、Ⅱ期的乳腺癌患者,且乳房有适当体积,术后能保持外观效果者。肿瘤切除后切缘阳性,再次切除后切缘仍阳性者禁忌施行该手术。原发灶切除范围应包括肿瘤、肿瘤周围 1～2 cm 的组织及胸大肌筋膜。确保标本的边缘无肿瘤细胞浸润。⑥前哨淋巴结活检:前哨淋巴结指接受乳腺癌引流的第一枚淋巴结,可采用示踪剂显示后切除活检。根据前哨淋巴结的病理结果预测腋淋巴结是否有肿瘤转移,对腋淋巴结阴性的乳腺癌病人可不做腋淋巴结清扫。该项工作是 20 世纪 90 年代乳腺外科的一个重要进展。前哨淋巴结活检适用于临床腋淋巴结阴性的乳腺癌病人,对临床Ⅰ期的病例其准确性更高。

2. *化学药物治疗*　浸润性乳腺癌伴腋淋巴结转移者是应用辅助化疗的指征。对腋淋巴结阴性者是否应用辅助化疗尚有不同意见。有人认为除原位癌及微小癌(＜1cm)外均用辅助化疗。一般认为腋淋巴结阴性而有高危复发因素者,诸如原发肿瘤直径＞2cm,组织学分类差,雌、孕激素受体阴性,癌基因 HER2 有过度表达者,适宜应用术后辅助化疗。

3. *内分泌治疗*　20 世纪 70 年代发现了雌激素受体(ER),癌肿细胞中 ER 含量高者,称激素依赖性肿瘤,这些病例对内分泌治疗有效。而 ER 含量低者,称激素非依赖性肿瘤,这些病例对内分泌治疗效果差。因此，对手术切除标本做病理检查外，还应测定雌激素受体和孕激素受体(PR)。可帮助选择辅助治疗方案，激素受体阳性的病例优先应用内分泌治疗。受体阴性者优先应用化疗。对判断预后也有一定作用。

4. 放射治疗　是乳腺癌局部治疗的手段之一。在保留乳房的乳腺癌手术后，放射治疗是一项重要组成部分，应于肿块局部广泛切除后给予较高剂量放射治疗。肿块＞5cm 或伴有淋巴结转移者应行放疗。

5. 生物治疗　近年临床上已渐推广使用的曲妥珠单抗注射液，系通过转基因技术制备，对 HER2 过度表达的乳腺癌病人有一定效果，资料显示用于辅助治疗可降低乳腺癌复发率。

【处方】

对于具有化疗指征的可选择以下方案。

1. AC 方案

| | | |
|---|---|---|
| 5%葡萄糖 | 100ml | 静脉滴注，每 21 天 |
| 吡柔比星 | $50mg/m^2$ | |

2. EC 方案

| | | |
|---|---|---|
| 0.9%氯化钠 | 100ml | 静脉滴注，每 21 天 |
| 表柔比星 | $75\sim100mg/m^2$ | |

3. T 方案

| | | |
|---|---|---|
| 5%葡萄糖 | 500ml | 静脉滴注，每 21 天 |
| 紫杉醇 | $135\sim175mg/m^2$ | |

【注意事项】

1. 关于手术方式的选择目前尚有分歧，但没有一个手术方式能适合各种情况的乳腺癌。手术方式的选择还应根据病理分型、疾病分期及辅助治疗的条件而定。对可切除的乳腺癌病人，手术应达到局部及区域淋巴结能最大限度地清除，以提高生存率，然后再考虑外观及功能。对Ⅰ、Ⅱ期乳腺癌可采用乳腺癌改良根治术及保留乳房的乳腺癌切除术。

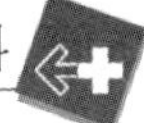

2. 化疗药物中紫杉醇容易发生过敏反应，甚至是过敏性休克，治疗前应用地塞米松、苯海拉明和 $H_2$ 受体拮抗药进行预处理，应先给予紫杉醇预剂量，如预剂量无反应，则再给予剩余总剂量。

3. 化疗总的疗程数不等，应结合患者具体病情，结合患者ER、PR、HER2 等组化指标、肿块大小、淋巴结转移数目等因素进行综合评价决定。

# 第4章

# 胸心外科

## 第一节　胸部损伤

### 一、肋骨骨折

胸部钝性和穿透性创伤造成肋骨连续性的中断，影响胸廓的稳定性、完整性。

【诊断要点】

1. 病史　胸部外伤史。

2. 临床表现

(1)疼痛：是肋骨骨折最显著的症状，可随呼吸、咳嗽加重。

(2)压痛：骨折处明显压痛，有时可触及骨折断端或局部凹陷，或有骨擦音、骨擦感。

(3)胸廓挤压试验：用手前后挤压胸廓，可引起骨折部位剧痛。

3. 辅助检查

(1)X线：胸部照片可观察骨折情况并可了解胸内脏器有无损伤及并发症(气胸、血胸、肺挫伤、纵隔增宽等)。但应注意如骨折无明显移位或骨折在肋骨与肋软骨交界处，可能X线胸片不易显示骨折线，待3～6周后X线复查发现骨痂影。

(2)对疑有肺挫伤患者，CT及MRI对明确肺挫伤的严重程

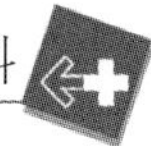

度、范围大小均有帮助，常可发现肺内血肿和肺撕裂伤。

【治疗要点】

1. 一般治疗

(1)多用胸带或胶布固定。

(2)鼓励患者深呼吸及咳嗽、排痰，必要时应给予抗感染、祛痰药或雾化吸入治疗，以减少呼吸系统的并发症。

2. 药物治疗　包括药物止痛、肋间神经阻滞、骨折痛点封闭以及骨折固定等。其中以 1%普鲁卡因或 0.5%丁卡因作骨折部痛点或肋间神经阻滞效果最佳。肋间神经阻滞的范围原则上应包括断端肋上、肋下各一肋间。镇痛、镇静药物，或中药三七片及大活络丹，或伤处贴敷香桂活血膏等。

3. 手术治疗

(1)合并进行性血胸。

(2)大量气胸，呼吸困难明显者。

(3)严重肺挫裂伤。

(4)连枷胸合并其他手术适应证时。

【处方】

1. 布洛芬　0.3g，口服

2. 安定　100mg，肌内注射

【注意事项】

1. 注意疼痛控制。

2. 保持呼吸道的通畅，避免气管内分泌物滞留，预防肺部感染。

## 二、闭合性气胸

由于脏层胸膜裂口随着肺脏萎陷而关闭，停止空气继续进入胸腔，胸内压接近或稍超过大气压。抽气后，胸内压下降，留针 1～2 分钟压力不再上升。

【诊断要点】

1. 病史　无典型病史。

2. 临床表现　胸痛、胸闷、憋气。

3. 辅助检查　胸部X线、CT。

【治疗要点】

1. 一般治疗　保持休息静养。

2. 药物治疗　抗炎预防感染。

3. 手术治疗　胸腔镜下肺大疱切除术。

【处方】

注射用头孢甲肟　2g，每日2次，静脉滴注

【注意事项】

避免造成胸腔内压力升高活动。

## 三、开放性气胸

支气管胸膜瘘持续开放，空气自由进出胸膜腔，胸内压接近大气压，在"0"上下，抽气后压力不变。

【诊断要点】

1. 病史　典型外伤病史。

2. 临床表现　呼吸困难、胸痛、刺激性咳嗽、发绀、血压下降，甚至可表现为呼吸衰竭及休克。

3. 辅助检查　胸部X线、胸部CT。

【治疗要点】

1. 一般治疗　封闭胸部开放性伤口。

2. 药物治疗　抗炎、平喘、化痰、镇痛、输液治疗。

3. 手术治疗　开胸探查。

【处方】

1. 细辛脑氯化钠注射液　16mg，每日1次，雾化吸入

2. 注射用头孢甲肟　2g，每日2次，静脉滴注

3. 双氯芬酸钠盐酸利多卡因注射液　2ml，每日1次，肌内注射

【注意事项】

1. 迅速将开放性气胸转为闭合性气胸。

2. 注意有无胸腔内其他损伤。

## 四、张力性气胸

由于裂孔呈单向活瓣作用，吸气时，空气进入胸膜腔；呼气时，空气滞积于胸膜腔内，胸内压急骤上升，可超过 19.6kPa（200cm$H_2O$）。肺脏大面积受压，呼吸困难，纵隔推向健侧，循环受到障碍。抽气后胸内压下降，片刻又迅速上升为正压。

【诊断要点】

1. 病史　明确的胸部外伤史。

2. 临床表现

(1)主要症状：胸闷、憋气、呼吸困难，循环不稳定；屏气、负重或突然用力时胸痛。

(2)体征：呼吸困难，皮下气肿，胸痛，血压下降，严重者导致休克，出现体循环瘀滞的表现，如颈静脉怒张等。

3. 辅助检查　胸部 X 线、胸部 CT。

【治疗要点】

1. 一般治疗　行胸腔闭式引流术。

2. 药物治疗　抗炎、平喘、化痰。

3. 手术治疗　肺大疱切除术。

【处方】

1. 注射用头孢甲肟　2g，每日 2 次，静脉滴注

2. 细辛脑氯化钠注射液　16mg，每日 1 次，雾化吸入

【注意事项】

迅速胸腔闭式引流，减低胸腔内压力，避免纵隔摆动。

## 五、血胸

胸膜腔积聚血液称血胸，同时积聚血液和空气者称血气胸。

【诊断要点】

1. 病史　典型胸部创伤病史。

2. 临床表现

(1)小量血胸：指胸腔积血在500ml以下，立位X线胸片可见肋膈角变钝，液面不超过膈顶。小量血胸在平卧位X线检查时难以发现，而CT检查可更清楚显示。临床上多无内出血的症状和体征。

(2)中量血胸：指胸腔积血在500～1500ml，X线胸片见积液达肩胛角平面。由于失血引起的血容量减少，心排量降低，患者可出现内出血症状，面色苍白，呼吸困难，脉细而弱，血压下降，检查发现伤侧呼吸运动减弱，下胸部叩诊呈浊音，呼吸音明显减弱。

(3)大量血胸：指胸腔积血在1500ml以上，X线胸片可见胸腔积液超过肺门平面甚至充满整个胸腔。除因大量失血引起血容量迅速减少，产生失血性休克外，尚因大量积血压迫肺使肺萎陷，而引起呼吸、循环功能障碍，患者有较严重的呼吸与循环功能紊乱的表现，休克症状严重。检查可见伤侧呼吸运动减弱，气管向健侧移位，呼吸音明显减弱或消失。

3. 辅助检查　胸部X线、胸部CT、胸部彩超，胸腔穿刺不凝血确诊。

【治疗要点】

1. 一般治疗　卧床、抗炎补液治疗。

2. 药物治疗　止血、升压、扩容。

3. 手术治疗　开胸探查止血。

【处方】

1. 注射用头孢甲肟　2g，每日2次，静脉滴注

2. 注射用白眉蛇毒血凝酶　1kU　静脉注射

【注意事项】

1. 判断胸腔内是否有活动性出血。

2. 警惕迟发性血胸发生。

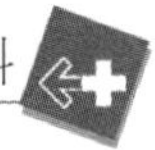

## 六、创伤性窒息

突发钝性闭合性胸部或上腹部挤压致心肺压力增高所造成的上腔静脉末梢损伤的综合征。

【诊断要点】

1. 病史　外伤病史。

2. 临床表现　不同程度呼吸困难，视物模糊等，可有烦躁不安等精神症状，挤压发绀综合征。合并颅内出血时，表现头晕、头胀、躁动不安、兴奋多语，一过性意识障碍。

3. 辅助检查　胸部 X 线、头部 CT、心肌酶。

【治疗要点】

保持呼吸道通畅，纠正休克缺氧，解除支气管痉挛，抗炎，必要时机械通气。镇痛、镇静。

【处方】

1. 甘露醇　250ml，30 分钟内输注完毕。

2. 注射用头孢甲肟　2g，每日 2 次，静脉滴注

3. 双氯芬酸钠盐酸利多卡因注射液　2ml，每日 1 次，肌内注射

【注意事项】

1. 早诊断早治疗。

2. 整体治疗，保护重要脏器。

## 七、肺损伤

胸部创伤引起的闭合性肺损伤和开放性肺损伤。

【诊断要点】

1. 病史　外伤病史。

2. 临床表现　皮肤损伤，皮下淤血或皮下气肿，胸痛、咳嗽、呼吸急促、咳血性泡沫痰，呼吸音减弱，广泛湿啰音，水泡音，心率增快，诱发 ARDS 后可表现为严重缺氧、发绀，呼吸困难，甚至少

尿，昏迷。

3. 辅助检查　胸部CT、胸部X线、血气分析。

【治疗要点】

1. 一般治疗　保持呼吸道通畅。

2. 药物治疗　对症镇痛，抗炎、平喘、化痰、输液治疗。

3. 手术治疗　严重肺损伤手术切除。

【处方】

1. 双氯芬酸钠盐酸利多卡因注射液　2ml，每日1次，肌内注射

2. 注射用头孢甲肟　2g，每日2次，静脉滴注

3. 细辛脑氯化钠注射液　16mg，每日1次，雾化吸入

4. 复方氯化钠注射液　500ml，静脉滴注

【注意事项】

1. 保证呼吸道通畅，预防感染，开始可使用广谱抗生素，后依据细菌敏感度选择合适的抗生素。

2. 必要时可机械辅助通气。

3. 有效处理合并症，如合并气胸或血气胸，需行胸腔闭式引流术，骨性胸廓骨折应予以稳定。

## 八、钝性心脏损伤

心脏钝性闭合伤占胸部伤的10%～25%。但由于常对其缺乏警惕，轻者表现不明显，或被其他损伤所掩盖而致漏诊，有人认为其发生率可能占钝性胸部伤的50%以上。

【诊断要点】

1. 病史　外伤病史多为交通事故。受伤机制有

(1)直接作用：一定强度的单向力量直接作用于心前区造成损伤，或可伴胸骨和肋骨骨折的刺伤。

(2)间接作用：腹部遭受突然挤压，大量血液骤然涌入心脏和大血管，腔内压力剧增，引起破裂性损伤。

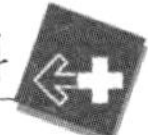

(3)减速作用:高速运动的人体突受减速,因惯性作用,心脏可冲撞于前胸壁或脊柱上,或因不等同的减速而使心脏发生扭转,引起损伤。

(4)挤压作用:心脏被挤压于坚硬的胸骨与脊柱之间而受伤。

(5)爆震作用:冲击波直接作用于心脏所致损伤。临床上,心脏闭合伤常为几种因素联合作用所致。大多数为交通事故伤引起。

2. 临床表现

(1)心包损伤,挫伤或破裂。单纯心包破裂很少见,一般合并于心脏其他部位损伤。

(2)心肌挫伤,从小片心外膜或内膜下出血瘀斑(心肌震荡),直至全层心肌的撕裂、出血、水肿和坏死等。

(3)心脏破裂:大多数发生在受伤即刻,引起大出血或心包填塞;极少数为伤后数日或数周后由于心肌挫伤区的软化、坏死而发生延迟性破裂,在病情相对平稳后突发严重胸痛和心包填塞。

(4)创伤性心内间隔缺损:多为室间隔破裂,发生机制类似于心室破裂,在舒张末期和收缩早期心腔充盈和瓣膜均关闭时突受暴力使心脏压力骤升而引起的间隔撕裂,或心肌挫伤后的软化坏死所致延迟性穿孔。

(5)瓣膜损伤:以主动脉瓣最多,撕裂或穿孔,其次为二尖瓣,常为腱索或乳头肌断裂。原有心脏疾病者,如主动脉瓣二瓣化或马方综合征等,更易遭受损伤。

(6)冠状动脉损伤:多为左冠前降支裂伤。

(7)创伤性室壁瘤:为心肌挫伤后坏死或冠状动脉阻塞引起的真性室壁瘤。心脏闭合伤常有合并伤,如胸骨和肋骨骨折及血气胸等。

3. 辅助检查　心电图,心脏彩超,心肌酶。

【治疗要点】

1. 一般治疗　控制心律失常,预防心衰。

2. 药物治疗　保护心肌药物。

3. 手术治疗　无需。

【处方】

保护心肌药物。

【注意事项】

预防心包填塞的风险。

## 九、穿透性心脏损伤

外伤锐器穿透胸腔造成心脏损伤包括心包损伤,心包内心脏损伤,大血管损伤。

【诊断要点】

1. 病史　典型锐器外伤史。

2. 临床表现　心包填塞,血气胸。

3. 辅助检查　心脏彩超,胸部CT。

【治疗要点】

1. 一般治疗　维持循环稳定。

2. 药物治疗　补液纠正低血压。

3. 手术治疗　急诊开胸探查。

【处方】

复方氯化钠注射液　500ml,静脉滴注

【注意事项】

准确及时判断伤情,尽早开胸探查,解除心包填塞。

## 十、穿透性膈肌损伤

下胸部或上腹部穿透性损伤都可累及膈肌造成穿透性损伤。

【诊断要点】

1. 病史　外伤病史。

2. 临床表现　失血休克表现,血胸,血气胸,腹腔积血,积气,空腔脏器破裂,腹膜刺激征。

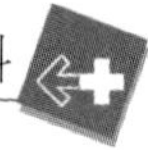

3. 辅助检查　B 超、胸部 CT。

【治疗要点】

1. 一般治疗:对症止血,补充容量纠正休克。

2. 禁食水,留置胃管胃肠减压。

3. 手术治疗:开胸开腹修补探查。

【处方】

1. 复方氯化钠注射液　500ml,静脉滴注

2. 羟乙基淀粉　500ml,静脉滴注

3. 注射用奥美拉唑　40mg,每日 1 次,静脉滴注

【注意事项】

1. 尽早行开胸探查术。

2. 锐器造成的膈肌破裂手术探查时应注意探查有无胃、肠管、脾损伤,避免遗漏。

## 十一、钝性膈肌损伤

多由于膈肌附着的胸廓下部骤然变形或胸腹腔之间压力骤增。

【诊断要点】

1. 病史　交通事故和高空坠落常见病史。

2. 临床表现　血气胸和病人胸腔的腹腔脏器引起肺受压和纵隔移位,导致呼吸困难、伤侧胸部呼吸音降低,叩诊呈浊音或鼓音等。病人胸腔的腹内脏器发生嵌顿与绞窄,可出现腹痛、呕吐、腹胀和腹膜刺激征等消化道梗阻或腹膜炎表现。值得注意的是,膈肌破裂后初期可能不易诊断。

3. 辅助检查　胸部 X 线检查结果均缺乏特异性,CT 检查有助于诊断。由于进入肠道的气体和造影剂可将病人肠襻的部分梗阻转变为完全梗阻,故禁行肠道气钡双重造影检查。

【治疗要点】

1. 一般治疗:禁食、补液、止痛、对症治疗。

2. 禁食水,留置胃管胃肠减压。

3. 手术治疗:开胸探查膈肌修补术。

【处方】

1. 复方氯化钠注射液　500ml,静脉滴注

2. 羟乙基淀粉　500ml,静脉滴注

3. 注射用奥美拉唑　40mg,每日1次,静脉滴注

【注意事项】

1. 尽早行开胸探查术。

2. 膈肌破裂手术探查时应注意探查有无胃、肠管、脾损伤,避免遗漏。

## 第二节　胸壁、胸膜疾病

### 一、漏斗胸

漏斗胸是胸骨、肋软骨及一部分肋骨向脊柱凹陷形成漏斗状的一种畸形,绝大多数漏斗胸的胸骨从第2或第3肋软骨水平开始向后,到剑突稍上一点处为最低点,再返向前形成一船样畸形。两侧或外侧,向内凹陷变形,形成漏斗胸的两侧壁。

【诊断要点】

1. 临床表现　轻者无明显症状,中、重度者压迫心肺出现呼吸循环症状。凹胸、凸腹、颈肩前倾、脊椎侧弯等。

2. 漏斗胸的程度判断标准

$$F_2I=\frac{a\times b\times c}{A\times B\times C}\text{漏斗胸指数}$$

A. 胸骨长度;B. 胸廓横径;C. 胸髓及椎体的最短距离

a. 凹陷纵位;b. 凹陷横径;c. 凹陷深度

$F_2I>0.3$ 为高度;$0.2<F_2I<0.3$ 为中度;$F_2I>0.2$ 为轻度

3. 辅助检查

(1) X线:肋骨后部平直、前部向下方急倾斜下降,侧位胸骨

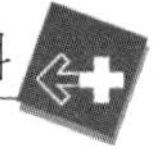

下方明显向后凹陷。重度可接近脊椎前缘,心影向左移位。

(2)CT:对术前胸壁凹陷程度、心肺受压情况及术后改善情况判定十分有效。

(3)心肺功能检查:心肺功能降低。

【治疗要点】

1. 一般治疗:无。

2. 药物治疗:无。

3. 手术治疗:$F_2I>0.2$ 有心肺功能障碍及精神负担较重者应手术治疗,3 岁以前有假漏斗胸,3－10 岁左右做手术为宜。手术分两类:①胸骨翻转法;②胸骨抬举法。

【处方】

1. 细辛脑氯化钠注射液　16mg,每日 1 次,雾化吸入

2. 注射用头孢甲肟　2g,每日 2 次,静脉滴注

【注意事项】

术前行肺功能、血气分析,心电图及超声心动图检查,排除先天性心脏疾病,控制呼吸道感染。

## 二、非特异性肋软骨炎

肋软骨非特异性、非化脓性炎症。

【诊断要点】

1. 病史　无典型病史。

2. 临床表现　局部肋软骨轻度肿大隆起,表面光滑,皮肤正常,局部压痛,胸闷,前胸疼痛,多为钝痛、隐痛,偶有刺样痛,深呼吸、咳嗽时疼痛加剧,反复发作。

3. 辅助检查　无特异检查,胸部 X 线及胸部 CT。

【治疗要点】

1. 一般治疗　对症镇痛治疗。

2. 药物治疗　局部利多卡因、氢化可的松封闭治疗。

3. 手术治疗　长期治疗无效疼痛加重,不能排除肿瘤手术

切除。

【处方】

双氯芬酸钠肠溶片　25mg，口服

【注意事项】

注意应与肋软骨痛、肋间神经痛、带状疱疹、反流性食管炎、冠心病、心绞痛及肝胆系统疾病相鉴别。

## 三、急性脓胸

急性脓胸多继发于肺部感染病灶。当肺炎直接侵犯胸膜或肺脓肿等病灶破溃时，病菌直接进入胸膜腔，则形成脓胸或脓气胸。若有厌氧菌感染则形成腐败性脓胸，脓液含有坏死组织，伴有恶臭气味。

【诊断要点】

1. 病史　胸部创伤和手术后，胸腔内积血积液，细菌污染，异物存留，气管、支气管或消化道与胸膜腔相通，可形成脓胸。邻近器官感染，如肝脓肿、膈脓肿、化脓性心包炎、纵隔脓肿、自发性食管破裂、纵隔畸胎瘤感染破裂和纵隔淋巴结炎等均可引起脓胸。

2. 临床表现

(1)患者常有高热、胸痛、咳嗽、咳痰、气短、食欲缺乏和全身不适等。

(2)合并有支气管胸膜瘘者，可因改变体位而咳嗽，咳出大量脓痰。患者多呈急性病容，可因呼吸困难而不能平卧，甚至发绀。

(3)患侧肋间饱满，呼吸运动度减小，纵隔向健侧移位，语颤减弱，叩诊呈浊音。听诊呼吸音减弱或消失。脓气胸并存，胸廓上部叩诊呈鼓音，下部叩诊呈实音。

3. 辅助检查

(1)X线检查：可见胸腔积液引起的致密影。少量积液时(100～300ml)肋膈角模糊、变钝；中等量以上积液(400～1000ml)时，显示弧形阴影。脓气胸并存时，可见气液平面。全脓胸可见

到肺萎陷及纵隔移向健侧；局限性脓胸常表现为包裹性阴影。

(2)CT扫描：对多房性局限性脓胸的诊断和定位有特殊重要意义。

(3)在X线定位和B超指引下做胸腔穿刺，抽取脓汁做涂片和细菌培养及药敏试验，可确定诊断并指导选用敏感抗生素治疗。

【治疗要点】

1. 一般治疗　全身支持治疗，鼓励患者进食，尤其要多进高热量、高蛋白和高维生素饮食，注意补充电解质。病情危重体质虚弱者，要静脉输入高营养、血浆、白蛋白等，并少量多次输入新鲜血，以纠正贫血，增加抵抗力。

2. 药物治疗　敏感抗生素抗炎治疗。控制感染尽早胸腔穿刺抽取脓液做细菌培养及药物敏感试验，选取敏感有效的抗生素，尽快控制病情。

3. 手术治疗　脓液引流，急性脓胸早期脓液多较稀薄，经胸腔穿刺很容易抽出脓液。遇有病情发展快，积脓多且黏稠，病情危重伴有中毒症状，特别是胸腔穿刺后脓液迅速生成时，要及时行胸腔闭式引流，合并支气管胸膜瘘或食管胸膜瘘的脓胸也应行胸腔闭式引流。

【处方】

注射用头孢甲肟　2g，每日2次，静脉滴注

【注意事项】

1. 急性脓胸发生后应反复穿刺抽取积液，使得肺组织尽快复张。

2. 不主张应用静脉穿刺管代替胸腔闭式引流管。

## 四、胸壁结核

胸壁结核是指胸壁软组织、肋骨或胸骨的结核病变。

【诊断要点】

1. 病史　肺部结核病史及结核性胸膜炎病史。

2. 临床表现

(1)症状：多无明显的全身症状，若原发结核病变处于活动期，患者可有结核感染反应，如低热、盗汗、乏力及消瘦等。胸壁局部有缓慢增大的肿块，多无红肿。如继发混合感染，局部皮肤变薄伴红肿，可有不同程度的疼痛，当自行破溃可形成经久不愈的慢性窦道。

(2)体征：病灶处呈半球形隆起，基底固定，肿块多有波动。有混合感染者触痛明显。如出现窦道，皮肤边缘多呈悬空现象。

3. 辅助检查　胸部X线及胸部CT片可显示出脓肿的阴影，但一般看不到肋骨的破坏征象，病灶处肋骨的切线位片有时可发现骨皮质破坏改变。亦可见胸膜钙化、肋膈角变钝或肺内陈旧结核灶。

【治疗要点】

1. 一般治疗　休息，加强营养。

2. 药物治疗　抗结核治疗。

3. 手术治疗

(1)确诊后择期做病灶清除术。

(2)积极全身抗结核治疗，同时注意休息及加强营养。

(3)如有活动性肺结核、纵隔或肺门淋巴结核，应在病情稳定后再行胸壁结核的手术。

【处方】

2S(E)HRZ/4HR

2S(E)HRZ/4H3R3

2S3(E3)H3R3Z3/4H3R3

2S(E)HRZ/4HRE

2RIFATER/4RIFINAH

【注意事项】

1. 较小的胸壁结核，可进行局部穿刺抽脓，后注入结核药，反复数次。

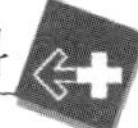

2. 单纯寒性脓肿不应切开引流，较大的胸壁结核或者继发感染的需尽早行胸壁结核病灶清除术。

## 五、胸壁肿瘤

胸壁肿瘤指发生在胸廓骨骼及软组织的肿瘤，不包括皮肤、皮下组织及乳腺肿瘤。胸壁肿瘤分为良性和恶性两大类。恶性肿瘤分为原发性、转移性两类。转移性肿瘤占一半以上，包括远隔器官恶性肿瘤转移和邻近器官组织如肺、胸膜、纵隔、乳腺等恶性肿瘤直接侵犯胸壁。

【诊断要点】

1. 症状　胸壁肿瘤早期可没有症状，60%以上的患者有不同程度的局部疼痛，特别是胸壁恶性肿瘤或转移瘤。恶性肿瘤生长速度常较快，肿瘤坏死可出现局部溃破、感染或出血。晚期肿瘤可出现体重下降、贫血等。

2. 体征　发生在前胸壁或侧胸壁的肿瘤多可触及肿块，在后胸壁的肿瘤早期常不易发现。局部有不同程度压痛。良性生长速度缓慢，而恶性则生长迅速。胸壁晚期恶性肿瘤可出现胸腔积液的体征。

3. 辅助检查　胸部 X 线片及 CT 胸壁软组织肿块影，骨良性肿瘤一般为圆形、椭圆形，瘤区可有点状钙化，受累骨可有皮质变薄、局部膨大，但无骨质破坏。恶性肿瘤主要为侵蚀性骨破坏，可见溶骨或成骨性改变，边缘较毛糙，骨膜可出现层状增生或病理性骨折。

【治疗要点】

1. 一般治疗　无。

2. 药物治疗　无。

3. 手术治疗

(1)原发性胸壁肿瘤的治疗是手术切除肿瘤；恶性肿瘤应广泛切除，用自体肌肉组织或生物、人工材料重建胸壁缺损。

(2)胸壁转移瘤如原发肿瘤已切除,或肿瘤发生坏死,溃疡也可手术切除,在一定程度上有利于改善生活质量和提高疗效。

(3)胸壁恶性肿瘤或转移瘤,术后应辅助放疗或化疗。

【注意事项】

注意区别胸壁肿瘤与胸膜肿瘤。

## 六、胸膜肿瘤

胸膜间皮瘤按其病理与临床转归特征又分为恶性间皮细胞瘤与良性间皮细胞瘤,恶性间皮细胞瘤起于胸膜腔间皮细胞,预后不佳,而良性间皮细胞瘤预后较好。

【诊断要点】

1. 病史　恶性间皮细胞瘤一般分为局限性恶性间皮细胞瘤和弥漫性恶性间皮细胞瘤两种。既往石棉接触史中、老年人出现持续胸痛、气短且有渗出性胸腔积液的患者均应考虑恶性间皮细胞瘤的可能。

2. 临床表现　胸闷、憋气、胸痛。

3. 辅助检查

(1)X线:胸部X线所见多有胸腔积液,且常可占据胸腔的50%,遮盖胸膜肿瘤阴影,大约1/3的患者在对侧胸腔能发现胸膜斑块。随病情发展肿瘤包绕肺脏产生多房性胸腔积液,纵隔移向胸腔积液侧。当疾病后期可见纵隔加宽、心影增大(肿瘤累及心包膜)、肋骨或软组织遭受破坏。

(2) CT:扫描可见到胸膜增厚,不规则多为结节状,在肺基底部最显著。此点可与其他原因引起的胸膜增厚鉴别。主叶间裂有双重胸膜纤维化或积液,显得增厚更加显著,若肿瘤发展到叶间胸膜也可见到结节状改变。若在近纵隔侧肺边缘部不规则呈结节状可能表示肿瘤已侵犯到纵隔。

(3)胸腔积液或胸膜活检:间皮瘤引起的胸腔积液约半数为草黄色或血性。胸腔积液为渗出液,多有葡萄糖含量降低及pH

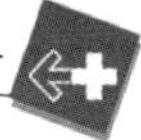

减低，因含有大量透明质酸而变得较黏稠。从组织学方面将恶性间皮细胞瘤分为上皮型、间皮型及混合型三类。上皮细胞可以是各式各样，但最多见为骰状(cuboidal)，大小相等，带有空泡状核约占 54%；间皮型类似一种梭形细胞肉瘤，细胞呈梭形，平行排列，并有卵圆形或椭圆形核，核仁生长良好，约占 21%；混合型显示兼有上皮和间皮型两种特点，约占 25%；部分病例的诊断最后仍需建立在开胸进行大块胸膜活检上。

【治疗要点】

1. *一般治疗*　呼吸困难是间皮瘤患者感到最为痛苦的症状，治疗性胸腔穿刺可以使呼吸困难症状缓解；恶性间皮细胞瘤的另一种常见症状为胸痛，可能是由于肿瘤侵犯胸壁所致，此种症状局部放疗可能有效，若疗效不满意需给予镇痛药。

2. *药物治疗*

(1)化疗：培美曲塞(alimta)被认为是目前治疗恶性胸膜间皮瘤最有效的药物，其他药物如阿霉素、环磷酰胺、氟尿嘧啶、丙卡巴肼(procarzine)对恶性间皮细胞瘤亦有一定疗效。

(2)放疗：放射治疗对恶性间皮细胞瘤效果不满意。

3. *手术治疗*　外科手术治疗仅适于 60 岁以下和Ⅰ期上皮型肿瘤的患者，并主张对手术中未被完全切除的部分肿瘤在术后应合并高剂量放疗和全身化疗。

【处方】

顺铂($75mg/m_2$)＋培美曲塞($500mg/m_2$)，3 周一次，化疗过程中注意顺铂的水化，必要时可给予呋塞米利尿，同时口服叶酸、地塞米松片及肌内注射维生素 $B_{12}$ 注射液。

【注意事项】

1. 恶性间皮瘤的诊断中注意患者有无石棉接触史。

2. 应注意肺内肿瘤与胸膜肿瘤的鉴别。

# 第三节　肺部疾病

## 一、肺大疱

由于肺泡组织破坏引起的肺实质内充满气体的空腔，其内有纤维壁和残余肺泡间隔构成分隔。

【诊断要点】

1. 病史　无。

2. 临床表现　可并发自发性气胸，反复感染，咯血胸痛，呼吸困难。

3. 辅助检查　胸部正侧位 X 片，胸部 CT。

【治疗要点】

1. 一般治疗　无。

2. 药物治疗　无。

3. 手术治疗　手术切除。

【处方】

1. 细辛脑氯化钠注射液　16mg，每日 1 次，雾化吸入

2. 注射用头孢甲肟　2g，每日 2 次，静脉滴注

【注意事项】

如患者无明显手术禁忌均应尽早行手术治疗。

## 二、支气管扩张症

支气管扩张症指直径＞2mm 的支气管由于管壁的肌肉和弹性组织破坏引起的慢性异常扩张。

【诊断要点】

1. 病史　婴幼儿麻疹、百日咳、支气管肺炎等感染，肺结核纤维组织增生和收缩牵引，支气管曲菌感染损伤支气管壁，可见支气管近端的扩张。

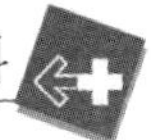

2. 临床表现　慢性咳嗽，咳大量脓痰和反复咯血，反复肺感染，慢性中毒症状。患者多有童年麻疹、百日咳或支气管肺炎等病史。

3. 辅助检查　胸部X线，胸部CT，支气管碘油造影。

【治疗要点】

1. 一般治疗　预防感冒增强体质。

2. 药物治疗　抗炎、平喘、化痰。

3. 手术治疗

(1)支扩为局限性，充分的内科治疗仍顽固反复发作者。

(2)大出血来自于增生的支气管动脉、经内科保守治疗不能缓解反复大咯血时，病变局限者；否则采用支气管动脉栓塞术治疗。

(3)肺移植：采取了所有治疗仍效果不好。

【处方】

1. 注射用头孢甲肟　2g，每日2次，静脉滴注

2. 支气管扩张药

【注意事项】

在手术切除支气管扩张的肺组织时应小心游离解剖，注意有无肺内型肺隔离症引起的支气管扩张。

## 三、肺结核

肺部的结核菌感染。

【诊断要点】

1. 病史　结核患者接触史。

2. 临床表现　顽固性咳嗽、咳痰，体重下降，反复咯血或痰中带血，午后低热盗汗。

3. 辅助检查　血沉，血结核抗体，痰查结核菌，PPD试验，检测全血/外周血单核细胞在结核菌特异性抗原刺激下释放γ-干扰素的水平，用于诊断潜伏性结核分枝杆菌感染及结核病，胸部X

线,胸部CT。

【治疗要点】

1. 一般治疗　休息,加强营养。

2. 药物治疗　一线药物为异烟肼(INH)、利福平(RFP)、吡嗪酰胺(PZA)、链霉素(SM)、乙胺丁醇(EMB),其中除乙胺丁醇外均是杀菌药,是治疗的首选。

3. 手术治疗　经正规抗结核治疗9～12个月,痰菌仍阳性的干酪病灶、厚壁空洞。单侧肺损毁、支气管结核管腔狭窄伴远端不张或肺化脓症。慢性结核性脓胸、支气管胸膜瘘内科治疗无效反复多量咯血不能控制等。

【处方】

(对以下方案进行详述)

2S(E)HRZ/4HR

2S(E)HRZ/4H3R3

2S3(E3)H3R3Z3/4H3R3

2S(E)HRZ/4HRE

2RIFATER/4RIFINAH

【注意事项】

1. 对于手术治疗肺结核的患者,应注意术后发生支气管胸膜瘘的可能。

2. 在患者术后,应行至少6个月的抗结核治疗,可减少结核播散等并发症。

## 四、肺棘球蚴病

肺棘球蚴病(包虫囊肿病)是全身性寄生虫病,是由细粒棘球绦虫(犬绦虫)幼虫(棘球蚴)在肺内寄生所致的囊肿性疾病。

【诊断要点】

1. 病史　一种人畜共患的疾病,流行于高原和气候寒冷的牧区和半牧区。

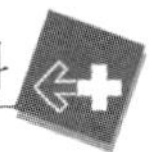

2. 临床表现　肺棘球蚴病的潜伏期很长，常于感染后 5 年左右发病，有的长达 20 年，甚至 30 年以上。早期患者一般无明显症状，多于常规体检时发现。多数患者感染后至囊肿逐渐长大引起压迫或并发炎症时，可出现咳嗽、咳痰、胸痛、咯血等症状。囊肿破裂并与支气管相通时，咳粉皮样痰，具有特征性。巨大囊肿或囊肿位于肺门附近时，则引起呼吸困难。肺尖部囊肿可压迫臂丛和颈交感神经而引起患侧肩臂疼痛等症状。部分患者有全身中毒和过敏症状，包括发热、乏力、食欲缺乏、荨麻疹、哮喘等。患者多数无明显阳性体征。较大囊肿可引起胸廓畸形，多见于少年儿童。可有呼吸运动减弱和呼吸音降低；部分病人可压迫上腔静脉和锁骨下静脉，而导致相应的浅表静脉怒张和上臂水肿等。少数病例有杵状指、肺功能损害、肝脏肿大、黄疸。

3. 辅助检查　实验室检查。

(1)嗜酸性细胞增多症：无特异性。

(2)嗜酸性粒细胞过敏试验：有临床意义。方法为皮下注射 0.3ml 包虫囊液 30 分钟后抽血，若嗜酸性血细胞计数一过性减少(比注射包虫囊液前降低 0.1 以上)为阳性。

(3)间接血凝法试验(IHA) 特异性较高，阳性率可达 80%，多用于标本的普查、筛选。

(4)包虫囊液皮内试验(Cosoni 试验) 其阳性率可达 90%～95%。

(5)补体结合试验：其阳生率可达 70%～90%，此法的诊断价值较小，但对判断疗效有帮助。如手术 1 年后补体结合试验仍呈阳性，提示体内仍有包虫囊肿存留。

(6)对流免疫电泳(EIED)：用于对所有标本普查、筛选。

(7)乳胶凝集试验(LA)。

(8)酶联免疫吸附试验(EICB)。

(9)斑点酶联免疫吸附试验(BOT-EICB) 为确诊性检查手段。

【治疗要点】

1. 一般治疗　积极抗感染治疗，待全身情况稳定后行手术治疗。

2. 药物治疗　甲苯达唑、阿苯达唑。

3. 手术治疗　手术内囊拨出或肺叶切除。

【处方】

1. 甲苯达唑　每天30mg/kg，分3次口服，疗程3～6个月

2. 阿苯达唑　每天10～18mg/kg，30天为一疗程，间隔半月重复，4疗程

【注意事项】

1. 较大的囊肿有可能在麻醉诱导插管过程中造成囊腔破裂。

2. 对于既往有胸腔或者肺部病变且胸膜广泛粘连，包虫囊肿纤维囊钙化较重者，仍需行经典开胸手术处理。

## 五、侵袭性肺部真菌感染

侵袭性肺部真菌感染是不包括真菌寄生和过敏所致的支气管肺部真菌感染，分为原发性和继发性两种类型。引起IPFI常见的真菌主要是念珠菌属、曲霉属、隐球菌属、接合菌（主要指毛霉）和肺孢子菌等。

【诊断要点】

1. 病史　造血干细胞移植（HSCT）、实体器官移植的广泛开展，高强度免疫抑制药和大剂量化疗药物的应用及各种导管的体内介入、留置等，临床上侵袭性肺部真菌感染（IPFI）的发病率明显上升。

2. 临床表现　咳嗽、咳棕黄色痰、发热、咳血、体格消瘦。

3. 辅助检查

(1)微生物学检查

①合格痰液经直接镜检发现菌丝，真菌培养2次阳性（包括曲霉属、镰刀霉属、接合菌）。

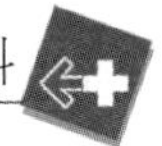

②支气管肺泡灌洗液经直接镜检发现菌丝，真菌培养阳性。

③合格痰液或支气管肺泡灌洗液直接镜检或培养新生隐球菌阳性。

④支气管肺泡灌洗液或痰液中发现肺孢子菌包囊、滋养体或囊内小体。

⑤血液标本曲霉菌半乳甘露聚糖抗原（简称 GM）（ELISA）检测连续 2 次阳性。

⑥血液标本真菌细胞壁成分 1，3-β-D 葡聚糖（G 试验）连续 2 次阳性。

⑦血液、胸液标本隐球菌抗原阳性。

（2）血液标本真菌抗体测定：作为疾病动态监测指标有临床意义，但不能用于早期诊断。血液标本各种真菌 PCR 测定方法，包括二步法、巢式和实时 PCR 技术，虽然灵敏度高，但容易污染，其临床诊断价值有待进一步研究。

（3）影像学检查：胸部 X 线，胸部 CT。

【治疗要点】

1. *一般治疗*　有宿主因素特别是 HSCT 者，防止曲霉孢子经呼吸道吸入是预防 IPFI 的重要环节。未发病时应注意保护环境（有条件时应入住层流室），及时处理漏水、溢水，湿式清洁病房，不用布饰家具与地毯，不布置花卉与观赏植物。当院内有建筑施工或患者离开保护性环境时，应佩戴高保护性口罩。一旦有 IPFI 发病时应加强监测，评价和改进保护性环境，消毒污染物包括房间墙壁，清除感染原。除非出现医院感染暴发流行病例，不主张使用抗真菌药物预防。

2. *药物治疗*

（1）支气管-肺念珠菌病：白念珠菌感染应用氟康唑，参考病情严重程度确定剂量。亦可选择伊曲康唑、两性霉素 B（或含脂制剂）、卡泊芬净（中国食品药品监督管理局尚未批准其用于念珠菌治疗）、伏立康唑。目前非白念珠菌对氟康唑的耐药率有上升趋势，实验室在培养分离出念珠菌后应鉴定出菌种。各种念珠菌感染治疗用药、疗程视治疗反应而定，要求肺部病灶基本吸收方能停药。

（2）侵袭性肺曲霉病：传统治疗为两性霉素 B(或含脂制剂)。但目前通常选用伊曲康唑治疗，危重患者亦可选择伏立康唑或卡泊芬净。必要时可联合 2 种不同类型的抗真菌药物治疗。

（3）肺隐球菌病：播散型肺隐球菌病或病变虽然局限，但宿主存在免疫损害时，推荐两性霉素 B 联合氟胞嘧啶或氟康唑治疗，疗程 8 周至 6 个月，轻症患者可用两性霉素 B 或氟康唑 400 mg，每天 1 次，持续 8～10 周。不伴脑膜炎的非艾滋病患者可选择伊曲康唑口服液每天 400 mg，疗程视病情适当延长。

（4）肺毛霉病：目前唯一有效的治疗是两性霉素 B 联合氟胞嘧啶。控制和治疗基础疾病特别是糖尿病酸中毒和中性粒细胞减少对肺毛霉病的治疗十分重要。对于肺部局限性病变者，如能承受手术，可行外科手术治疗。

(5)肺孢子菌肺炎

①急性重症患者（呼吸空气时 $PaO_2 \leqslant 70$ mmHg）。SMZ-TMP：按 SMZ[75 mg/(kg · d)]＋TMP[15 mg/(kg · d)]静脉滴注，分 2 次给药，每次滴注 6～8 小时，疗程 21 天。SMZ-TMP 给药前 15～30 分钟开始使用糖皮质激素，可口服泼尼松 40 mg，每天 2 次，连用 5 天，随后每天 40 mg 连用 5 天，然后每天 20 mg 连用 11 天，或等效剂量静脉激素制剂。另选方案为：泼尼松＋克林霉素（600 mg，每 8 小时静滴 1 次）＋伯氨喹（含基质）每天 30 mg×21 天，口服（注意伯氨喹溶血不良反应）；或喷他脒[4 mg/(kg · d)] 静脉滴注×21 天。

②非急性轻中症患者（呼吸空气时 $PaO_2 > 70$ mmHg）：SMZ-TMP 2 片，每 8 小时口服 1 次，连用 21 天；或氨苯砜 100 mg 每天 1 次顿服 ＋ TMP 15 mg/kg，分 3 次口服，连用 21 天。另选方案为：克林霉素 300～450 mg，每 6 小时口服 1 次＋伯氨喹（含基质）每天 15 mg，口服，连用 21 天。

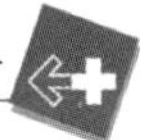

3. 手术治疗 肺部局限性病变者，如能承受手术，可行外科手术治疗。

【处方】

1. 氟康唑 每次剂量0.4g，维持剂量为每次0.2g，每日1次，口服或静脉滴注。

2. 伊曲康唑 首次剂量每次0.2g，每日2次，2天后每日0.2g，口服或静点均可。

3. 伏立康唑 体重＜40kg者，每次0.1g，12小时一次；体重＞40kg者，每次0.2g，12小时一次，口服或静脉滴注。

【注意事项】

患者术前术后均需应用抗真菌药物。

## 六、肺癌

肺部原发恶性肿瘤。肺癌的发病率及死亡率随着工业化的加快正在迅速上升，尤以工业发达国家为甚。肺癌已经成为男性癌症第一位，在女性中位居乳腺癌之后，居第二位，已经成为人类癌症的主要杀手。

【诊断要点】

1. 病史 吸烟史。

2. 临床表现 咳嗽、咯血，胸闷胸痛，气促，发热，食欲不佳，体重下降，副肿瘤综合征，杵状指。

3. 辅助检查 胸部X线，胸部CT，PET-CT，支气管镜。

【治疗要点】

1. 一般治疗 加强营养，增强免疫力。

2. 药物治疗 抗肿瘤药物。

3. 手术治疗 肺叶切除，肺部分切除，全肺切除。

【处方】

1. 回生口服液 10ml，每日2次

2. 斑蝥酸钠维生素注射液 20ml，每日1次

【注意事项】

1. 在肺癌的治疗过程中，应注意与结核球、浸润型肺结核、炎性假瘤、硬化性血管瘤、曲霉菌球相鉴别。

2. 对于肺内孤立性病变者，可观察其两年内病灶有无增大及病灶内是否可见良性钙化等特征。

## 七、支气管腺瘤

支气管腺瘤(bronchial adenoma)为良性肿瘤，新的分类将支气管腺瘤划归为低度恶性肿瘤，有恶变的倾向。

【诊断要点】

1. 临床表现　咳嗽咯血，呼吸困难，上呼吸道梗阻，复发性肺炎，声音嘶哑。

2. 辅助检查　胸部 X 线，气管镜，胸部 CT。

【治疗要点】

1. 一般治疗　对症治疗，吸氧，镇咳，止血。

2. 药物治疗　平喘，化痰，抗炎治疗。

3. 手术治疗　手术切除为根治疗法。除非手术前已获得病理诊断，一般应在手术时先做肿瘤冰冻切片检查，明确诊断后，做肺段切除，尽可能保留正常肺组织。手术切除效果佳。若已有淋巴结转移，亦可切除。多数患者预后好。即使有机体其他器官转移者，存活时间也相对较长。

【处方】

1. 细辛脑氯化钠注射液　16mg，每日 1 次，雾化吸入

2. 注射用头孢甲肟　2g，每日 2 次，静脉滴注

【注意事项】

应注意与其他肺部肿瘤相鉴别。

## 八、肺或支气管良性肿瘤

【诊断要点】

1. 病史　无典型病史。

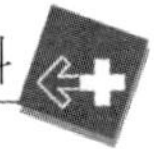

2. 临床表现　咳嗽,气短,喘息,咯血,胸痛。

3. 辅助检查　胸部 X 线,胸部 CT。

【治疗要点】

手术切除病灶或肺叶切除。

【处方】

布地奈德混悬液　1ml,雾化吸入

【注意事项】

1. 对于病灶较大,保守治疗长期不能吸收的良性肿瘤,也可行手术治疗。

2. 应注意与肺或支气管恶性肿瘤相鉴别。

## 九、肺转移性肿瘤

【诊断要点】

1. 病史　原发恶性肿瘤病灶。

2. 临床表现　肺部肿瘤表现,胸闷憋气,咳嗽咳痰,咯血等。

3. 辅助检查　胸部 X 线,胸部 CT。

【治疗要点】

1. 一般治疗　治疗原发病灶。

2. 药物治疗　针对原发病治疗。

3. 手术治疗　部分可手术切除原发灶。准备行肺转移性肿瘤切除术时,需符合以下标准。①患者耐受开胸手术;②手术切除转移病灶后能够保留足够的肺功能;③原发肿瘤已经得到有效控制;④身体其他脏器无转移性病变。肺转移瘤切除的手术以剔除术为主,病灶切除时使肺膨胀,尽可能保留肺组织,保证足够的边缘,应避免肺叶或全肺切除术。

(1)胸骨正中切开术:胸骨正中切口常被用于肺转移瘤切除术。优点是通过一个切口行双侧胸腔探查,疼痛轻;缺点是靠近肺门后中份病灶,左肺下叶显露差。胸骨正中切口可以一期完成双侧胸腔的探查和切除术。胸骨放疗后伤口愈合差,是胸骨正中切开术的绝对禁忌证。相对禁忌证包括过度肥胖和胸壁受侵。应使用气管内双腔插管，分别让肺萎陷，用手触摸发现并切除转移瘤。楔形切除转移瘤时，可以使肺复张，以最大限度地保留功能肺组织。可以实施左肺下叶切除术，但心脏的遮挡增加了操作难度。通过悬吊心包，旋转手术床，改进左肺下叶的显露。也可以在萎陷肺下填棉垫，抬高左肺下叶，或使用乳内动脉撑开器。常见并发症包括呼吸功能不全、纤维支气管镜吸痰、再次手术、出血、脓胸、伤口感染、膈神经麻痹、喉返神经麻痹。

(2)胸廓切开术：优点是入路熟悉，显露好；缺点是只能显露一侧胸腔，常需要切断肌肉，疼痛明显，很少同期实施双侧开胸术；相反，双侧胸腔探查多须分期手术。另外，近年来横断胸骨双侧胸廓切开术，单侧胸廓切开术伴部分或完全胸骨正中切开用于肺转移瘤切除。在此切口下可以行双侧胸腔探查，改进下叶显露，便于探查纵隔病变及胸腔的情况。该切口牺牲了乳内动脉，可能增加痛苦。常见并发症包括出血、纤维支气管镜吸痰、再次手术、支气管胸膜瘘、膈神经麻痹、伤口感染。

(3)胸腔镜手术(VATS)：目前VATS仍然是诊断、分期和治疗孤立性肺结节，包括肺转移瘤的常用术式。由于肺转移瘤位于外周或胸膜下，适用于VATS。VATS的优点是胸膜表面显示清楚、疼痛轻、不适感少，住院时间短和恢复快。并发症很少，包括肺不张、肺炎、肺漏气持续1周以上和未能完全切除病灶，如切缘有癌或转移瘤取出时的胸膜种植。不足之处是不能看见肺实质内的转移瘤，不能双手触摸肺，无法发现从肺表面不能看见的或CT未能查出的病变，增加操作距离，可能增加住院费用。VATS作为诊断和(或)治疗手段已用来辅助胸骨正中切开术。由于能改进心脏后左肺下叶的显露，因此VATS最适用于诊断转移瘤，改进胸骨正中切开术的显露，或明确转移范围。

【处方】

1. 细辛脑氯化钠注射液　16mg，每日1次，雾化吸入

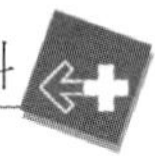

2. 注射用头孢甲肟　2g，每日2次，静脉滴注

【注意事项】

1. 早中期的肺转移瘤病人，其消化系统功能是健全的，在临床诊断后，应抓紧时间给机体补充营养，以提高身体素质，增强抵抗力，防止或延缓恶病质的出现。

2. 肺癌晚期的病人会有焦虑、恐惧、悲伤等心理，也常出现冷漠、孤独，我们要有高度的同情心和责任心，努力为患者创造一个温暖和谐的休养环境，安置于单人病房，语言亲切，态度诚恳，鼓励病人说出自己的心理感受，及时开导，主动向患者介绍病情好转的信息。

# 第四节　食管疾病

## 一、食管癌

我国是食管癌高发国家，每年死于食管癌者超过19万人，居我国恶性肿瘤死亡第四位。早期食管癌诊断滞后，死亡率居高不下，确诊时80%病例为中晚期，主要依靠放疗和放疗与其他学科综合治疗，预后较差，世界各国食管癌放疗的5年生存率为10%，近40年来无明显的提高。

发病年龄以高年龄为主，60－64岁组最高，其次为56－59岁，70岁以后逐渐下降。死亡年龄以50－69岁为最高(占60%以上)。

种族和民族因素，我国新疆是食管癌高发区，哈萨克族居民的食管癌发生率最高(33.90/10万)，其次是蒙古族、维吾尔族、汉族，以苗族为最低1.09/10万，可能与不同民族的生活习惯和遗传易感因素有关。

吸烟和饮酒，长期吸烟和饮酒与食管癌的发生有关。吸烟量多者食管癌发病率比基本不吸烟者高7倍，大量饮酒者比基本不饮酒者食管癌发病率高50倍。

长期食用粗、硬食物和进食过快、过烫，易引起食管黏膜的机械性及物理性的刺激与损伤，反复损伤可以造成黏膜上皮增生、间变，最后导致癌变。同时食管慢性损伤为致癌物质进入创造条件，从而促使癌的发生。各种原因引起的经久不愈的食管炎，可能是食管癌的前期病变，尤其伴有食管黏膜上皮细胞间变或不典型增生者，癌变的危险性更大。

亚硝胺类化合物是一种很强的致癌物，已知有十几种亚硝胺能引起动物的食管癌。这类化合物主要包括亚硝胺和亚硝酸胺两大类。

霉菌毒素，研究发现食管癌高发区粮食中霉菌污染情况比低发区高2～15倍，因此，霉菌毒素在食管癌的病因中起重要作用。

国内外资料显示，中胸段食管癌最多，占50%左右，下胸段次之（30%），接下就是上胸段（14%）和颈段（6%）。

食管癌中95%为鳞状细胞癌，少数为腺癌或肉瘤。

早期食管癌的病理形态：食管恶性肿瘤绝大多数发生于食管黏膜上皮，将早期食管癌分成4个类型。

1. 隐伏型，镜下为原位癌，是食管癌最早期镜下表现。

2. 糜烂型，病变黏膜轻度糜烂或凸凹不平呈不规则地图样，与正常组织分界清楚，呈颗粒状。

3. 斑块型，镜下表现为早期浸润癌，癌细胞浸入黏膜肌层或进入黏膜下层。

4. 乳头状型或隆起型，大体标本可见肿瘤呈外生长，结节状隆起或乳头状突入管腔，基底有根蒂，与周围正常黏膜分界清楚。

中晚期食管癌的病理形态主要表现为黏膜肌层或外膜的侵入。

【诊断要点】

1. 临床表现

(1)早期食管癌症状：早期无明显症状或仅有轻度胸骨后不

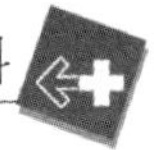

适、食管烧灼感或疼痛，偶尔而有局部异物感，有时吞咽食物产生轻度梗阻感，下段食管癌可引起上腹部不适、呃逆等症状。

（2）中晚期食管癌症状

①进行性吞咽困难：是食管癌的典型症状，起初常是进粗食或干粮后梗阻感，呈间歇性。随着病情的发展，梗阻症状呈进行性加重，并且表现为持续性。其程度与病理类型有关，缩窄型和髓质型更为严重。

②持续性胸背疼痛：提示食管癌有外侵。

③声音嘶哑：提示纵隔淋巴结转移或肿瘤直接侵犯喉返神经。

④食管穿孔的症状：可出现呛咳，尤其在进流质饮食时更为明显，严重则引起大出血。

⑤出血：晚期病人由于肿瘤侵犯血管或穿透性溃疡使血管破裂，表现为呕血或黑粪。

⑥消瘦、脱水：晚期病人可出现恶液质等临床表现。

⑦转移引起的各种症状。

2. 辅助检查

（1）食管X线钡剂检查：食管癌必须做食管X线钡剂检查，着重观察病灶部位、长度、充盈缺损、狭窄、溃疡、穿孔、轴向改变，外侵征象和食管动力学改变。食管X线钡剂检查对早期食管癌尤其局限于黏膜层病变优于CT/MRI，对溃疡和穿孔的显示亦优于CT/MRI，尤其对于食管癌的随访和治疗中的观察较CT/MRI方便及简单，费用低廉。其缺点是无法直接观察肿瘤外侵范围和淋巴结转移。

（2）CT/MRI检查：CT或MRI应作为食管癌的常规检查手段，二者对食管癌的早期诊断和溃疡、食管穿孔的显示虽不如食管钡剂，但CT或MRI能显示肿瘤侵犯范围及其周边器官关系，对淋巴结转移的诊断亦优于食管钡剂。CT或MRI对照射野设置和术前评估至关重要，并能提高TNM分期准确性，即使受经济条件限制,CT 平扫亦不失其价值,应作为常规的治疗前检查。

(3)食管拉网脱落细胞检查:优点在于方法简便、安全、结果出来快、病人痛苦少、准确率在 90%。禁忌证和注意事项:出血或出血倾向者;伴有食管静脉曲张者;有穿孔或穿孔前征象或深溃疡者;放射治疗结束后的病例;严重的高血压及心脏病,上呼吸道或上消化道急性感染,全身状况衰弱等情况者。以上情况均不宜或慎用食管拉网脱落细胞检查。

(4)食管镜检查:优点在于操作比较容易,病人易接受,损伤少,安全可靠,可以观察到肿块的形态,大小、部位,并可行多点位置的活检和脱落细胞检查,同时有利于病理组织学诊断和免疫组化检测,是食管癌的诊断理想方法之一。禁忌证:严重心肺疾病者,胸动脉瘤患者,脑卒中及衰竭者。对于巨大食管憩室食管静脉曲张、高度脊柱弯曲、深溃疡、严重出血倾向者,应慎重选择食管镜检查。

结合临床表现及钡剂检查,内镜或脱落细胞检查,食管癌的诊断并不难。但要准确地了解肿瘤侵犯范围及临床分期,以及治疗方法的选择,CT 或 MRI 或腔内超声检查仍然十分必要。

【治疗要点】

1. 外科治疗方法

(1)适应证

①依赖全身检查,无心肺疾病、肺功能正常,全身状况良好(Kalovsky 评分 80 以上)。

②辅助检查,尤其是 CT 检查显示外侵不明显,或其与主动脉夹角<90°或食管主动脉间脂肪三角区未完全占据,或未侵及周围邻近器官者。

③病变部位:下段食管癌由于邻近器官少,易于手术切除,故以手术治疗为主,上胸段和颈段食管癌由于部位高,邻近器官多,手术切除率仍低,需严格掌握指征。

④有些局限性中晚期食管癌,仅出现纵隔或腹腔淋巴结转移

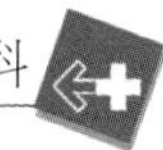

者，可选择手术治疗后辅以放射治疗。

⑤食管癌根治性放疗后复发者，首选手术治疗。

(2)手术切除范围：切除食管病灶上下至少 5.0cm 的食管长度，以及周围脂肪结缔组织，区域性淋巴结清扫。区域淋巴结清扫包括二野清扫和三野清扫。二野清扫术是给予纵隔和胃上部淋巴结清扫。三野清扫术是包括颈部、胸部和腹部区域淋巴结的清扫。二野清扫范围不如三野广泛和彻底。

(3)食管重建技术

①手术入路

a. 经左胸(常用)。

b. 经右胸、腹部。

c. 经颈、右胸、腹部三切口。

d. 经颈、腹部食管内翻剥脱术。

e. 经左胸、颈。

f. 胸腔镜。

②胃移植重建食管：为最常用的方法，能保证术后血供良好，手术方式可以选择右胸入路为佳，便于显露手术创面及纵隔淋巴结清扫，但易产生术后反流性食管炎。

③结肠代食管：保留胃的功能，避免反流性食管炎的发生，可选择左胸腹联合切口，空肠移植代食管应用少，目前未广泛使用，不宜推广。

(4)手术的难点：邻近器官的影响；外侵的影响；淋巴结转移的情况。

(5)手术疗效：5 年生存率为 25%～30%。

(6)术后并发症及其处理

①肺部炎症、肺功能不全：术前戒烟酒、术后鼓励排痰、抗生素预防。

②吻合口瘘：发生率为 3%左右，近来三野清扫术后，其发生率明显下降。颈部吻合口瘘无须手术，治愈率高。少数早期瘘，

可选择手术治疗,而中晚期瘘可采用保守治疗。

③吻合口狭窄:在除外复发后,可行扩张术,严重者可行腔内支架术。

④脓胸或乳糜胸:闭式引流、抗生素药物治疗。

2. *食管癌的放射治疗* 放射和手术综合治疗,可增加手术切除率,也能提高远期生存率。颈段和上胸段食管癌效果优于中下段食管癌。放射治疗的选择如下。

(1)根治性放射治疗:目的在于治愈病人,最大限度地杀灭肿瘤细胞,同时又尽可能地保护正常组织,减轻放射性损伤,提高病人的生活质量。

①适用于早期食管癌,拒绝手术者,或由于内科疾病不宜手术者。

②上胸段和颈段食管癌:由于邻近器官限制及手术创面大,适于放射治疗,且疗效优于手术治疗。

③中胸段食管癌中,肿瘤明显外侵,与降主动脉的间隙完全消失,不宜手术,应选择放射治疗。

④全身状况中等,至少可进流食,无远处转移,无穿孔出血征象,无内科禁忌证。

(2)姑息性放射治疗:目的在于缓解症状,改善进食,延长生存期,减轻病人的痛苦,适于晚期食管癌。

(3)照射方式:外照射和腔内照射,其中以外照射为主。

①腔内照射仅适于晚期姑息性治疗或复发肿瘤的治疗或早期病人的外照射的补充照射方法,不宜作为根治性治疗的主要手段。

②外照射方法:包括术中放射治疗,术前放射治疗和术后放射治疗及单纯根治性的放射治疗,放射治疗与化疗的结合。

③食管癌的术中放射治疗开展少,由于胸部病灶区显露困难,设备原因难以开展及外照射疗效较肯定等原因,目前无肯定的疗效。

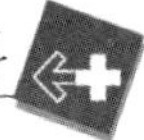

3. 食管癌的化疗　多采用与手术、放疗、中医中药等相结合的综合治疗;有时可提高疗效,或使食管癌患者症状缓解;单纯化疗疗效差,用于晚期食管癌。

单纯化疗:不能耐受手术、放疗的晚期病人。

术前化疗:缩小病变,减少术中肿瘤扩散。

术后化疗:以提高五年生存率。

目前使用的联合化疗治疗方案主要有:

(1)DDP + 5-Fu 方案

DDP 100 $mg/m^2$ 第1天静脉滴注或40$mg/m^2$ 第1～3天静脉滴注。

5-Fu 1000 $mg/m^2$ 第1～5天静脉滴注,有条件最好24小时持续滴注。

(2) DDP+BLM+5-Fu

DDP、5-Fu 同上、BLM 10 $mg/m^2$ 第3天,静脉滴注或肌内注射。

(3)DDP + Vp 16

DDP 80～100 $mg/m^2$,第1天静脉滴注或40 $mg/m^2$ 第1～3天静脉滴注。

Vp16 100 $mg/m^2$,第1～3天静脉滴注

(4)DDP + ADM + 5-Fu 方案

DDP 75 $mg/m^2$,第1天,静脉滴注

ADM 30 $mg/m^2$,第1天,静脉滴注

5-Fu 600$mg/m^2$,第1天,静脉滴注或+24小时持续滴注

(5)DDP + VDS + BLM

DDP 100 $mg/m^2$,第1天静脉滴注

VDS 3 $mg/m^2$,第1、8天静脉推注

BLM 10 $mg/m^2$,第3天静脉推注

(6)紫杉醇 210 $mg/m^2$,静滴,第1天

DDP 40 $mg/m^2$,静滴第1～3天或100 $mg/m^2$,第1天

5-Fu 600mg/$m^2$，静滴第 1～3 天或 24 小时持续滴注

(7)健择 1.2/$m^2$ 静脉滴注，第 1、8 天

DDP 和 5-Fu 同(5)方案，或加用 CF 0.1～0.3/$m^2$ 静滴，第 1～3 天。

两种以上疗法同时或先后使用称为综合疗法，结果显示以综合治疗效果较好。

【处方】

基本化疗方案：5-Fu(氟尿嘧啶)500mg/$m^2$，第 1 天～第 5 天；

DDP(顺铂)20mg/$m^2$，第 1 天～第 5 天。

【注意事项】

1. 早期食管癌无论是手术或放射治疗，其 5 年生存率均达 80%～90%，而大部分病人(据统计约 80%)确诊时，已属晚期，据尸检资料，50%已有远处转移，60%～70%已有淋巴结转移。因此，总的食管癌手术后 5 年生存率为 30%左右，手术后病灶是否侵及全层或侵及外周，区域淋巴结转移及手术是否完全切除是影响预后的主要因素。

2. 放射治疗总的 5 年生存率为 10%左右，而近来通过食管癌后程加速超分割治疗方法的研究，使其 5 年生存率达到 30%左右，与手术治疗相仿。影响放射治疗预后的因素仍然是有否淋巴结转移、远处转移及局部侵犯的范围。

3. 食管癌治疗失败的主要原因是局部复发和远处转移，后程加速放疗使得部分食管癌病人获得长期的局控，但由于远处转移，而未获得长期生存。因此，如何联合应用化疗，预防远处转移的发生是目前的主要课题。

## 二、食管良性肿瘤

食管良性肿瘤少见。食管良性肿瘤按其组织发生来源可分为腔内型、黏膜下型及壁间型。腔内型包括息肉及乳头状瘤；黏膜下型有血管瘤及颗粒细胞成肌细胞瘤；壁内型肿瘤发生于食管

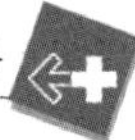

肌层，最常见的是食管平滑肌瘤；食管平滑肌瘤约占食管良性肿瘤的 3/4。

【诊断要点】

1. 临床表现　食管良性肿瘤病人的症状和体征主要取决于肿瘤的解剖部位和体积大小。较大的肿瘤可以不同程度地堵塞食管腔，出现咽下困难、呕吐和消瘦等症状。很多病人有吸入性肺炎、胸骨后压迫感或疼痛感。血管瘤病人可发生出血。当肿瘤位于上段食管或相当大因而引起咳嗽，多痰或气促等呼吸道症状。巨大肿瘤位于食管中段如后天腺体潴留形成食管囊肿，由于症状不明显多在体检时发现，易误诊为纵隔肿瘤或者主动脉瘤等。当食管下段或者贲门部良性肿瘤影响食管下段或者贲门生理功能引起反酸、胃灼热、或上腹部胀痛等症状，易误诊为反流性食管炎。食管腔内肿瘤病变可引起梗阻症状，咽下困难、呕吐和体重减轻，胸骨后闷胀感，或胃肠道出血，又可产生咳嗽等呼吸道症状。

2. 辅助检查　食管良性肿瘤病人，不论有无症状，均须经 X 线检查和内镜检查，方可做出诊断。

(1)发病最多的食管平滑肌瘤因发生于肌层，故黏膜完整，肿瘤大小不一，呈椭圆形、生姜形或螺旋形。食管 X 线吞钡检查可出现“半月状”压迹。食管镜检查可见肿瘤表面黏膜光滑、正常。这时，切勿进行食管黏膜活检致破坏黏膜。

(2)食管囊肿：在 X 线钡剂下显示光滑半圆形充盈缺损，密度淡而均匀，无黏膜破坏现象，该肿瘤显影可随吞咽、呃逆或呕吐等动作而改变形态。CT 片上显示后纵隔囊性包块表现。

(3)食管腔内息肉型肿瘤：肿瘤主要向腔内生长凸入，巨大型肿瘤病人的胸部平片显示全纵隔增宽，实为极度扩张食管腔。在电视透视下钡剂在息肉样肿瘤两侧偏流，有边缘整齐的分叶状或生姜样充盈缺损，深呼吸或咳嗽时可见食管腔内巨大肿瘤活动现象。

【治疗要点】

一般而言,不论哪一型的食管良性肿瘤都需进行外科手术切除病变。对腔内型小而长蒂的肿瘤可经内镜摘除。对壁内型和黏膜下型肿瘤,一般需经剖胸切口,用钝性加锐性分离法解剖出肿瘤,小心保护黏膜防止破损。食管良性肿瘤的手术效果满意,预后良好,恶变者罕见。

## 三、腐蚀性食管灼伤

食管腐蚀性灼伤又称食管腐蚀伤,临床常见,是由于吞服腐蚀剂引起的食管损伤和炎症。儿童及成人均可发生。吞下液体腐蚀剂后,很快通过食管,主要损伤食管下段及胃,而固体腐蚀型常导致口腔、咽部及食管上段烧伤。强酸与强碱等造成的食管损伤一般都很严重,可引起食管黏膜糜烂、坏死、穿孔,纵隔炎,中毒性休克,甚至死亡。

食管化学灼伤的严重程度,决定于吞服化学腐蚀剂的类型、浓度、剂量、食管的解剖特点、伴随的呕吐情况及腐蚀剂与组织接触的时间。吞服化学腐蚀剂后,灼伤的部位常不止限于食管,常包括口咽部、喉部、胃或十二指肠部。通常腐蚀剂与食管三个生理狭窄段接触的时间最长,因此常在这些部位发生较广泛的灼伤。根据灼伤的病理程度,一般可分为Ⅰ度、Ⅱ度、Ⅲ度灼伤:①Ⅰ度:食管黏膜表浅充血水肿,经过脱屑期以后7～8天而痊愈,不遗留瘢痕。②Ⅱ度:灼伤累及食管肌层。在急性期组织充血、水肿、渗出,组织坏死脱落后形成溃疡。3～6周内发生肉芽组织增生。以后纤维组织形成瘢痕而导致狭窄。③Ⅲ度:食管全层及其周围组织凝固坏死,可导致食管穿孔和纵隔炎。

灼伤后病理过程大致可分为三个阶段。第一阶段即在伤后最初几天内发生炎症、水肿或坏死。常出现早期食管梗阻症状。第二阶段在伤后1～2周,坏死组织开始脱落,出现软的、红润的肉芽组织。梗阻症状常可减轻。这时食管壁最为薄弱,持续3～4

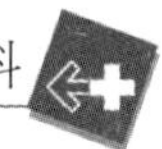

周。第三阶段瘢痕及狭窄形成，并逐渐加重。病理演变过程可进行数周至数月，但超过 1 年后再发生狭窄者少见。瘢痕狭窄的好发部位常在食管的生理狭窄处，即食管入口、气管分叉平面及食管下端处。

【诊断要点】

1. *病史*　患者有误服刺激性液体等腐蚀性液体过程。

2. *临床表现*　误服腐蚀剂后，立即引起唇、口腔、咽部、胸骨后以及上腹部剧烈疼痛，随即有反射性呕吐，吐出物常带血性。若灼伤涉及会厌、喉部及呼吸道，可出现咳嗽、声音嘶哑、呼吸困难。严重者可出现昏迷、虚脱、发热等中毒症状。瘢痕狭窄形成后可导致食管部分或完全梗阻，甚至唾液也难咽下。因不能进食，后期出现营养不良、脱水、消瘦、贫血等。小儿生长发育受到影响。

3. *辅助检查*　食管造影：早期黏膜充血，水肿，钡剂附着差，黏膜可见点状、线状或斑片状溃疡。病变严重时，可累及食管全长。管壁僵硬。病变后期，瘢痕收缩，管腔明显狭窄，范围广，形态不规则。

【治疗要点】

1. *早期处理*

(1)吞服酸性腐蚀剂，用弱碱性液体如肥皂水、氧化镁灌洗。

(2)碱性腐蚀剂，用弱酸液体中和。

(3)预防狭窄，皮质激素，早期食管扩张。

(4)口服氢氧化铝凝胶。

(5)进食困难者行空肠造瘘。

2. *腐蚀伤后食管瘢痕狭窄的外科处理*　食管瘢痕性狭窄是食管化学烧伤晚期较为严重的并发症，引起病人进食困难，可发生严重的营养障碍，影响健康，甚至危及生命，需行手术治疗，重建食管。

(1)手术指证

①内科保守治疗，包括扩张疗法失败者。

②广泛性重度狭窄或多段性狭窄。

③不规则袋状狭窄。

④食管,胃大片急性坏死,需急诊行全食管或胃切除,食管颈部外置,待后期行消化道重建术。

⑤对损伤及狭窄较重,估计需进行消化道重建手术者,应及时行胃造瘘,在伤后1个月内瘢痕形成期实施为宜。

(2)手术方法:食管替代品结肠为佳;结肠系膜宽长,边缘血管弓粗壮保持移植结肠段的良好血供。结肠耐酸力强,能抗胃酸的反流而产生的并发症。手术可以不开胸,结肠通过胸骨后隧道上提至颈部,这样创伤小,增加手术的安全度,同时保留了胃的消化功能。

①以结肠左动脉升支供血的横结肠顺蠕动方向吻合最好。

②先用指压阻断中动脉,观察各血管支的搏动情况,血供良好无疑,再把中动脉切断,结扎,保护好左动脉及其血管弓的完整。

③为保证肠管的足够长度先切断近端,待肠管从胃后方穿过小网膜孔上提至颈部后,再在适当的部位切断远端。

(3)手术注意事项:结肠代食管手术成功的关键是保护好移植段结肠的血供,术中避免损伤结肠系膜动脉。尽量靠近根部结扎肠系膜动脉。在输送结肠至颈部时,要求动作轻柔,注意避免扭曲肠系膜血管。

(4)狭窄食管的处理

①采用食管旷置。

②切除严重瘢痕化的食管,手术风险性将远远超过癌变的可能性。

【处方】

主要是针对食管烧灼伤早期的处理,比如:

| | | |
|---|---|---|
| 0.9%氯化钠 | 250ml | 静脉滴注,每天2次 |
| 头孢唑林钠 | 3g | |

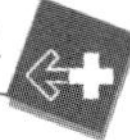

碳酸氢钠注射液　50ml，口服，即刻

地塞米松磷酸钠注射液　5mg，口服，即刻

【注意事项】

1. 预防　应妥善放置易腐蚀性液体，避免大人及小孩误服。除此之外，本病暂无有效预防措施，早发现、早诊断、早治疗是本病预防和治疗的关键。一旦发病，应积极治疗，预防并发症的发生。

2. 护理

(1)饮食宜清淡。多吃新鲜蔬菜及水产品，如青菜、萝卜、海带、紫菜等，摄入足够的食物纤维及润肠食物。少吃精制糖、蜂蜜、水果糖、糕点等。宜少食多餐，禁食肥肉及动物内脏，不可吃刺激性强的葱、辣椒、咖啡等。原则上应宜低盐、低脂及高维生素饮食，并戒烟酒。

(2)针对本病症引起的吞咽障碍，患者可以服用吞咽障碍辅助饮品，冲兑饮品可伴随着药物、营养品等给患者服用，避免无法咀嚼或者无法吞咽而导致的浪费，顺利的服药和补充营养，便于为恢复和手术创造条件。

## 四、贲门失弛缓症

贲门失弛缓症是一种食管运动障碍性疾病，以食管缺乏蠕动和食管下括约肌(LES)松弛不良为特征。临床上贲门失弛缓症表现为液体和固体食物的吞咽困难，体重减轻，餐后反食，夜间呛咳以及胸骨后不适或疼痛。以上临床症状加上食管吞钡检查发现食管-胃连接处典型的“鸟嘴”样狭窄，食管扩张及食管下括约肌压力测定显示 LES 压力升高，吞咽引起的反射性 LES 松弛消失，贲门失弛缓症可以确诊。目前治疗有药物、气囊扩张、手术及肉毒杆菌毒素(BT)局部注射等。

【诊断要点】

1. 临床表现

(1)起病缓慢，患者的自觉症状并不能完全反映疾病严重程度。

(2)吞咽困难:是最主要和最常见的症状,几乎见于所有患者,进食固体和液体时均可出现,常诉为胸骨后停滞和受堵感,进食困难,进餐时间延长,改变体位可减轻症状。

(3)反食:70%患者存在,空腹可反流较多黏液,餐后加重。少许患儿可出现食管出血。误吸反流物可导致咳嗽、咳痰、喘息甚至窒息等呼吸系统表现。

(4)胸骨后疼痛、不适:见于30%~50%患者。由于食物在食管内潴留,常导致食管扩张和食管炎症而出现胸痛、不适。

2. 体征　主要为营养不良的相关表现,包括消瘦和体重下降等。

3. 辅助检查

(1)放射学检查:食管钡剂透视和摄片为首选检查方法。可显示食管体部扩张,远端明显并可伴液平面,钡柱末端逐渐变细,尖端LES紧闭呈“鸟嘴”征,吞咽时松弛障碍。食管体部远端原发性蠕动性收缩消失,食物和钡剂排空推进延缓。早期、病程短的患者食管体部扩张可不明显。由于食管上段为骨骼肌,受累较轻,可保持正常形态功能。

(2)食管压力测定:正常吞咽情况下LES松弛率达85%以上,贲门失弛缓症患者食管压力测定的特征性表现主要为吞咽后LES松弛不全,可以伴有LES基础压力增高,但是后者并不是诊断贲门失弛缓症的必要条件。食管体部远端缺少蠕动性收缩,代之以同步无效收缩。

(3)内镜检查:可以排除临床表现和放射学酷似本病的疾病,尤其是继发性肿瘤浸润,同时可以观察评价食管黏膜情况。内镜下可见食管体部扩张、无张力,其内可见未消化的食物和液体。食管下端持续紧闭,推进内镜虽有阻力,但是稍用力即可通过并进入胃腔。由于食管内长期食物存留刺激,食管黏膜可伴有炎症,严重者合并乳白色、豆腐渣样的白色念珠菌感染,即霉菌性食

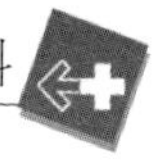

管炎。

(4)食管排空检查：包括核素和钡剂排空检查，可显示食管中段和下段通过时间明显延长。

【治疗要点】

目前对本病的神经损害并无彻底治疗方法。治疗的目标为采用各种治疗方式，不同程度地解除LES松弛功能障碍，从而缓解症状、改善生活质量、纠正营养状态和防治并发症。治疗方法包括一般治疗、药物治疗、内镜下扩张术、LES肉毒素注射和肌切开术。目前以内镜下扩张术和肌切开术较为有效。

1. 一般治疗　患者应注意饮食成分和进食速度，适当增加饮水量。

2. 药物治疗　对于早期、暂时不需要内镜下扩张和手术患者，可以选择对于LES平滑肌具有松弛作用的药物，改善食管排空，缓解症状，包括硝酸酯类和钙通道阻断药二类。常用药物为异山梨酯和硝苯地平，应坚持每餐前用药，常见不良反应为头痛和低血压等，长期应用可出现耐受性。

3. 内镜下扩张术　原理为通过探条或气囊强有力扩张LES区域，使局部环形肌部分破裂，起到类似手术作用，改善LES松弛障碍，药物无效或不能耐受患者可以考虑本疗法。常用气囊扩张术，术后症状、放射学以及食管压力测定可明显改善，较药物治疗和肉毒素局部注射疗效肯定，维持时间长，大部分患者疗效保持1年以上，部分可达5年以上。尽管住院天数、费用和并发症低于开胸肌切开术，但是远期效果不及后者。并发症包括：食管胃交界处破裂穿孔(发生率2%～6%)、出血，在严重营养不良患者更易出现，少许患者可继发反流性食管炎，因此扩张气囊压力应根据患者情况循序渐进。气囊扩张失败后可以考虑肌切开术。年龄较小的患儿气囊扩张疗效不肯定，有学者主张尽早手术。

4. LES肉毒素注射　内镜下在LES局部多点注射肉毒杆菌毒素，对抗乙酰胆碱对LES的兴奋收缩作用，改善LES松弛功能。短期有效率较高，但是50%患者1年内需要重复注射，才能接近气囊扩张的有效率。并发症包括：皮疹、胸痛等，部分患者可出现肉毒素抗体而导致肉毒素抵抗。由于反复注射破坏LES结构，不利于以后进行内镜扩张术和外科手术，因此目前本疗法仅适用于药物无效又不适合扩张术和外科手术的患者，不作首选。

5. 外科手术　经过药物和扩张术疗效欠佳者，应考虑尽早外科手术治疗，以防止营养不良影响患儿生长发育，常于内镜下气囊扩张术失败后进行，是目前疗效最高，维持时间最长的治疗方法。最常用的术式为改良Heller手术，经胸腔或腹腔纵行切开下端食管肌丛，直至黏膜下，该手术对切口深度和上下缘范围有严格要求，既达到一定的切开深度和范围，又保留LES区域一定张力，这样既能缓解症状，防止复发，又可减少术后反流性食管炎的发生率。有学者主张同时采用常规胃底折返术（Nissen术）预防术后反流。近年采用胸腔镜或腹腔镜开展微创肌切开术治疗儿童贲门失弛缓症，并发症少，疗效可靠，应用前景良好，但远期疗效尚待观察。

【处方】

硝酸异山梨酯片　每次10mg，口服，每日3次

硝苯地平片　每次10mg，口服，每日3次

【注意事项】

贲门失弛缓症常见合并症有食管炎，严重者可合并霉菌性食管炎；食管出血；食管狭窄；病程较长是食管癌的危险因素。

## 五、咽食管憩室

憩室病是胃肠道（消化道）任何一部分向外的囊状突起。憩室最常发生的部位是大肠。数个憩室同时存在，称为憩室病，这是常在中年后发生的一种病理状态。如果憩室发生炎症，称为憩室炎。根据发生部位可分为：咽食管憩室（Zenker憩室）、食管中段憩室、膈上憩室（食管中下段憩室）。咽食管憩室发生于咽食管

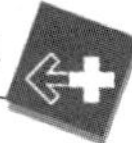

结合部的食管憩室，是食管黏膜自咽下缩肌与环咽肌之间的薄弱区膨出形成。常位于下咽缩肌与环咽肌之间的左后方。病因目前尚不完全清楚，多数学者认为解剖上的薄弱点与本病有关。咽食管憩室多为膨出型，憩室的囊壁缺乏正常的食管肌层，仅由食管黏膜层和少许肌纤维的膜下组织构成，其外侧通常被稀疏结缔组织围绕，仅在憩室的颈部有部分牵起的肌肉组织。此病初期多无症状或仅有轻度咽部异物感、瞬间的食物停滞感，随着憩室的增大和不易排空，内容物分解腐败，症状逐渐明显，典型表现为吞咽障碍、咽异物感、反流、口臭、误吸、复发性肺炎、营养不良或反流出未消化的食物及黏液。

【诊断要点】

1. 临床表现　初期无症状，仅有咽喉部不适或口涎增多。憩室增大后可出现高位咽下困难及憩室内容物反流。反流特点是新鲜的、未经消化、无苦味酸味的食物。进食下咽时有异常音响，类似气过水声和嗳气。夜眠时食物反流，压迫颈部可发生明显的吞咽困难，反流物带有腐败气味。

2. 辅助检查

(1)X线钡剂检查：采取正、侧、斜位不同角度照片，可显示憩室的形态、位置和大小。

(2)纤维食管镜检查可观察有无并发症或恶变。但有穿破憩室的危险，应持慎重态度。

【治疗要点】

1. 无手术禁忌时，应采用手术治疗切除憩室。

2. 术前进半流食数日，进食后及睡前饮水冲洗憩室。有吸入性肺炎时先抗生素治疗，消除炎症。

3. 术前留置胃管，有助于术中识别憩室颈根部。

4. 术中操作注意避免对憩室囊袋过度牵拉，以免拉出黏膜过多，造成切除后食管狭窄。在憩室颈部切除囊袋，细线间缝合，线结宜留置于食管腔内。黏膜缝闭后，缝合食管肌层和周围肌层，消灭薄弱点。有环咽肌肥厚者，宜同时纵行切开，横行缝合；术区留置引流。

【处方】

诊断术前有肺部感染的患者可以应用抗生素消除感染，比如：

| | | |
|---|---|---|
| 0.9%氯化钠 | 100ml | 静脉滴注，每天2次 |
| 头孢唑林钠 | 3 g | |

【注意事项】

1. 此类患者日常应注意口腔卫生，饮食后、睡觉前注意喝水冲洗一下憩室。

2. 定期随诊，如发现憩室短期内增大明显，咽食困难加重或憩室内容物反流频率明显增加，建议及时就诊，手术切除治疗，以防恶变的可能。

## 六、食管中段憩室

食管中段憩室是指位于气管分叉平面或其附近的憩室，可分为牵出型或膨出型。前者多为气管隆凸下淋巴结纤维化或结核病变与食管壁粘连，逐渐向外牵拉所致。此类憩室开口大，因此很少出现食物存积。憩室容积一般不大，多在1～2ml。一般情况下，食管中段憩室以牵出型居多。

【诊断要点】

1. 临床表现

(1)牵出型食管憩室一般无症状，多在消化道X线检查时发现。有时可有胸闷、胸骨后疼痛，吞咽困难，打嗝、咽部异物感等。

(2)膨出型者早期无症状，以后逐渐出现症状，与Zenker憩室的临床表现基本相似，囊袋巨大时可出现压迫食管造成咽下困难，憩室内存积的食物及炎症可以产生一系列症状。

2. 辅助检查　主要靠X线检查。必须进行食管镜检查以除外恶性病变。

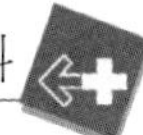

【治疗要点】

绝大多数无症状或者症状轻微的牵出型憩室无需手术治疗，可做对症处理。一旦囊袋内出现食物淤积或症状明显，则需要考虑手术。常用的手术治疗方法有：

1. 憩室黏膜内翻缝合术　适用于容积较小而未合并憩室炎的牵出型憩室。开胸后游离出食管，将憩室由附近的粘连处松解后，用示指指尖将之推向食管腔内，用细线将其外面的肌层间断缝合。如原来有憩室炎，术后可能持续有症状。

2. 憩室切除术　将憩室由附近的粘连松解后，多余部分予以切除，然后将黏膜和肌层分别用细线间断缝合。

对于合并食管运动功能障碍的病人，必须采取相应的治疗措施予以处理，才能收到理想的治疗效果。

膨出型憩室应予以切除，因为此种憩室的形成与食管运动功能紊乱相关。一旦形成，将随时间而逐渐膨大，最后有可能出现一系列并发症。

【处方】

对于合并憩室炎的患者可以口服庆大霉素、地塞米松局部消炎处理。比如：

|  |  |  |
| --- | --- | --- |
| 硫酸庆大霉素注射液 | 4万U | 口服，每天3次 |
| 地塞米松磷酸钠注射液 | 5mg | |

【注意事项】

对于无症状的中段食管憩室可以随诊观察，对于合并憩室炎的患者应及早行手术切除治疗。

## 七、膈上憩室(食管中下段憩室)

膈上食管憩室多为膨出型。形圆常见于膈上5～10cm范围内。约有50%伴有食管运动功能失调。男与女之比约为2∶1。文献报道绝大多数的病人合并有反流性食管炎，可能是胃食管反流导致食管痉挛，造成食管下段压力升高，从而成为食管下段膨出型憩室的一个重要潜在因素。

【诊断要点】

1. 临床表现　未合并食管运动功能障碍的小憩室一般无症状，憩室逐渐增大或伴有运动功能失调则可能出现症状，包括胸骨下疼痛、反胃及胸内有响声（为囊袋内存积的唾液或食物与空气相撞的声音）。憩室明显增大且压迫食管时将出现咽下困难，误吸有时可造成肺内感染，出现呼吸道症状。

2. 辅助检查

(1)食管造影，钡剂食管造影，合并运动障碍时，测压可见食管压力增高。

(2)食管镜检查时应注意防止食管穿孔，检查前应做冲洗以免囊袋内的食物残渣影响观察效果。

【治疗要点】

由于膈上憩室以膨出型居多，此种憩室一旦形成，食管腔内压力持续增大的条件下都将逐渐增大，因此多需手术治疗。手术治疗原则如下。

憩室小：做憩室悬吊，有裂孔疝时予以修补。

憩室大：如囊袋的颈部狭窄，囊内有食物存积或已有憩室炎时予以切除。

如合并有食管运动功能障碍，应同时做食管肌层切开术，否则如单纯做憩室切除，效果不佳，憩室复发的机会极大。

【处方】

对于合并憩室炎的患者可以口服庆大霉素、地塞米松局部消炎处理。比如：

|  |  |  |
|---|---|---|
| 硫酸庆大霉素注射液 | 4万U | 口服，每天3次 |
| 地塞米松磷酸钠注射液 | 5mg | |

【注意事项】

此种类型一旦诊断，需尽早行手术切除治疗。

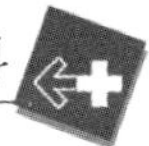

## 第五节　原发性纵隔肿瘤

纵隔肿瘤是一组起源于纵隔的肿瘤，包括胸腺瘤、胸内甲状腺肿、支气管囊肿、皮样囊肿、畸胎瘤、淋巴肉瘤、恶性淋巴瘤、心包囊肿、脂肪瘤、神经源性肿瘤、食管囊肿等，以良性者居多。畸胎瘤多见于 30 岁以下，其余均多发生在 40 岁以上。本病除淋巴肉瘤和恶性淋巴瘤多数预后良好。

纵隔为胸腔的一部分，位于胸腔中部，两侧胸膜腔之间。前面是胸骨，后面是脊柱，两侧为纵隔胸膜，使其和胸膜腔分开。上部与颈部相连，下方延伸至膈肌。其中有许多重要器官和结构，如心脏、大血管、气管、食管等。由于和颈浅筋间隙相通，因此在颈部感染有可能伸展到纵隔。此外，在胚胎发生异常可于纵隔内任何部位出现迷走组织或形成囊肿，甲状腺或甲状旁腺起源的肿瘤可移位到纵隔。罕见的是左后纵隔肿块可能为胸内肾脏。

纵隔分界：为了便于理解，临床上常把纵隔分为以下几个区域。上下分界，以胸骨角平面为分界线，胸骨角平面以上为上纵隔，该平面以下为下纵隔。前后分界，以心包所占空间为界分为前后纵隔，心包前者为前纵隔，心包后者为后纵隔，心包位于中纵隔。在上纵隔有气管、食管、胸腺、大血管、胸导管、迷走神经、左喉返神经、膈神经及交感神经干；中部有心包、心脏、升主动脉、肺血管、上腔静脉下端、总支气管和膈神经，后部有降主动脉、奇静脉、胸导管、食管和淋巴结。此种区分对纵隔疾病的临床诊断及治疗有一定的意义。

【诊断要点】

1. 临床表现

(1)呼吸道症状：胸闷、胸痛一般发生于胸骨后或病侧胸部。大多数恶性肿瘤侵入骨骼或神经时，则疼痛剧烈。咳嗽常为气管或肺组织受压所致，咯血较少见。

(2)神经系统症状:由于肿瘤压迫或侵蚀神经产生各种症状。肿瘤侵及膈神经可引起呃逆及膈肌运动麻痹;肿瘤侵犯喉返神经,可引起声音嘶哑;交感神经受累,可产生霍纳综合征;侵蚀肋间神经时,可产生胸痛或感觉异常;如压迫脊神经引起肢体瘫痪。

(3)感染症状:囊肿破溃或肿瘤感染影响到支气管或肺组织时,则出现一系列感染症状。

(4)压迫症状:上腔静脉受压,常见于上纵隔肿瘤,多见于恶性胸腺瘤及淋巴性恶性肿瘤。食管、气管受压,可出现气急或下咽梗阻等症状。

(5)特殊症状:畸胎瘤破入支气管,患者咳出皮脂物及毛发。支气管囊肿破裂与支气管相通,表现有支气管胸膜瘘症状。极少数胸内甲状腺肿瘤的病人,有甲状腺功能亢进症状。胸腺瘤的病人,有时伴有重症肌无力症状。

2. 辅助检查

(1)X线检查:是诊断纵隔肿瘤的重要手段。透视检查可观察肿块是否随吞咽运动上下移动,是否随呼吸有形态改变及有无搏动等。X线正侧位胸片可显示肿瘤的部位、密度、外形、边缘清晰光滑度、有无钙化或骨影等。断层摄片,CT或核磁共振更能进一步显示肿瘤与邻近组织器官的关系。必要时做心血管造影或支气管造影,能进一步鉴别肿瘤的相通部位及与心大血管或支气管,肺等的关系,提高确诊率。

(2)超声扫描有助于鉴别实质性,血管性或囊性肿瘤。

(3)放射性核素$^{131}$I碘扫描可协助诊断胸骨后甲状腺肿,阳性率54.5%~88.9%。近年,胸内甲状旁腺、胸腺、肠源性囊肿和嗜铬细胞瘤也可有同位素扫描帮助诊断。

(4)颈部肿大淋巴结活检有助于鉴别淋巴源性肿瘤或其他恶性肿瘤。

(5)气管镜、食管镜、纵隔镜等检查有助于鉴别诊断,但应用较少。

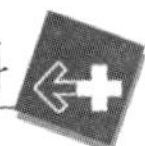

(6)诊断性放射治疗(小剂量 10～30Gy),在短期内能否缩小,有助于鉴别放射性治疗敏感的肿瘤,如恶性淋巴瘤等。

(7)血浆内某些激素的测定有助于肿瘤种类的确定,如

①甲状旁腺瘤——甲状旁腺素。

②嗜铬细胞瘤——儿茶酚胺。

③胚胎细胞肿瘤——甲胎蛋白(AFP)和绒毛膜促性腺激素(hCG)。

3. 诊断

(1)有干咳、胸痛、气促或声嘶、膈肌麻痹及上腔静脉压迫综合征。

(2)胸片或 CT 检查发现纵隔内病源。

(3)甲状腺扫描见胸骨后甲状腺肿。

(4)纵隔镜检查可帮助诊断。

(5)如合并重症肌无力的前纵隔肿瘤应考虑胸腺瘤。

(6)咳出头发样细毛或豆腐渣样皮脂的患者考虑畸胎瘤破入肺内。

(7)肿块随吞咽上下移动的患者考虑胸骨后甲状腺肿。

(8)出现上腔静脉综合征考虑恶性肿瘤可能性大。

【治疗要点】

1. 手术为主要治疗方法。原发性纵隔肿瘤,无论良性、恶性,一经发现,应尽早行手术切除。其他的治疗方法有化疗、放疗、中医中药治疗、生物治疗等。

(1)手术治疗为主,恶变可能者、转移者,辅以化疗、放疗。

(2)恶性淋巴瘤可放疗、化疗相结合。

2. 用药原则

(1)纵隔肿瘤属恶性或恶变者可用阿霉素、环磷酰胺、依托泊苷等联合用药方案治疗。

(2)重症肌无力者用溴吡斯的明。

【处方】

主要用于无法手术切除的纵隔恶性肿瘤采取化疗等综合药物治疗，及合并重症肌无力的胸腺瘤治疗。

溴吡斯的明　每次60mg，口服，每8小时一次

【注意事项】

1. 对于查体发现的良性纵隔肿瘤，早期可先行随诊观察，如出现临床症状或者明显增大变化，建议及早行手术切除。

2. 对于纵隔恶性肿瘤根据组织来源不同，恶性程度不同，预后不同。

# 第六节　心脏疾病

## 一、动脉导管未闭

动脉导管未闭在先天性心血管畸形中发病居第二位，占先天性心脏病的12%～15%。动脉导管的粗细、长短不一，大多外径10mm左右，长6～10mm。按其形态可分为：①管型，两端管径均等；②漏斗型，主动脉端粗，肺动脉端细，形如漏斗；③窗型，主、肺动脉紧连，导管粗而短；④动脉瘤型，导管中部呈瘤样膨大，管壁很薄；⑤哑铃型，两端粗、中间细。前两型多见，尤其是管型。

由于在整个心动周期主动脉压总是明显高于肺动脉压，所以通过未闭动脉导管持续有血流从主动脉进入肺动脉，即左向右分流，使肺循环血流量增多，肺动脉及其分支扩张，回流至左心系统的血流量也相应增加，致使左心负荷加重，左心随之增大。由于舒张期主动脉血分流至肺动脉，使周围动脉舒张压下降、脉压增大。

【诊断要点】

1. 临床表现　成人动脉导管未闭者可因分流量大小，有以下几种临床表现形式。

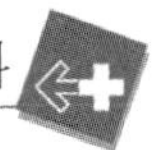

(1)分流量甚小:即未闭动脉导管内径较小,临床上可无主观症状,突出的体征为胸骨左缘第 2 肋间及左锁骨下方可闻及连续性机器样杂音,可伴有震颤,脉压可轻度增大。

(2)中等分流量:患者常有乏力、劳累后心悸、气喘胸闷等症状,心脏听诊杂音性质同上,更为响亮伴有震颤,传导范围广泛;有时可在心尖部闻及由于左心室扩大二尖瓣相对关闭不全及(或)狭窄所致的轻度收缩期及(或)舒张期杂音,周围血管征阳性。

(3)分流量大的未闭动脉导管,常伴有继发性严重肺动脉高压,可导致右向左分流。上述典型杂音的舒张期成分减轻或消失,继之收缩期杂音亦可消失而仅可闻及因肺动脉瓣关闭不全的舒张期杂音,此时患者多有青紫,且临床症状严重。

2. 体征

(1)最突出的体征是在胸骨左缘第 2 肋间有响亮的连续性机器声样杂音,几乎占据整个收缩期与舒张期,在收缩末期最响并伴有震颤,向左上胸及背部传播。个别病人杂音最响,位置可能在第 1 肋间或第 3 肋间。在婴儿期、伴有肺动脉高压或并发充血性心力衰竭者,由于主动脉与肺动脉之间压力阶差发生变化,以致可能并无此连续性杂音,而只有收缩期杂音或无显著杂音。

(2)分流量较大的病人可有心脏浊音界增大,心尖搏动增强,心尖区有舒张期杂音(相对性二尖瓣狭窄),肺动脉瓣区第二心音增强或分裂(但多被杂音所淹没而不易听到),类似主动脉瓣关闭不全的周围循环体征,包括脉压增宽、水冲脉、毛细血管搏动和周围动脉枪击声等。

(3)少数并发显著肺动脉高压引起右至左分流的病人,可能仅在肺动脉瓣区听到舒张期的吹风样杂音(相对性肺动脉瓣关闭不全),并有发绀,此种发绀在下半身较上半身更为明显。

3. 辅助检查

(1)X 线检查:透视下所见肺门舞蹈征是本病的特征性变化。胸片上可见肺动脉凸出;肺血增多,左心房及左心室增大。严重病例晚期出现右向左分流时,心影可较前减小,并出现右心室增大的表现,肺野外带肺血减少。

(2)心电图:常见的有左心室大、左心房大的改变,有肺动脉高压时,可出现右心房肥大,右心室肥大。

(3)超声心动图检查:二维超声心动图可显示未闭动脉导管,并可见左心室内径增大。彩色多普勒可测得存在于主动脉与肺动脉之间的收缩期与舒张期左向右分流。

(4)心导管检查:为了了解肺血管阻力、分流情况及除外其他复杂畸形,有时需要做右心导管检查及逆行升主动脉造影。

【诊断要点】

根据典型的杂音、X 线和超声心动图改变,结合心导管检查,可以相当准确地诊断本病。

本病的鉴别诊断,主要是与其他足以引起连续杂音的疾病加以鉴别。

1. 先天性主动脉肺动脉间隔缺损:此病与较大的动脉导管未闭极为相似,不同点在于此病的分流部位较低,因而在临床上杂音最响的部位较动脉导管未闭的患者低一个肋间且较向右,可作为鉴别诊断的参考,但此点并非绝对可靠,比较可靠的鉴别诊断方法为超声心动图见肺总动脉和主动脉均增宽,其间有缺损沟通;心导管检查时如进入主动脉则是到升主动脉而非到降主动脉,逆行性主动脉造影时心导管顶端送到主动脉根部注射造影剂可见主动脉与肺动脉同时显影。

2. 主动脉窦部动脉瘤穿破入右心:由于先天性梅毒或感染性心内膜炎的原因,产生主动脉窦部动脉瘤侵蚀穿破至肺动脉、右心房或右心室,从而引起左至右分流。其临床表现酷似动脉导管未闭,同样有连续性机器样杂音。但此病有突发病的病史,例如

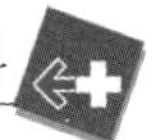

突然心悸、胸闷不适，并感左胸有杂音等，随后发生心力衰竭。此病杂音较动脉导管未闭者为低，其舒张期的部分较响，这一切均是鉴别的依据。

此外，本病在婴儿、幼儿期或肺动脉压显著增高时，可能只有收缩期杂音，要注意和室间隔缺损、房间隔缺损、肺动脉瓣狭窄等鉴别，依据超声心动图及心导管易鉴别。

【治疗要点】

1. *药物治疗*　使用布洛芬（异丁苯乙酸）静脉滴注促进动脉导管闭合，疗效与吲哚美辛（消炎痛）相当，且较少引起少尿。布洛芬分3次给予，首次剂量为10mg/kg，之后的24小时按5mg/kg再用2次，导管闭合率可达70%。经治疗心功能不全不能纠正者，需手术结扎动脉导管。

2. *手术治疗*　一般手术法和体外循环手术法。前者又分为结扎法、钳闭法和切断缝合法，可据患者年龄、导管类型、肺动脉压高低、技术设备条件等加以选择。小儿动脉导管细长管型者可采用结扎法和钳闭法，简便安全有效，是最常用的方法。导管粗短窗型者，结扎不易完全闭合管腔，且易撕破管壁，宜做切断缝合。18岁以上成人伴有肺动脉高压或血管壁钙化，粗大动脉导管以及导管再通，都应考虑施行体外循环缝闭术，虽然比较复杂，手术创伤也较大，但安全可靠。

3. *介入治疗*　因本病易并发感染性心内膜炎，故即使分流量不大亦应及早争取手术或介入治疗。手术安全成功率高，任何年龄均可进行手术治疗，但对已有明显继发性肺动脉梗阻病变，出现右向左分流者则禁忌手术。

【处方】

对于新生儿的动脉导管未闭，可以考虑引用吲哚美辛或布洛芬促使导管闭合。

布洛芬　10mg/kg，静脉滴注，第1天

布洛芬　5mg/kg，静脉滴注，第2天

布洛芬　5mg/kg,静脉滴注,第3天

【注意事项】

1. 在施行根治性手术时,要求患儿不能有气管炎和肺炎等内科疾病。因此,家长应对有动脉导管未闭的宝宝特别关注,最重要的是把握住时机,争取如期进行根治性治疗。

2. 注意纠正患儿不正确姿势。动脉导管未闭手术是采用左侧后外伤口,伤口较长,在左侧背部。患儿术后左臂不敢活动,怕痛。走路爱斜着身体,左肩低、右肩高。家长应鼓励患儿多活动左臂,走路时姿势要端正。

## 二、肺动脉口狭窄

肺动脉口狭窄是一种常见的先天性心脏病,单纯性肺动脉瓣狭窄约占先心病的10%,约有20%的先心病合并肺动脉瓣狭窄。

1. 肺动脉口分类

(1)右心室漏斗部狭窄。

(2)肺动脉瓣膜狭窄(最常见)。

(3)肺动脉主干狭窄。狭窄程度:①轻度狭窄压力阶差*≥10mmHg;②中度狭窄压力阶差≥40mmHg;③重度狭窄压力阶差≥100mmHg。

*右心室与肺动脉收缩期压力阶差

右室向肺动脉射血遇到瓣口狭窄的困阻,右室必须提高收缩压方能向肺动脉泵血,其收缩压提高的程度与狭窄的严重性成正比。因室间隔无缺损,所以严重狭窄时右室的压力高度可以超过左室。右室的血流进入肺脏虽有困难,但全身所有静脉血仍必须完全进入肺脏。但如狭窄严重,右室壁极度增厚使心肌供血不足,可导致右心衰竭。

2. 病理生理　在胎内,肺动脉瓣狭窄使右室的心肌肥厚,右室输出量仍可维持正常,对胎儿循环无多大影响;如狭窄很重,右室输出量大减,腔静脉血回右房后大多通过卵圆孔或房间隔缺损

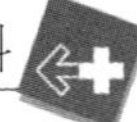

流入左房左室，而右室则偏小。临床上有一少见的肺动脉狭窄类型为右室先天发育不良，三尖瓣也偏小，往往伴有大型房缺，于是产生大量右向左分流，左室偏大，青紫明显。

大多数患轻中度肺动脉瓣狭窄的婴儿与儿童生长发育正常，因此体、肺循环血流量随年龄而增长。如狭窄的肺动脉瓣不能相应生长，右室收缩压必须明显增加以维持心输出量。此外，由于婴儿的正常静态心率高于年长儿，随着心率的下降，每搏量将相应增加，因而越过狭窄瓣膜的收缩期血流也将相应增加。

【诊断要点】

1. 临床表现　轻度狭窄可完全无症状；中度狭窄在2—3岁内无症状，但年长后劳力时即感易疲乏及气促；严重狭窄者中度体力劳动亦可呼吸困难和乏力，突有昏厥甚至猝死。亦有患者活动时感胸痛或上腹痛，可能由于心排出量不能相应提高，致使心肌供血不足或心律失常所致，提示预后不良，应着手准备手术。生长发育多正常，半数患儿面容硕圆，大多无青紫，面颊和指端可能暗红；狭窄严重者可有青紫，大多由于卵圆孔的右向左分流所致，如伴有大型房间隔缺损可有严重青紫，并有杵状指(趾)及红细胞增多，但有蹲踞者很少见。颈静脉有明显的搏动者提示狭窄严重，该收缩期前的搏动在肝区亦可扪及。

2. 体征　心前区可较饱满，有严重狭窄伴有心衰时心脏扩大；左侧胸骨旁可摸得右室的抬举搏动，在心前区搏动弥散，甚至可延伸到腋前线。胸骨左缘第2、3肋间可及收缩期震颤并可向胸骨上窝及胸骨左缘下部传导；新生儿患者亦可无震颤。听诊时胸骨左缘上部有洪亮的Ⅳ/Ⅵ级以上喷射性收缩杂音，向左上胸、心前区、颈部、腋下及背面传导。第一心音正常，轻度和中度狭窄者可听到收缩早期喀喇音，狭窄越重，喀喇音出现越早，甚至与第一音相重，使第一音呈金属样的声音。喀喇音系由于增厚但仍具弹性的瓣膜在开始收缩时突然绷紧所致。第二心音分裂，分裂程度与狭窄严重程度成正比。多数病例肺动脉瓣区第二音不同程度减弱。

3. 辅助检查

(1)X 线检查:轻、中度狭窄时心脏大小正常,重度狭窄时如心功能尚可,心脏仅轻度增大;如有心衰,心脏则明显增大,主要为右室和右房扩大。狭窄后的肺动脉扩张为本病特征性的改变,有时扩张延伸到左肺动脉,但在婴儿期扩张多不明显。

(2)心电图:心电图将显示右房扩大,P 波高耸。心电图还可显示右室肥大电轴右偏,其程度依赖于狭窄的严重程度。右胸前导联将显示 R 波高耸,狭窄严重时出现 T 波倒置、ST 段压低。

(3)超声心动图:二维超声心动图可显示肺动脉瓣的厚度、收缩时的开启情况及狭窄后的扩张。多普勒超声可检查心房水平有无分流,更重要的是可较可靠地估测肺动脉瓣狭窄的严重程度。

(4)心导管检查:右心室压力明显增高,可与体循环压力相等,而肺动脉压力明显降低,心导管从肺动脉向右心室退出时的连续曲线显示明显的无过渡区的压力阶差。

(5)心血管造影:右心室造影可见明显的“射流征”,同时可显示肺动脉瓣叶增厚和(或)发育不良及肺动脉总干的狭窄后扩张。

【治疗要点】

1. 临床上无症状的轻度狭窄病人,一般不需手术治疗,可观察随诊。如心电图示右心室肥大或右心室与肺动脉的收缩期压力阶差在 50mmHg 以上者,应进行手术治疗。一般应在童年期施行。

2. 治疗方法

(1)手术适应证

①活动后有气短、心悸,或有右心衰竭及发绀表现者,或临床症状不明显,但有右心室肥大伴劳损者。

②休息时,右心室收缩压＞9.3kPa(70mmHg);或肺动脉-右心室压差＞6.7kPa(50mmHg)。

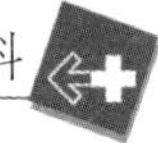

③肺动脉瓣口面积<$0.5cm^2/m^2$。

(2)术前准备

① 重度肺动脉狭窄,尤其伴有末梢发绀者,术前应常规间断或持续吸氧5～7天。

②伴有右心衰竭者,应常规进行强心、利尿治疗,争取心衰基本控制后手术。

(3)手术方法:常规手术瓣膜交界切开,右室流出道疏通,具体包括:肺动脉瓣交界切开术、漏斗部肥厚肌束切除术、肺动脉瓣上狭窄的手术治疗、肺动脉瓣发育不良的外科矫治术。

①常规在中度低温和血液稀释体外循环下行直视矫治术。单纯肺动脉瓣狭窄也可采用一般低温直视术,或在并行体外循环阻断上、下腔静脉后,行直视切开术。

②术中需行心外和心内探查,防止遗留房间隔缺损或右室漏斗部肌性狭窄。

③行肺动脉瓣切开时,应仔细辨认交界,同时防止损伤肺动脉壁。

④疏通右室漏斗部梗阻时,不宜过多切除心肌,必要时可用补片加宽流出道。

⑤术毕测量右心室压和肺动脉压。

(4)介入治疗:适用于瓣膜型狭窄(球囊扩张)。严重肺动脉瓣狭窄(右室收缩压超过体循环压力)患儿应接受球囊瓣膜成形术。球囊瓣膜成形术是大多数患儿的首选治疗方法。

【处方】

药物治疗主要针对缺氧和心功能不全,如:

地高辛　每次0.125mg,口服,每日1次

呋塞米　每次20mg,口服,每日1次

螺内酯　每次20mg,口服,每日2次

【注意事项】

1. 先天性肺动脉狭窄手术后,患者一般需休息3～6个月。

复杂的先天性肺动脉狭窄手术后应注意维护心功能，心功能恢复到Ⅰ级者，也不宜参加中等度以上的体力劳动；心功能Ⅱ级者，只适合从事一般工作，不宜参加体力活动；心功能Ⅱ级以上者，则要继续做心功能治疗，不应参加工作。

2. 先天性肺动脉狭窄手术后患者应每日保证足够的睡眠，保持精神愉快，避免情绪激动，以防增加心脏负荷。增强体质、防止感冒，术后1个月内避免剧烈活动，坚持服药。术后3～6个月不适合治疗龋齿，如需治疗时要与心脏专科医生商议，治疗前要进行预防性抗生素治疗；日常生活中须正确护理牙齿，正确刷牙、咀嚼，注意口腔卫生，每半年检查一次牙齿。

3. 先天性肺动脉狭窄患者可在休息期间坚持适量的体力活动，控制情绪，逐步增加活动量，以不感到胸闷、心慌为度。先天性肺动脉狭窄手术后伤口完全愈合以前，要注意防止进水或肥皂水，拆线后约1周，伤口愈合后方可洗浴，用温热水可增进血液循环；胸骨愈合需6～8周，要注意前胸防止冲击和过分活动；3个月后可游泳；6个月后方可做跆拳道。

4. 先天性肺动脉狭窄手术后进行活动，应避免过度紧张和兴奋。先天性肺动脉狭窄手术后要根据心脏病的种类和手术方法、是否有手术后遗症、心脏功能的情况等，来安排日常生活，有个体差异，无并发症者4～6周逐渐增加活动量。手术后因疼痛，可能出现形体变化，要注意头、颈部肌肉，多活动，防止双肩下垂。手术后约2周，多休息，预防感染，尽量回避人员聚集场所。2个月后，逐渐鼓励过正常人的生活。

5. 心脏手术前1个月、手术后1个月内尽量不接种疫苗；手术3个月后与医生商量预防接种事宜。先天性肺动脉狭窄经手术恢复良好，无严重并发症和后遗症，到了结婚年龄大多数可以结婚，过正常的性生活。但要注意，结婚一定要在体力和心功能完全恢复以后并取得医生同意。大多数女性患者在婚后也可以妊娠和生育，少数病情复杂者应根据具体情况而定，如术后心功

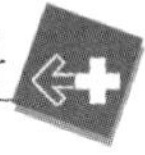

能不好，则不宜妊娠，以免加重心脏负担。

## 三、房间隔缺损

房间隔缺损（atrial septal defect，ASD）是小儿时期常见的先天性心脏病，该病的发病率约为活产婴儿的 1/1500，占先天性心脏病发病总数的 5%～10%。由房间隔在胚胎发育过程中发育不良所致。女性较多见，男女性别比例为 1∶2。

在胚胎发育的第 4 周，心房由从其后上壁发出并向心内膜垫方向生长的原始房间隔分为左、右心房，随着心内膜垫的生长并逐渐与原始房间隔下缘接触、融合，最后关闭两者之间残留的间隙（原发孔）。在原发孔关闭之前，原始房间隔中上部逐渐退化、吸收，形成一新的通道即继发孔，在继发孔形成后、原发隔右侧出现向下生长的间隔即继发隔，形成一单瓣遮盖继发孔，但二者之间并不融合，形成卵圆孔，血流可通过卵圆孔从右心房向左心房分流。卵圆孔于出生后逐渐闭合，但在约 20%的成人中可遗留细小间隙，由于有左房面活瓣组织覆盖，正常情况下可无分流。如在胚胎发育过程中，原始房间隔下缘不能与心内膜垫接触，则在房间隔下部残留一间隙，形成原发孔房间隔缺损。而原始房间隔上部吸收过多、继发孔过大或继发隔生长发育障碍，则二者之间不能接触，出现继发孔房间隔缺损。

从房间隔缺损的发生学方面可将其分为原发孔房间隔缺损和继发孔房间隔缺损两大类。由于原发孔房间隔缺损常伴有二尖瓣和三尖瓣的畸形。继发孔房间隔缺损根据缺损出现的部位分为中央型缺损（卵圆窝型缺损）、上腔型缺损（静脉窦型缺损）、下腔型缺损和混合型缺损等四种类型。

患儿出生后左心房压高于右心房，房间隔缺损时则出现左向右分流，分流量与缺损大小、两侧心房压力差及心室的顺应性有关。生后初期左、右心室壁厚度相似，顺应性也相近，故分流量不多。随年龄增长，肺血管阻力及右心室压力下降，右心室壁较左心室薄，右心室充盈阻力也较左心室低，故分流量增加。由于右心血流量增加，舒张期负荷加重，故右心房、右心室增大。肺循环血量增加，压力增高，晚期可导致肺小动脉肌层及内膜增厚，管腔狭窄，引起肺动脉高压，使左向右分流减少，甚至出现右向左分流，临床出现发绀。

【诊断要点】

1. 临床表现

(1)肺充血，患儿容易出现支气管肺炎，肺感染，临床上反复出现。

(2)体循环血流量不足，导致生长发育迟缓；体形瘦长、面色苍白、乏力、多汗、活动后气促。

(3)发绀：剧哭、屏气、肺炎或心力衰竭时，右心房压力可超过左心房，出现暂时性右向左分流而出现青紫。

(4)长期的异常分流导致左心系统负荷过重，容易诱发心力衰竭。心衰症状常发生在成人以后，并常出现心房纤颤、心房扑动等心律失常和充血性心衰表现，也是死亡的重要原因。

2. 体征

(1)缺损小：胸骨左缘2～3肋间可闻及Ⅱ～Ⅲ级收缩期吹风样杂音。

(2)缺损大

①视：前胸隆起——右房、右室增大。

②触：心前区抬举感。

③叩：心界扩大。

④听。

a. $S_1$ 亢进，$P_2$ 增强。

b. 不受呼吸影响的 $S_2$ 固定分裂。

c. 肺动脉瓣区Ⅱ～Ⅲ级喷射性收缩期杂音。

d. 三尖瓣区舒张早中期杂音；分流量大者三尖瓣区可听到三尖瓣相对狭窄产生的舒张期隆隆样杂音。

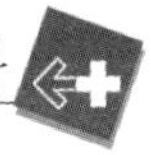

e. 如右心室抬举感增强，肺动脉瓣区收缩期杂音减弱，但第二心音更加亢进、分裂，提示存在肺动脉高压。病变晚期将发展为充血性心力衰竭，颈静脉怒张、肝脏增大。

3. 辅助检查

(1)胸部X线：主要表现有肺野充血、心影轻到中度增大和肺动脉段突出，左心室和主动脉正常或比正常稍小；心影成梨形，肺门呈舞蹈征。

(2)超声心动图和彩色多普勒：一般可确立诊断，可见右心房和右心室增大、室间隔与左室后壁同向运动等右心负荷过重表现，房间隔中部连续性中断，并可测量缺损大小。彩色多普勒可以明确血液分流方向、速度并估计分流量。对于静脉窦型缺损超声显像可能有一定困难，双氧水造影有助于发现分流部位，而经食管超声检查可获得十分清晰的图像。

(3)心电图检查：表现为电轴右偏、不完全性右束支传导阻滞和右心室肥大。成年患者可有心律失常，以心房纤颤和心房扑动最为常见。

(4)右心导管检查：右心房血液氧含量超过腔静脉平均血氧含量容积1.9%以上，右心导管也可经过缺损进入左心房。右心导管检查可计算肺循环与体循环血流量，确定心内分流情况和测量肺动脉压。

4. 鉴别诊断　根据上述典型的体征，结合心电图、胸部X线和心脏超声检查，诊断房间隔缺损一般并无困难。对于非典型的患者或疑有其他合并畸形者，心导管检查可提供帮助。需与房间隔缺损相鉴别的病症主要有单纯肺动脉瓣狭窄、原发性肺动脉扩张。

(1)单纯肺动脉瓣狭窄的肺动脉瓣区收缩期杂音性质粗糙、响亮，并常可扪及震颤，肺动脉瓣区第二心音减弱甚至消失。胸部X线片可见肺动脉段明显突出，但肺血少于正常或在正常范围，心脏超声检查可明确诊断。右心导管检查右心房与腔静脉血氧含量无显著差异，右心室与肺动脉压力阶差超过20mmHg。

(2)原发性肺动脉扩张也可在肺动脉瓣区听到Ⅱ级收缩期杂音,胸部X线片可有肺动脉段突出,但肺血正常,心脏超声检查房间隔无回声中断和分流,右心导管检查右心房、右心室无血氧含量改变,右心室和肺动脉间无压力阶差。

【治疗要点】

1岁以上的继发孔型房间隔缺损罕有自发性闭合者,对于无症状的患儿,如缺损小于5mm可以观察,如有右心房、右心室增大一般主张在学龄前进行手术修补。约有5%婴儿于出生后1年内并发充血性心力衰竭。内科治疗效果不佳者也可施行手术。成年人如缺损小于5mm、无右心房室增大者可临床观察,不做手术。成年病例如存在右心房室增大可手术治疗,合并有心房纤颤者也可同时手术,但肺血管阻力大于12单位、出现右向左分流和发绀者则禁忌手术。

1. 外科手术治疗

(1)手术适应证

①房间隔缺损诊断明确,不管有无症状,都应施行手术。

②肺动脉高压仍以左向右分流为主者,应争取手术。

③合并心力衰竭的病人,术前应积极控制心力衰竭,为手术创造条件,争取时间积极手术。

④合并心律失常者,应在药物治疗及控制心律条件下进行手术。

⑤任何年龄均应手术,但应尽早手术,以学龄前儿童期为最适宜。

(2)禁忌证:严重肺动脉高压病人,发生逆向分流(右向左分流),临床出现发绀者为手术禁忌。

2. 导管介入治疗

(1)介入导管治疗适应证

①直径<30mm。

②房间隔缺损边缘距肺静脉、腔静脉、二尖瓣口及冠状静脉

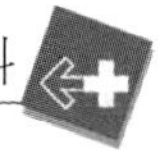

窦口的距离>5mm。

③房间隔的伸展径要大于房间隔缺损直径 14mm 以上等。

(2)介入性心导管术禁忌证

①并存需外科治疗的其他心脏畸形。

②原发孔型房间隔缺损。

③存在右向左分流的肺动脉高压。

④多发或筛孔状房间隔缺损。

⑤心房颤动。

⑥心腔血栓。

⑦左房发育不良或房内异常隔膜。

【处方】

临床药物治疗主要针对心功能不全、肺动脉高压、肺部感染、感染性心内膜炎、心房颤动等的治疗。如

地高辛　每次 0.125mg,口服,每日 1 次

呋塞米　每次 20mg,口服,每日 1 次

螺内酯　每次 20mg,口服,每日 2 次

【注意事项】

1. 对于此类患儿应加强营养,增强身体免疫力,预防感冒,日常活动量适量。

2. 如果缺损较大,合并肺动脉高压,三尖瓣反流,其他种类的先天性心脏病畸形,建议尽早行手术治疗。

3. 继发孔房间隔缺损常经胸骨正中入路于体外循环下直视修补,右前外侧切口也可提供良好的手术显露,但需排除合并有其他类型心脏畸形。小的继发孔型房间隔缺损可直接缝合,如缺损大则需用心包片或涤纶补片修补,完成修补前左心房注水以防止心脏复搏后出现空气栓塞十分重要。

## 四、室间隔缺损

先天性室间隔缺损(VSD)是左右心室之间存在异常交通,引

起心室内左向右分流，产生血流动力学紊乱。VSD可为单纯性，也可是其他心血管畸形的一部分，如法洛四联症、大血管错位、完全性房室间隔缺损等。单纯VSD占初生婴儿的0.2%，占先天性心脏畸形的20%。胚胎第4周末，在房间隔形成的同时，由原始心室底部肌小梁汇合成肌肉隆起，沿心室前缘和后缘向上生长，与心内膜垫融合，将原始心室分为左右两部分，其上方暂留一孔，称为心室间孔，形成室间隔的肌部。约在胚胎第7周末，心球的膜状间隔由上向下斜向生长，同时心内膜垫也向下延伸，使心室间孔闭合，组成室间隔膜部。因此在胚胎发育过程中，室间隔肌部发育不良可形成室间隔低位缺损，如肌部缺损。室间隔流入道、小梁部、流出道组成室间隔膜部。如膜部融合不良，则形成室间隔高位缺损，如膜周缺损等。根据其解剖学关系将室间隔缺损分为膜部型、漏斗部室间隔缺损、肌部型、房室通道型和混合型。

【诊断要点】

1. 临床表现　在心室水平产生左至右的分流，分流量多少取决于缺损大小。缺损大者，肺循环血流量明显增多，回流入左心房室，使左心负荷增加，左心房室增大，长期肺循环血流量增多导致肺动脉压增加，右心室收缩期负荷也增加，右心室可增大，最终进入阻塞性肺动脉高压期，可出现双向或右至左分流。

缺损小者，可无症状。缺损大者，症状出现早且明显，以致影响发育。有气促、呼吸困难、多汗、喂养困难、乏力和反复肺部感染，严重时可发生心力衰竭。有明显肺动脉高压时可出现发绀。本病易罹患感染性心内膜炎。

2. 体征　心尖搏动增强并向左下移位，心界向左下扩大，典型体征为胸骨左缘3～4肋间有Ⅳ～Ⅴ级粗糙收缩期杂音，向心前区传导，伴收缩期细震颤。若分流量大时，心尖部可有功能性舒张期杂音，肺动脉瓣第二音亢进及分裂。有严重的肺动脉高压时，肺动脉瓣区有相对性肺动脉瓣关闭不全的舒张期杂音，原间隔缺损的收缩期杂音可减弱或消失。

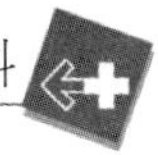

3. 辅助检查

(1)X线检查:中度以上缺损心影轻度到中度扩大,左心缘向左向下延长,肺动脉圆锥隆出,主动脉结变小,肺门充血。重度阻塞性肺动脉高压心影扩大反而不显著,肺动脉粗大,远端突变小,分支呈鼠尾状,肺野外周纹理稀疏。

(2)心脏检查:心前区常有轻度隆起。胸骨左缘第3、4肋间能扪及收缩期震颤,并听到Ⅲ～Ⅳ级全收缩期杂音;高位漏斗部缺损则震颤和杂音位于第2肋间,肺动脉瓣区第二心音亢进。分流量大者,心尖部尚可听到柔和的功能性舒张中期杂音。肺动脉高压导致分流量减少的病例,收缩期杂音逐步减轻,甚至消失,而肺动脉瓣区第二心音则明显亢进、分裂,并可伴有肺动脉瓣关闭不全的舒张期杂音。

(3)心电图检查:缺损小示正常或电轴左偏。缺损较大,随分流量和肺动脉压力增大而示左心室高电压、肥大或左右心室肥大。严重肺动脉高压者,则示右心肥大或伴劳损。

(4)超声心动图:可有左心房、左右心室内径增大,室间隔回声连续中断,可明确室间隔各部位的缺损。多普勒超声由缺损右心室面向缺孔和左心室面追踪可深测到湍流频谱。

(5)心导管检查:右心室水平血氧含量高于右心房0.9%容积以上,偶尔导管可通过缺损到达左心室。依分流量的多少,肺动脉或右心室压力有不同程度的增高。

根据病因、临床表现及实验室检查即可做出诊断。

(6)鉴别诊断

①房间隔缺损

a. 原发孔缺损与室间隔大缺损不容易鉴别,尤其伴有肺动脉高压者。原发孔缺损的杂音较柔和,常是右心室肥大,伴有二尖瓣分裂的可出现左心室肥大。心电图常有P-R间期延长,心向量图额面QRS环逆时钟向运行,最大向量左偏,环的主体部移向上向左,有鉴别价值。但最可靠的是心导管检查,应用超声心动图检查也有鉴别诊断意义。对左心室-右心房缺损的鉴别诊断应予注意。

b. 继发孔缺损收缩期吹风样杂音较柔软，部位在胸骨左缘第2肋间，多半无震颤。心电图示不完全右束支传导阻滞或右心室肥大，而无左心室肥大，额面QRS环多为顺时钟向运行，主体部向右向下。

②肺动脉口狭窄：瓣膜型的肺动脉口狭窄的收缩期杂音位于胸骨左缘第2肋间，一般不致与室间隔缺损的杂音混淆。

漏斗部型的肺动脉口狭窄，杂音常在胸骨左缘第3、4肋间听到，易与室间隔缺损的杂音相混淆。但前者肺X线检查示肺循环不充血，肺纹理稀少，右心导管检查可发现右心室与肺动脉间的收缩期压力阶差，而无左至右分流的表现，可确立前者的诊断。

室间隔缺损与漏斗部型的肺动脉口狭窄可以合并存在，形成所谓“非典型的法洛四联症”，且可无发绀。

③主动脉口狭窄：瓣膜型的主动脉口狭窄的收缩期杂音位于胸骨右缘第2肋间，并向颈动脉传导，不致与室间隔缺损的杂音混淆。但主动脉下狭窄，则杂音位置较低，且可在胸骨左缘第3、4肋间听到，又可能不向颈动脉传导，需与室间隔缺损的杂音相鉴别。

④肥厚梗阻型原发性心肌病：肥厚梗阻型原发性心肌病有左心室流出道梗阻者，可在胸骨左下缘听到收缩期杂音，其位置和性质与室间隔缺损的杂音类似，但此杂音在下蹲时减轻，半数病人在心尖部有反流性收缩期杂音，脉搏呈双峰状。

另外，X线示肺部无充血，心电图示左心室肥大和劳损的同时有异常深的Q波，超声心动图见室间隔明显增厚、二尖瓣前瓣叶收缩期前移，心导管检查未见左向右分流，而左心室与流出道间有收缩期压力阶差，选择性左心室造影示左心室腔小，肥厚的室间隔凸入心腔等有助于肥厚梗阻型原发性心肌病的诊断。

⑤动脉导管未闭：有两种情况不容易鉴别，一是高位室间隔

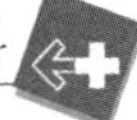

缺损合并主动脉瓣脱垂和关闭不全者，易与典型动脉导管未闭混淆。前者杂音为双期，后者为连续性；前者主动脉结不明显，后者增大。二是动脉导管未闭伴有肺动脉高压，仅有收缩期震颤和杂音者，与高位室间隔缺损鉴别较为困难。前者脉压较大，杂音位置较高，主动脉结显著。较可靠的方法是左心室或逆行性主动脉造影。

⑥主动脉-肺动脉间隔缺损：室间隔缺损伴有主动脉瓣关闭不全杂音与本病高位缺损主动脉瓣关闭不全者很容易混淆，超声心动图可以区别。

【治疗要点】

1. *内科治疗*　主要防治感染性心内膜炎、肺部感染和心力衰竭。

2. *外科治疗*　直视下可行缺损修补术。缺损小、X 线与心电图正常者不需手术；若有或无肺动脉高压，以左向右分流为主，手术以 4—10 岁效果最佳；若症状出现早或有心力衰竭，也可在婴幼儿期手术；显著肺动脉高压，有双向或右向左分流为主者，不宜手术。

手术方法：在气管插管全身麻醉下行正中胸骨切口，建立体外循环。阻断心脏循环后，切开右心室流出道前壁，虽可显露各类型室间隔缺损，但对心肌有一定损伤，影响右心功能和损伤右束支。目前多采用经右心房切开途径，这对膜部缺损显露更佳。高位缺损，则以经肺动脉途径为宜。对边缘有纤维组织的较小缺损可直接缝合，缺损＜1cm 者则用涤纶织片缝补。

【处方】

地高辛　每次 0.125mg，口服，每日 1 次

呋塞米　每次 20mg，口服，每日 1 次

螺内酯　每次 20mg，口服，每日 2 次

【注意事项】

本病为先天性疾病，无有效预防措施，应做到早发现、早诊

断、早治疗。对于室间隔缺损不大者预后良好,其自然寿命甚至可达70岁以上;缺损小的甚至有可能在10岁以前自行关闭。缺损大者1—2岁时即可发生心力衰竭,有肺动脉高压者预后差。及时地进行手术治疗,一般可以达到和正常人无异的效果。

## 五、主动脉缩窄

主动脉缩窄(CoA)是指在动脉导管或动脉韧带区域的主动脉狭窄。先天性主动脉缩窄在西方国家发生率较高,在先天性心脏病中约占5%。东方国家发病率相对较低,据国内文献报道,其占先天性心血管病的1.1%~3.4%。主动脉缩窄的形成机制,大多认为与胎儿期主动脉血流异常分布有关。在胚胎发育期,任何使主动脉峡部血流减少的心血管畸形均易发生主动脉缩窄。因此本病常见合并症有动脉导管未闭、室间隔缺损、主动脉瓣畸形、二尖瓣狭窄、房室隔缺损等。目前被广泛接受的分型方法是将本畸形分为单纯性主动脉缩窄、主动脉缩窄合并主动脉峡部发育不良和主动脉缩窄合并主动脉弓发育不良3种类型。

【诊断要点】

1. 临床表现　主动脉缩窄患儿症状出现与缩窄程度、年龄和是否合并心内其他畸形有关。婴幼儿合并心内畸形,大多表现为充血性心力衰竭症状:气急、多汗、喂养困难及生长发育障碍。

2. 体征　心脏听诊可闻及奔马律及收缩期杂音、股动脉搏动减弱、消失。有些患儿下肢皮肤较上肢略呈暗紫。若主动脉缩窄程度较轻,未合并心内畸形,患儿多无症状。仅少数主诉头痛,下肢易感疲劳、发冷和间歇性跛行。大多在体检时发现上肢血压高于下肢,股动脉搏动减弱或消失。测量上肢血压需同时测量两侧,因约有5%的病人具有锁骨下动脉从缩窄段下方发出。胸骨左上缘或左肩背即可闻及Ⅱ~Ⅲ级收缩期杂音。在婴儿期,高血压的发生率和其严重程度远不如心衰导致的心脏扩大引人注意。约90%的儿童病人有上半身高血压。归纳总结为:左心室收缩期

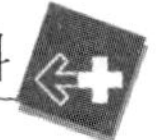

超负荷，左心室肥厚，左心室收缩功能减退。上肢高血压，下肢低血压（狭窄处内径减低 45%～55%时）。侧支血管建立：包括来自锁骨下动脉、乳内动脉、肋间动脉、脊柱动脉。

【治疗要点】

1. 内科治疗

（1）主动脉缩窄的新生儿和婴幼儿常常处于严重的左心衰竭和代谢性酸中毒状态，术前需使用洋地黄类药物或儿茶酚胺药物增强心肌收缩力，以维持良好的心功能，给予碳酸氢钠纠正酸中毒。

（2）术前应用前列腺素 $E_1$（$PGE_1$）可延迟动脉导管关闭，增加缩窄段以下的主动脉血流灌注，改善由于心内左向右分流而导致的肺充血。这在新生儿临床效果最为明显。$PGE_1$ 的用量从 0.1μg/(kg・min) 开始逐步降低到能维持其作用的最小剂量为止。$PGE_1$ 的作用在生后数天效果逐渐减小，对年长儿童则无延迟动脉导管关闭的作用。

（3）当有左心衰竭时，静脉持续滴注多巴胺 5～10μg/(kg・min)，静推呋塞米 0.5mg/kg，每天 2～3 次。

（4）并发感染性心内膜炎者，应在抗生素治疗 3 个月后手术；一般呼吸系统感染，应在感染治愈，体温、血象正常后手术。

（5）新生儿重度主动脉缩窄，依靠动脉导管供应下半身血液，此时禁止给患儿吸氧，因吸氧可促进患儿动脉导管关闭，加速患儿死亡。如患儿因呼吸困难，需要呼吸机辅助呼吸时，氧浓度调至 21%，血气分析调整通气量，将血二氧化碳分压控制在 45mmHg 左右。

（6）介入治疗：目前主要是用球囊扩张加血管内支架植入。一般认为，单纯球囊扩张术治疗新生儿期的主动脉缩窄复发率很高。介入治疗用于婴儿及儿童期主动脉缩窄的治疗，其复发率与外科手术治疗相等。外科手术后主动脉缩窄复发的标准治疗方法是球囊扩张术。介入治疗的缺点包括：因介入治疗未能将动脉导管组织除去，晚期动脉瘤的发生率较高；一旦动脉瘤出现，由于没有缺血的刺激，侧支循环发育不良，再次手术的截瘫发生率高。

2. 外科治疗

(1)手术适应证：手术治疗是彻底切除缩窄的根本方法之一。不论年龄，缩窄两段压力阶差超过 30 mmHg(4 kPa)，即应手术。对无症状小儿选择手术年龄为 3－5 岁，该年龄主动脉直径已达成人 50%，即使术后不进一步生长尚可提供适宜腔的大小。如太大年龄手术，则术后残留高血压发生率较高。

(2)术前处理

①对危重新生儿、幼婴儿病例，术前处理十分重要，包括以下几种。

a. 建立动脉监测管，右桡动脉为宜。

b. $PGE_1$ 应用，开放 PDA，保持 DAO 血供。

c. 正性肌力药物应用，改善心肌功能不全。

d. 必要时机械通气，CoA 伴大 VSD 时，应避免过度通气及吸入高浓度氧气，以免肺血流过多。

e. 纠正代谢性酸中毒。

②对其他重要脏器功能的评估，包括肾、中枢神经系统。

(3)手术方式

①缩窄断切除，端端吻合(适于局限性狭窄≤2 cm)。

②缩窄断切除，端侧吻合(适于新生儿及小年龄患儿，缩窄断局或合并主动脉弓发育不良者)。

③左锁骨下动脉瓣翻转术。

④补片扩大成形术。

⑤人造血管置换术。

上述方法各有优缺点，需根据病变的具体情况及术者的经验来选择。

(4)术后监护要点

①评估残余梗阻(四肢血压，股动脉，足背动脉搏动)。

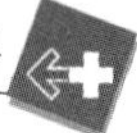

②监测动脉血压，积极防治术后体动脉高血压。

③监护相关术中可能涉及神经损伤的症状、体征。

④肾功能监测，尿量、肌酐等。

⑤注意新生儿、幼婴儿腹部体征，警惕坏死性出血性小肠炎（NEC）发生。

（5）术后并发症及处理

①出血：异常出血可能系吻合口或侧支残端所致。镇静、镇痛，维持患儿安静，控制高血压，必要时进胸止血。

②高血压：术后高血压可能系压力感受器引起反射性高血压或术后肾素大量释放有关，通常暂时性，数日后可恢复正常。治疗措施包括：镇静、镇痛，药物降低外周血管阻力，常应用硝普钠 0.1μg/（kg · min）起用，随其临床效果而调节剂量。有时需静脉内 β 受体阻滞药如艾司洛尔（Esmolol）或洛贝他尔（Labetalol）。如持续高血压则需口服血管紧张素Ⅱ抑制药如卡托普利或倍他洛克（β-blocker），预防脑血管意外发生。

③残余梗阻：新生儿、婴儿术后可发生吻合口残余梗阻（以收缩压价差＞20 mmHg 为标准），通过四肢测量血压及床边 2DE 检查可进一步确证。如病儿临床术后血流动力学稳定，在术后 2 个月可用心导管球囊（balloon）扩张缩窄段。如术后因残余梗阻导致撤机困难则需再手术解决。

④低心排出量综合征：在新生儿及某些婴儿中术后可发生低心排，可能与术前左心功能不全有关。需立即寻找手术残余问题或有无术前漏诊病损。

处理：正性肌力药物应用；联合降低后负荷药物应用，如磷酸二酯酶抑制药（米力农），有助于改善左室壁应力或卡托普利。

⑤损伤主动脉弓附近结构：如手术分离范围过大或粘连较甚，解剖时可损伤邻近组织，如喉返神经、膈神经。其次游离主动脉峡部时可损伤胸导管，术后出现乳糜胸。

⑥脊髓缺血性损害：表现为下肢不同程度瘫痪、截瘫等，发生

率约0.4%,但在新生儿及婴儿中罕见发生。其发生与主动脉阻断时间关系尚不确切,可能与侧支循环很少,以及内在的前脊髓动脉解剖有关。术中保护脊髓方法是预防的主要手段。

术后治疗有难度,重视四肢神经系统常规体检。在侧支循环少的病人中,诱发电位记录及左房转流(bypass),可能减少发生的危险,但其效果不被肯定。

⑦缩窄切开后综合征(postcoarctectomy syndrome):可能是术后肠系膜动脉炎,或系术后搏动性血流,血管损伤,术后血管收缩反射而致。其主要表现为腹痛,腹胀,腹水,发热,白细胞增多,黑粪甚至肠梗死发生。胃肠道严重病变包括溃疡、狭窄、纤维化、吸收障碍。这可发生在严重CoA及高血压病患儿中,而在新生儿中罕见。

治疗:胃肠减压;静脉补液;症状消失后,才能开始肠道喂养。

3. 介入治疗　目前主要是用球囊扩张加血管内支架植入。一般认为,单纯球囊扩张术治疗新生儿期的主动脉缩窄复发率很高。介入治疗用于婴儿及儿童期主动脉缩窄的治疗,其复发率与外科手术治疗相等。外科手术后主动脉缩窄复发的标准治疗方法是球囊扩张术。介入治疗的缺点包括:

(1)因介入治疗未能将动脉导管组织除去,晚期动脉瘤的发生率较高。

(2)一旦动脉瘤出现,由于没有缺血的刺激,侧支循环发育不良,再次手术的截瘫发生率高。

【处方】

对于此类患者无特殊药物治疗。

【注意事项】

主动脉缩窄患儿一旦确诊,如果缩窄处主动脉管腔横截面积小于正常50%或压力阶差>50mmHg,一般5岁内手术,如果出现心衰等症状,则需尽早手术。由于出生2个月内主动脉缩窄有继续纤维化和发展趋势,对于无症状病人,一般不选择在此阶段手术。

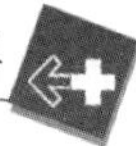

## 六、主动脉窦动脉瘤破裂

主动脉窦壁先天发育不良，缺乏中层弹性组织，长期承受高压血流冲击，逐渐膨出成瘤。后天可继发于主动脉中膜坏死，如梅毒、动脉粥样硬化、心内膜炎、白塞病或穿刺伤。

无冠窦的后方为左、右心房，房间隔前缘正对无冠窦中点；右冠窦的大部分与室间隔及右室流出道为邻，一小部分邻近膜部室间隔及右房；左冠窦后部邻近左房，前部游离。先天性主动脉窦瘤最多发生于右冠窦，其次为无冠窦，左冠窦罕见。窦瘤呈囊袋状，瘤顶薄弱，破裂形成一或多个破口，多破入右室腔或右房。半数合并室缺，多为肺动脉瓣下型缺损，少数合并主动脉瓣关闭不全。

窦瘤突入右室流出道，阻碍右心室血流。瘤体破裂，主动脉血反流至右室或右房，持续 L→R 分流，增加肺血流量和右与左心容量负荷，引发心衰和肺动脉高压。严重度与破口大小和心腔压力有关，右心房压力更低，病情程度重，进展快。

【诊断要点】

1. 临床表现　窦瘤所致右室流出道梗阻未破前多无症状，多发病隐匿，进展缓慢，逐渐出现症状。窦瘤常在剧烈活动时破裂，交通事故或心导管检查等也可成为诱因；在 35%病人中引起急性发作症状，有突发心前区剧痛或上腹痛；伴胸闷、气促、心悸、呼吸困难，甚至发生急性左心衰。45%的患者表现为慢性发病，表现为渐进性的劳力性呼吸困难。20%的患者无症状或较轻的自觉症状。

2. 体征　特征性体征：胸骨左缘 3、4 肋间连续性机器样杂音，常伴震颤，多有周围血管征，如股动脉枪击音、水冲脉。可有右心衰竭体征，如颈静脉怒张、肝大、肝颈静脉回流征阳性。

3. 辅助检查

(1)心电图：电轴左偏，左心室高电压、左心室肥大或双心室肥大。

(2)胸片:肺血增多,肺动脉段突出,心影增大。

(3)超声心动图:病变表现为主动脉窦膨隆呈瘤囊状,舒张期脱入邻近心腔,常为右心室流出道或房间隔下缘,可显示窦瘤破口位置,以及证实分流所到心腔。

【治疗要点】

主动脉窦瘤无论破裂与否均应手术治疗,急性破裂者应积极治疗心衰,尽早手术,合并室主动脉瓣反流需一同矫治。

1. 内科治疗　心衰患者可予短期内科保守治疗,将心功能调整至近期最佳状态,提高手术成功率,缩短术后恢复时间。不应为了改善心功能而延误手术时机。只有及时纠正窦瘤破裂所造成的血流动力学障碍,方能有效缓解心功能损害。对于个别血流动力学严重障碍,特别是合并中、重度 AI,对药物治疗反应差,应及时手术治疗。

2. 外科治疗　手术方法:体外循环心脏停搏,施行心内直视手术。按窦瘤所破入心腔与合并畸形,选择切口,包括主动脉切口、破入的心腔切口或联合切口;在窦瘤颈部环形剪除瘤壁,沿纤维环带垫片针褥式缝合,再连续缝合加固或补片修补;术中一并处理主动脉瓣反流,修补室缺。

3. 介入经导管封堵主动脉窦瘤破口　原则:不影响周围结构(瓣环、主动脉瓣及右冠状动脉),窦瘤破口边缘至主动脉瓣环距离 7 mm,距右冠状动脉开口≥5mm(无冠窦瘤破裂不用考虑此问题),心功能能耐受手术,不合并其他心脏畸形。

【处方】

地高辛　每次 0.125mg,口服,每日 1 次

呋塞米　每次 20mg,口服,每日 1 次

螺内酯　每次 20mg,口服,每日 2 次

【注意事项】

1. 主动脉窦瘤虽为少见疾病,但一旦发生破裂,则病情凶险,

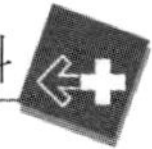

临床上因提高认识，对既往有主动脉瓣病变病史，存在心脏杂音等患者，应仔细检查，明确病因；争取尽早手术机会。

2. 心内分流疾病可以导致 PICCO 监测产生严重误差，对于 PICCO 结果难以判读患者，应仔细分析，并行床边超声等检查。

## 七、法洛四联症

法洛四联症（tetralogy of Fallot，TOF）是一种常见的发绀型先天性心脏病，占先天性心脏病的 10%左右，在发绀型心脏病中居首位，占 50%～90%。1888 年 Fallot 首先对此症的病理解剖及临床表现做了详细的描述，故称为法洛四联症，其包括四种病变：①室间隔缺损；②肺动脉狭窄；③主动脉骑跨；④右心室肥厚。事实上法洛四联症是由于一个单一的解剖异常引起的：心脏胚胎发育时漏斗隔向前向左移位而导致具有特征性的对位不良型室间隔缺损和右室流出道漏斗部狭窄。

法洛四联症因室间隔缺损大，主动脉又骑跨于室间隔缺损之上，在收缩期两心室压力相等，主动脉同时接受左、右心室的排血。主动脉右移骑跨愈多，主动脉接受右室排血愈多，发绀也愈重。另一方面，发绀的轻重还取决于右室流出道阻塞的严重程度及肺动脉的发育情况。对于肺血流梗阻小的病人而言，他们的病理生理改变类似于一个左向右分流的室间隔缺损。这类病人将出现肺循环血量的增加、肺循环与体循环比值增加及充血性心力衰竭症状。这些病人没有或只有少量右向左分流。当肺动脉血流梗阻严重时在心室水平可出现明显的右向左分流。这些患者将出现缺氧症状，血氧饱和度在 70%～80%或更低。尽管有缺氧症状，但是这类患者的生长发育还是基本正常的。介于这两类患者之间的主要是那些肺动脉狭窄刚好抵消了肺充血和肺高压的患者。这类患者可能仅有轻度的缺氧（氧饱和度≈90%）而没有其他症状。主动脉右移骑跨越多，右室流出道越窄，右室负荷就越重，右室严重肥厚者左室常发育差，术后右室及左室均易衰竭。

【诊断要点】

1. 临床表现

(1)发绀:发绀程度和出现早晚与右室流出道狭窄程度和主动脉骑跨程度有关。患儿多在生后3～6个月以后出现发绀,轻症患者在儿童期或成人期才出现发绀。发绀在哭闹与运动时加重,平静休息时减轻,随年龄增长,漏斗部狭窄加重,发绀也随之加重。呼吸困难和乏力:因缺氧,患儿多无力,不吵闹,不善活动。出现发作性缺氧时呼吸困难,发绀加重,昏睡,甚至昏迷,抽搐,死亡。

(2)蹲踞:是四联症的特征性姿势。蹲踞时发绀和呼吸困难减轻,发绀重者蹲踞较频繁。在不会行走的婴儿表现为屈背收腿状态,其机制可能与蹲踞时体循环阻力增加,减少了右向左分流有关。

(3)杵状指(趾)是四联症常见的体征。一般在发绀发生后数月至1～2年出现,缺氧越重,杵状指(趾)越明显。

2. 体征　肋骨左缘第2、3、4肋间可闻及收缩期杂音,如果心脏杂音不明显甚至听不到,说明狭窄严重甚至闭锁。肺动脉瓣第二音减弱甚至消失,肺动脉发育较好的四联症病人,肺动脉瓣第二音正常或略低。

3. 辅助检查

(1)血液常规检查:可见红细胞计数及血红蛋白含量和血细胞比容均显著增高。

(2)X线检查:主要为右心室肥厚表现,肺动脉段凹陷,形成木靴状外形,肺血管纹理减少。

(3)心电图:心电图的主要改变为右心室的肥大与劳损,右侧心前区各导联的R波明显增高,伴有ST段压低与T波倒置,部分患者有右心房肥大的表现,即P波高尖。心电轴常右偏+90°～+210°之间。

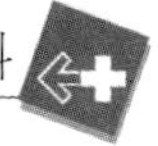

(4)超声心动图检查:可显示右心室肥厚、室间隔缺损及主动脉骑跨。右心室流出道狭窄及肺动脉瓣的情况也可以显示。

(5)磁共振计算机断层显像:显示扩大的升主动脉骑跨于室间隔之上,而室间隔有缺损,肺动脉总干则甚小。右心室漏斗部狭窄,肺动脉瓣瓣环亦可见狭窄。

(6)心导管检查:右心导管检查在本病可有下列发现。

①肺动脉狭窄引起的右心室与肺动脉间的压力阶差改变。分析压力曲线的形态,可帮助判断狭窄的类型。

②心导管可能由右心室直接进入主动脉,或由右心室通过室间隔缺损进入主动脉,从而证实跨位的主动脉和室间隔缺损的存在。

③右心室血氧含量高于右心房,证实有通过室间隔缺损的左至右分流的存在。

④在室间隔缺损较大而主动脉跨位较明显的患者,主动脉、左心室与右心室的收缩压几乎相等。

(7)选择性心血管造影:选择性右心室造影时,可见肺动脉与主动脉同时显影,说明有主动脉骑跨的存在。此外又可显示室间隔缺损的部位与大小、肺动脉口狭窄的情况等。

法洛四联症诊断,一般根据临床表现、体格检查、心电图、胸部X线片和超声心动图等检查即可明确诊断。如右室流出道狭窄严重、肺血管发育差,则应行心导管造影检查,肺动脉与右心室的压力曲线可以确定右心室流出道阻塞的部位和有无肺动脉瓣狭窄,选择性右心室造影可显示右室流出道的形态、左右肺血管发育情况、主动脉骑跨的程度、室间隔缺损的位置和大小。目前多排螺旋CT和MRI因无创、费用低、显像清楚,逐渐取代心导管检查。法洛四联症需要与完全性大血管错位、单心室合并肺动脉狭窄、右室双出口伴肺动脉狭窄、永存动脉干肺动脉细小或无肺动脉和肺动脉狭窄伴室间隔缺损等鉴别。

【治疗要点】

1. 内科治疗

(1)入院后每日吸氧 2 次,每次 30 分钟。

(2)鼓励患者多饮水,每天摄入足够液体,防止脱水;如遇发热、呕吐、腹泻等情况,更要注意失水后血液浓缩,导致脑栓塞,应及时补液。

(3)贫血者易诱发缺氧发作,应积极纠正贫血。

(4)发绀严重者应限制活动量,预防缺氧发作。

(5)缺氧发作时,需吸氧,患儿膝胸卧位,皮下注射吗啡 0.05～0.1mg/kg,静推苏打纠正酸中毒。如症状仍无缓解,可单次推注 0.1～0.25mg 肾上腺素,以提高血压,减少右向左分流。口服普萘洛尔 1～2mg/kg,每日 1 次,能解除右室流出道痉挛,减轻或预防缺氧发作。

(6)完成术前一般准备。

2. 外科治疗　法洛四联症一期根治术:一次解决全部畸形,尽早恢复正常心脏结构,恢复全身氧供,使患儿正常生长发育。

(1)法洛四联症的根治术

①手术指征

a. McGoon 比值≥1.2。

b. Nakata 指数≥150mm$^2$/m$^2$。

c. 左心室舒张末期指数>30ml/m$^2$。

②注意事项:采用此法应注意几个问题。

a. 法洛四联症愈重,则体肺侧支循环愈多,左心引流量就愈大;如果左心引流量极少,与病情不符合者,应及时调整管道,直至引流满意,才能顺利手术。

b. 心肌保护问题也需充分注意,当鼻温降至 32℃时,心包内用冰水及冰屑降温后阻断升主动脉,并立刻灌注心脏停跳液 15ml/kg,以后每 25 分钟再灌注半量。

c. 尽可能地缩短心肌阻断时间,当右室流出道疏通满意,室

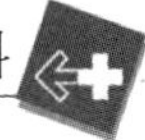

缺补片后即可排出左心气体，开放主动脉阻断钳，上下腔静脉暂不开放，或在右室流出道补片显露困难的部位缝完后开放主动脉阻断钳，在心跳情况下继续缝合右室补片及右心房，这就缩短了心肌缺血时间。

d. 注意右室流出道表面有无异常走行的粗大冠状动脉，探查肺动脉及右室流出道后，方能确定是否需跨环补片。

e. 探查是否有左上腔静脉及动脉导管未闭，这是心脏打开后心内回血多的常见原因。

f. 具体某一病人应在何处切除多少肌肉，需根据各自的病理解剖情况而定。原则上是既要保证右室流出道通畅够用，又不过多地切除肌肉。切除时应有良好的显露，注意勿伤及主动脉瓣、前乳头肌及调节束，防止隔束切除过多致室间隔穿孔。

g. 拉起肺动脉瓣将其交界粘连切开，用大血管钳撑开。肺动脉瓣环及肺动脉狭窄者要剪开瓣环及肺动脉，补片加宽。

(2)法洛四联症姑息术

①手术

a. 冠状动脉畸形，横跨右室流出道。

b. McGoon 比值<1.0。

c. Nakata 指数$<120mm^2/m^2$。

d. 左心室舒张末期指数$<30ml/m^2$。

②法洛四联症的姑息手术方式

a. 改良锁骨下动脉与肺动脉吻合术：主要适用于小婴儿法洛四联症严重缺氧而又伴有前降支发自右冠状动脉并横过右室流出道的冠状动脉畸形。待患儿4—5岁后，再用同种带瓣管道做二期矫治术。该吻合术既保留了经典锁骨下动脉与肺动脉吻合术的优点，既不使肺血过多，从而避免肺动脉高压和肺血管疾病的发生，也消除了因切断锁骨下动脉而造成上肢发育不良等并发症。

b. 右室流出道补片扩大术：该手术属中央型姑息术。在体外循环下，做右室流出道跨瓣环心包补片扩大术，而不关闭室间隔缺损。主要适用于左、右肺动脉严重发育不良的TOF，术中一般加宽至肺动脉最小可接受面积的1/2～2/3。否则术后肺动脉高压，充血性心力衰竭，通常在术后1年左右待左、右肺动脉发育改善后再行二期矫治术。

c. 改良升主动脉与肺动脉分流术（改良Waterston手术）：用一段人工血管将升主动脉与肺动脉连接。适用于婴幼儿，效果好，在二次手术时容易在正中切口拆除。

d. 肺动脉球囊扩张术：此法适用于局限肺动脉瓣水平狭窄，通过适度扩张肺动脉瓣，增加肺血流，促进肺血管发育。但是球囊扩张有诱发缺氧发作、室性心律失常甚至室颤可能。

【处方】

法洛四联症的药物治疗，主要是预防缺氧发作及缓解缺氧发作程度。缺氧发作时可以给予镇静、吸氧、α受体激动药、β受体阻滞药等增加体循环血容量，从而缓解缺氧。

如：艾司洛尔注射液 1mg/kg，静脉注射，即刻

【注意事项】

1. 不要剧烈运动，适当休息，避免劳累过度。

2. 采用高蛋白、高热量、富含维生素的饮食，以便为手术储备足够的能量，但应避免进食过饱。重症孩子吸奶时容易气促乏力而停止吮吸，且易呕吐和大量出汗并诱发缺氧发作，可改用滴管滴入，以减轻体力消耗。

3. 居室内空气要流通，冬天也要定时开窗，室内温度不要过高，并给予足够的饮水量以免患儿出汗、脱水，引起缺氧发作和血栓形成。

4. 保持大便通畅，这对明显青紫型的患儿尤为重要。

5. 不要短时内大量快速输液，以防加重心脏负担，导致心力衰竭。

6. 应随着季节的变换及时增减衣服，如果家人有感染上呼吸

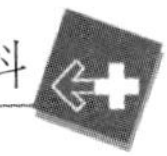

道疾病，应采取隔离措施，平时尽量少带患儿去公共场所。

7. 尽量不使患儿哭闹，减少不必要的刺激，以免引起缺氧发作。

8. 患儿有时在行走或玩耍后会主动蹲下片刻，这是因为蹲踞后可使缺氧症状得到缓解，切不可强行拉起患儿。

9. 一旦患儿有缺氧发作应将患儿下肢屈起，置膝胸卧位，必要时及时送往医院，有条件的马上吸氧。

## 八、慢性缩窄性心包炎

慢性缩窄性心包炎是由于炎症吸收后心包腔内肉芽组织及瘢痕形成，心包增厚、粘连、缩窄甚至钙化，使心脏受压，心脏舒张功能受限，心排血量下降，静脉系统淤血，造成全身血液循环障碍。慢性缩窄性心包炎多数由结核性心包炎所致。由于心脏活动受限，明显限制了心脏的舒张，使心脏的充盈量减少，心室舒张压升高，静脉压升高，静脉血回流受阻，身体各脏器淤血，心排血量下降，动脉压下降；心肌早期可发生失用性萎缩，心肌收缩力减弱，各脏器供血不足，晚期则发生心肌纤维化。

【诊断要点】

1. 临床表现　多数患者没有急性心包炎的病史。最常见的主要症状为呼吸困难、腹部膨胀和下肢水肿。早期多表现为乏力，易于疲乏，随后逐渐出现腹水，下肢水肿出现较晚。重症患者可有发绀。另外可有心前区不适、咳嗽、食欲缺乏、黄疸等表现。

2. 体征　主要是右心功能不全及心包内静脉受压的表现。

(1)颈静脉充盈怒张，有时可见明显搏动；在舒张期怒张的颈静脉突然塌陷是本病的特征。肝-颈静脉征呈阳性。肝脏增大而质坚，一般无压痛。常伴有腹水和胸腔积液，一般以右侧胸腔多见。下肢可有轻中度水肿。

(2)心脏不能充分舒张而导致血流动力学异常：常见收缩压降低、舒张压升高，大多患者的脉压变窄(一般 25mmHg 左右)。

约35%可触及奇脉。

(3)心率快,心音弱而遥远。部分病人可以在心尖区闻及亢进的$S_3$,即所谓"心包叩击音"。有时可闻及$P_2$亢进。

3. 辅助检查

(1)患者由于慢性病程,消化道水肿造成吸收障碍等原因一般均出现不同程度营养不良,血色素降低、血清白蛋白减少,肝功能轻度受累,反复出现腹水。此外,由于各种原因(血液稀释、肾素-血管紧张素系统等紊乱、医源性等)水、电解质紊乱常见。

(2)QRS波呈低电压,P波切迹(宽而分裂),T波平坦或倒置。T波改变和心包狭窄的程度及范围有密切关系,T波改变明显提示心肌损害严重,手术时剥除困难。另外,不完全右束支传导阻滞、房颤、房扑等较为常见。

(3)心脏大小正常或略大,呈三角形者占40%。上腔静脉阴影增宽。左右心缘变直,主动脉弓缩小。可有40%病例示心包钙化(斜位片、侧位片)而有确诊意义。透视时可见心脏不同程度搏动受限,搏动最受限的部位提示该处心包增厚严重,手术中应彻底剥除。

(4)超声心动图可显示心包厚度、钙化和积液,可清楚显示其病变程度和部位,有助于鉴别诊断。

(5)胸部X线片、CT检查发现心包增厚、钙化可以明确诊断。

【治疗要点】

1. 术前给予高热量、高蛋白饮食,补充维生素。积极纠正贫血与低蛋白血症。常规给予心肌能量合剂,以及强心利尿药,必要时给予小剂量多巴胺,注意纠正和防止水、电解质、酸碱失衡,并根据症状的缓解、尿量的多少、肝脏的回缩、腹水的消退等,随时调整治疗方案和用药剂量,以使病人达到最佳的状态,减少或避免手术并发症。术前1～2天适量抽吸胸膜腔和腹膜腔的积液,以改善呼吸和循环功能增加麻醉耐受性。洋地黄类药物术前用量不宜过大,因缩窄未解除,药物不易发挥作用,且排泄障碍,易导致蓄积中毒。有结核活动的病例正规抗结核治疗6～12周,

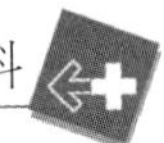

于结核症状完全消失，体温、血象正常后手术最佳，但对于那些在抗结核过程中心脏压迫症状进展迅速，则在积极抗结核治疗下及时进行手术。

2. 手术剥离缩窄心包是唯一有效的方法，因此，缩窄性心包炎的诊断一经明确，即应采取外科手术治疗。理论上心包剥离范围要求切除两侧至膈神经后，上至主、肺动脉心包反折处，下至心包膈面增厚心包，并完全松解左右房室沟及上下腔静脉开口的缩窄环。现多数采用胸骨正中切口，基本上能达到上述心包剥离要求。术中对心肌病变轻、粘连松者，心包切除范围适当扩大。对有心肌萎缩变性严重、心肌功能差，心包剥离要注意适度。对心包钙化严重与心肌粘连紧密剥离困难者，可以残留部分心包。尤其在上下腔静脉、肺动脉入口处形成缩窄环者，对缩窄环剥离要谨慎，因为此处心肌组织薄弱，剥离时容易造成心肌撕裂，出现大出血。对钙化嵌入心肌的小的钙化灶，可以旷置，对粘连严重、剥离确实困难的区域，可作“井”字切开，此方法并不影响疗效。

3. 术中对中心静脉压的测定非常重要。若术中上、下腔静脉压下降满意，可说明心包切除松解范围已适合，反之需继续扩大心包剥脱范围，以中心静脉压 12～14cm$H_2O$ 为准。如中心静脉压不再随心包的切除范围扩大而继续下降，则应考虑心肌萎缩变性严重，心肌功能差，要停止心包剥离。同时术中与麻醉医师良好配合，合理应用正性肌力药物及利尿药。

4. 术后处理

(1)常规监测心率、心电图、血压、中心静脉压和尿量等。

(2)常规应用洋地黄或多巴胺、多巴酚丁胺。给予适当的强心支持，防止急性肺水肿发生。同时可给予米力农改善心脏功能。

(3)严格控制输液量和速度；术后第 1 天出量多于入量，输液以补充胶体液为主，不输或少输晶体液。输液量严格控制，使病人处于轻度脱水状态。

(4)维持水电解质平衡;缩窄性心包炎病人由于长时间大剂量使用利尿药,术后常出现电解质紊乱,尤其是低钾血症,对于一些严重低钾血症病人,可在心电监护下以3‰~30‰高浓度钾溶液缓慢滴入。维持血钾在4.0mmol/L以上可明显减少室性心律失常的发生。

(5)防止严重心律失常发生;严重心律失常多与缺氧、电解质紊乱、手术创伤、伤口疼痛有关,应根据原因予以纠正。

(6)保证氧供;保持呼吸道通畅与良好的气体交换,防止低氧血症。必要时可延迟气管插管拔管。

(7)术后支持治疗;积极纠正贫血与低蛋白血症。

(8)保护肝肾功能;由于长期体静脉压增加,引起肝肾功能受损,术后易出现加重的过程,应加强监测及对应治疗。

(9)对于结核性心包炎应该继续抗结核治疗。

【处方】

地高辛　每次0.125mg,口服,每日1次

呋塞米　每次20mg,口服,每日1次

螺内酯　每次20mg,口服,每日2次

【注意事项】

1. 此类患者多为病史长,慢性消耗严重,心功能不全严重,全身淤血、水肿明显;术前应给予营养支持,强有力的心功能支持以及利尿治疗,必要时应用白蛋白后利尿。

2. 如为结核性心包炎,术前应确认无结核活动,术前及术后充分抗结核治疗。

3. 此类患者术后治疗效果,与病史长短、术前缩窄程度及手术剥除范围均相关,术前应与患者家属充分沟通病情。

## 九、二尖瓣狭窄

临床所见二尖瓣狭窄绝大部分为风湿性,极少部分可为先天性畸形或老年人二尖瓣环钙化累及瓣下及瓣叶。在所有风湿性

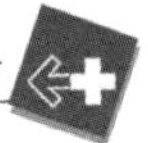

心脏病中，单纯二尖瓣狭窄约占 25%，二尖瓣狭窄合并关闭不全约占 40%。男女患病比例为 1∶2。在风湿性二尖瓣狭窄当中，有急性风湿热病史者仅占一半左右，但其他患者多有反复发作的链球菌性扁桃体炎或咽峡炎史。急性风湿热后至少 2 年才能形成明显的二尖瓣狭窄，需 15～20 年才开始出现临床症状。从症状轻微（心功能Ⅱ级）到症状明显（心功能Ⅲ～Ⅳ级）常需 3～5 年，多数患者在 30—40 岁丧失劳动能力。病情的进展与当地的气候或经济情况密切相关。在热带及亚热带或经济贫困地区病情进展较快，常在 20 岁以前即出现严重症状，而在温带或经济发达地区，进展缓慢的中老年二尖瓣狭窄患者则越来越多见。

【诊断要点】

1. 临床表现　最早出现的症状为夜间阵发性呼吸困难，严重时端坐呼吸；极重者可产生肺水肿，咳嗽，咳粉红色泡沫样痰，多于睡眠或活动后加重，可伴有咳痰，痰中带血，咯血，随着病情进展，出现下肢水肿、尿少时，则呼吸困难可减轻。

2. 体征

(1)二尖瓣面容：两颧紫红色，口唇轻度发绀。心尖区搏动正常或不明显：左室充盈少，心尖部 $S_1$ 亢进，呈拍击性＋开瓣音（在胸骨左缘 3～4 肋间至心尖内上方可闻及）：左室充盈少，提示瓣膜弹性好。

(2)典型体征：心尖区可闻及舒张中、晚期隆隆样杂音，呈递增性。

(3)右心功能不全的患者可伴有颈静脉怒张，肝脏增大，双下肢水肿。

3. 辅助检查

(1)X 线检查，先左心房大，后右心室大。肋隔角可见 Kerley B 线，提示肺淤血。

(2)心电图示：P 波增宽＞0.12 秒，有切迹，右心室肥大；后期可有房颤。

(3)超声心动图:是二尖瓣狭窄的确诊方法。正常二尖瓣,瓣口面积为 4～6$cm^2$。1.5～2.0$cm^2$ 时为轻度狭窄;1.0～1.5$cm^2$ 时为中度狭窄;<1.0$cm^2$ 时为重度狭窄。

【治疗要点】

1. 药物治疗

(1)轻症患者(心功能Ⅱ级),轻度限盐,每日进盐量以<5g 为宜,有时单纯限盐即可有效缓解症状。如效果不明显或心功能Ⅲ级患者,可在限盐的基础上加用口服利尿药。

(2)已出现右心衰竭者,除严格限盐(每日进盐量应<2g)及增加利尿药剂量外,有时尚须使用洋地黄类药物。在利尿药的选择上应掌握缓慢、间歇、小量、联合、交替的原则,根据病情轻重及肾功能选择合理的药物并根据治疗反应进行剂量调整。尽可能应用口服利尿药,且保钾和排钾利尿药合用,同时注意观察诸如电解质紊乱、酸碱平衡失调、血容量不足、低血压,氮质血症、肺通气功能下降等过度利尿所致的并发症及利尿药与其他药物之间的相互作用。在洋地黄类药物当中最常用者为地高辛,常以小剂量(每天 0.125～0.25mg)长期口服,须注意洋地黄类药物毒性反应的出现。

(3)大咯血的治疗原则是迅速降低肺动脉压。让患者取坐位,使用镇静药及强力利尿药多可迅速奏效。止血药往往无效。如咯血量大,血红蛋白含量下降明显,可在严密观察下适当输血。

(4)如呼吸困难系由窦性心动过速所引起,并且不伴有严重肺动脉高压、右心衰竭及低血压时,宜选用β受体阻滞药治疗。后者可通过减慢心室率的作用使左房压下降,从而减轻症状和提高运动耐量。

(5)急性肺水肿治疗:给予半卧位,适当镇静治疗,可应用吗啡注射,给予静脉利尿药,血管扩张药,应用氨茶碱等;必要时机械呼吸功能支持。

(6)房颤,治疗原则是控制心室率,争取恢复窦性心律,预防

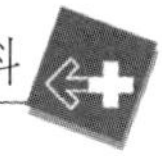

血栓栓塞。

2. 外科治疗　是治疗本病的根本措施，主要适用于二尖瓣口面积<$1.5cm^2$ 并伴有症状的患者。常用手段包括：经皮腔内球囊二尖瓣成形术、二尖瓣闭式分离术、直视分离术和人工瓣置换术。

(1)经皮穿刺二尖瓣球囊分离术：其适应证为单纯二尖瓣狭窄。此方法能使二尖瓣口面积扩大至 $2.0cm^2$ 以上，明显降低二尖瓣跨瓣压力阶差和左心房压力，提高心脏指数，有效地改善临床症状。

(2)二尖瓣分离术：有闭式和直视式两种。

①闭式多采用经左心室进入使用扩张器方法，对隔膜型疗效最好。手术适应证为患者年龄不超过 55 岁，心功能在 2～3 级，近半年内无风湿活动或感染性心内膜炎，术前检查心房内无血栓，不伴有或仅有轻度二尖瓣关闭不全或主动脉瓣病变且左心室不大。合并妊娠而需手术者宜在孕期 6 月以内进行。

②对中度或重度二尖瓣关闭不全；疑有心房内血栓形成；瓣膜重度钙化或腱索明显融合缩短的患者，应行直视式分离术。

(3)人工瓣膜替换术：指征为心功能在 3～4 级，伴有明显二尖瓣关闭不全和(或)主动脉瓣病变且左心室增大；瓣膜严重钙化以致不能分离修补；钙化粥样瘤引起狭窄者。常用机械瓣或生物瓣。机械瓣经久耐用，不致钙化或感染，但须终身抗凝治疗；伴有溃疡病或出血性疾病者忌用。生物瓣不需抗凝治疗，但可因感染性心内膜炎或数年后瓣膜钙化或机械性损伤而失效。

【处方】

地高辛　每次 0.125mg，口服，每日 1 次

呋塞米　每次 20mg，口服，每日 1 次

螺内酯　每次 20mg，口服，每日 2 次

【注意事项】

1. 强调避免增加心脏负荷：防止过度劳累、情绪激动、摄钠过

多、便秘等。如出现呼吸困难、咳嗽、咯血、下肢水肿等情况时，及时就诊。

2. 注意口腔卫生，避免与上呼吸道感染、咽炎病人接触，一旦发生上感、扁桃体炎、咽炎、牙周炎应立即用抗生素治疗。

3. 机械瓣需终身服用抗凝药，并避免核磁共振、理疗等。生物瓣的需抗凝3个月，指导其服药。

4. 加强自我监测，如有皮肤青紫瘀斑、牙龈出血等现象应及时就医。

5. 教会病人自己监测生命体征变化，尤其是自测脉搏。

6. 加强用药指导：如利尿药、强心、抗凝药等，不可自行停药增减药量。

## 十、二尖瓣关闭不全

收缩期二尖瓣关闭依赖二尖瓣装置（瓣叶、瓣环、腱索、乳头肌）和左心室的结构和功能完整，其中任何部分的异常均可导致二尖瓣关闭不全（mitral incompetence）。急性二尖瓣关闭不全：左房、左室容量负荷骤增，左室舒张末压急骤上升，左房压急剧升高，肺淤血，肺水肿。慢性二尖瓣关闭不全：慢性容量负荷过度，左室离心性扩大、肥厚，左室舒张末容量可长期代偿无症状量增加，肺淤血，肺动脉高压、右心衰竭。二尖瓣关闭不全可分为后天性以及先天性两大类。后天性二尖瓣关闭不全，如慢性风湿性心脏病、黏液退行性病变、冠心病乳头肌缺血或坏死、感染性心内膜炎。先天性二尖瓣关闭不全，如单独二尖瓣畸形（少见、复杂、多变，严重）。

【诊断要点】

1. 临床表现　可多年没有症状，一旦出现左心衰，则病情常迅速发展；严重反流时可出现倦怠、乏力等表现。急性关闭不全可出现肺水肿症状，涉及左室对容量负荷过度的代偿机制。左心室可以在很长时间维持正常的前向心搏量，一是因为左心室心肌

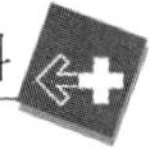

的代偿性扩张与肥厚，增加了左室舒张末容量；其次反流使得左房顺应性增加，利于左室排空，一旦左室心力衰竭，左室舒张末压与左房压明显上升，则出现肺淤血。

2. 体征　心脏杂音，心尖区全收缩期杂音，吹风样。心尖搏动明显，向左下移位，呈抬举性搏动。心尖区全收缩期杂音，伴收缩晚期加强，杂音响度常在 3/6 级或以上，可伴震颤，杂音向左腋下和左肩胛下区传导。

3. 辅助检查

(1)胸部 X 线：急性者心影正常或左心房轻度增大伴明显肺淤血，甚至肺水肿。慢性重度反流常见左心房、左心室增大。慢性重度反流常见左心房、左心室增大、右室增大。

(2)心电图：急性者，多正常；慢性者，左房扩大，左室肥大及非特征性 ST-T 改变；可表现为心律失常、房颤。

(3)心脏彩超：评价左室功能及确定病因。

| 反流分数 | ＜20％ | 轻度反流 |
|---|---|---|
| | 20％～40％ | 中度反流 |
| | 40％～60％ | 中-重度反流 |
| | ＞60％ | 重度反流 |

(4)心导管检查：肺动脉和毛细血管压力升高，心排指数下降。左心室造影：心室收缩时间造影剂反流左心房。

【治疗要点】

1. 急性二尖瓣关闭不全

(1)原则：降低肺静脉压、增加心排血量和纠正病因。

(2)药物：扩血管药、利尿药、洋地黄等。

(3)外科：紧急、择期或选择性手术(人工瓣膜置换术或修复术)。

2. 慢性二尖瓣关闭不全

(1)内科治疗

①预防 IE；风心病者预防风湿活动；积极抗炎治疗。

②无症状、心功能正常者,应定期随访。

③心房颤动者,注意抗凝治疗,控制心室率。

④心力衰竭,积极强心利尿药物治疗,改善心功能治疗。

(2)外科治疗:外科治疗是二尖瓣关闭不全治疗的根本措施;包括瓣膜修补术、人工瓣膜置换术。

①二尖瓣关闭不全的手术适应证:

a. 重度二尖瓣关闭不全伴心功能Ⅲ或Ⅳ级。

b. 心功能Ⅱ级伴心脏大,左室收缩末期容量指数(LVESVI)>30ml/$m^2$。

c. 重度二尖瓣关闭不全,LVEF下降,左室收缩及舒张末期内径增大,LVESVI≥60ml/$m^2$,无症状者也应考虑手术治疗。

②二尖瓣关闭不全手术方式

a. 二尖瓣修复成形术:利用病人自身的组织和部分人工代用品修复二尖瓣装置,使其恢复功能,包括瓣环的重建和缩小。乳头肌和腱索的缩短或延长,人工瓣环和人工腱索的植入,瓣叶的修复等。手术的技巧比较复杂,术中应检验修复效果,看关闭不全是否纠正,如仍有明显关闭不全,则应重新进行二尖瓣替换术。

b. 二尖瓣替换术:二尖瓣严重损坏,不适于施行瓣膜修复术的病例需做二尖瓣替换术。切除二尖瓣瓣叶和腱索,但需沿瓣环保留0.3～0.5cm的瓣叶组织,将人工瓣膜缝合固定于瓣环上。

【处方】

地高辛　每次0.125mg,口服,每日1次

呋塞米　每次20mg,口服,每日1次

螺内酯　每次20mg,口服,每日2次

【注意事项】

1. 急性严重反流伴血流动力学不稳定者,如不及时手术干预,死亡率极高。

2. 二尖瓣关闭不全确诊后内科治疗5年存活率80%,10年60%。年龄>50岁,有明显收缩期杂音和二尖瓣反流、瓣叶冗长

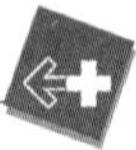

增厚、左心房增大者预后较差。

3. 术前此类患者宜控制活动量、入水量，预防感冒等增加心脏负担的情况出现；出现胸闷、气短、心悸等症状明显加重后及早就医治疗。

## 十一、主动脉瓣狭窄

主动脉瓣狭窄的病因可分为风湿性主动脉瓣病变、先天性主动脉瓣发育异常和退行性主动脉病变。单纯的风湿性主动脉瓣病变很少，常常合并二尖瓣病变。当今，由于风湿热的发病率显著下降，在西方发达国家，风湿性的主动脉狭窄明显低于退行性主动脉瓣病变。而风湿热导致的主动脉狭窄是我国的另外常见病因。主动脉瓣的先天性畸形，是年轻患者主动脉狭窄的主要原因。退行性主动脉瓣病变多发生在年龄超过 65 岁的患者中。主动脉瓣狭窄时，左心室的排出量通过左心室肥厚来维持跨过主动脉瓣较大的压力阶差，这样可以多年不出现左心室排出量的减少。左心室收缩压升高，射血时间延长，舒张压力升高，主动脉内压力降低。左心室收缩压升高和容量负荷增加可导致心脏质量增加，可引起心功能不全和衰竭。左心室收缩压、左心质量和射血时间增加使心肌耗氧量增加。左心射血时间增加使心脏舒张时间（左心灌注时间）减少。左心舒张压升高和主动脉舒张压降低使冠状动脉的灌注压降低，进一步损伤左心室功能。

【诊断要点】

1. 临床表现　三联征（心绞痛、晕厥和心力衰竭）。

（1）心绞痛机制：左心室壁增厚，左心室收缩压↑和射血时间延长，心肌耗氧量↑。左心室肥厚，心肌毛细血管密度相对↓。

左室舒张末期压力↑→压迫心内膜下动脉→心肌供血↓左室舒张末期压力↑→舒张期主动脉-左心室压差↓→减少冠状动脉灌注压→冠脉供血↓AS→主动脉根部流量↓→冠脉供血↓→心绞痛。

(2)晕厥机制:左心排血量↓→脑供血不足→晕厥。

运动可增加心肌工作和$DO_2$↑→心肌缺血加重。

(3)呼吸困难,心力衰竭机制:主动脉狭窄后→左心室射血受阻→左室后负荷↑(阻力增加)→ CO↓。左室后负荷↑→左室舒张末期压力↑→左心室代偿肥厚,伴轻度扩张而代偿,以维持正常的CO→进一部发展→左房压↑→肺淤血→左室功能不全(晚期)。

左房压↑→左心房肥厚→可维持心搏量,但同时加重肺淤血。

2. 体征

(1)心尖搏动有力,抬举样搏动,收缩期震颤,心浊音界正常或稍向左下增大。

(2)外周脉搏减弱(主动脉瓣的射血呈持续性→外周脉搏振幅↓;收缩压↓和舒张压的逐渐↓或不变→脉压变小)。

(3)主动脉的喷射音(短促而响亮的单音。由于AV开放突然向前移动,左室高速血流冲击扩张的主动脉)。

(4)$S_1$后的收缩期喷射性杂音(响亮而粗糙;递增-递减而成菱形于收缩中晚期。狭窄愈重,杂音愈强,菱峰愈靠后。向颈部、锁骨下传导,多数伴收缩期震颤)。

(5)$S_1$正常$S_2$减弱或消失($S_2$成为单一的肺动脉瓣成分)。

(6)$P_2$逆分裂(LV射血时间延长,AV关闭延迟),$S_4$(AS→LV肥厚,顺应性↓→肥厚的LA有力收缩)。

3. 辅助检查

(1)X线检查:左室增大及升主动脉扩张是主动脉瓣狭窄的基本X线征象。

①心影呈“主动脉”型,心脏不大或轻度增大;左室增大,升主动脉中段扩张。

②左室及升主动脉搏动正常。

③肺血管纹理多为正常。

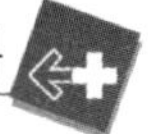

④主动脉瓣区钙化为主动脉瓣狭窄的证据。

(2)心电图:左室肥厚伴 ST-T 改变和各种心律失常。

(3)二维超声心动图:可以探测主动脉瓣异常。显示瓣膜形态及活动度,测量瓣口大小及房、室大小。有助于确定病因。

(4)Doppler:通过测量主动脉瓣的最大血流速度,可计算跨膜压差、瓣口面积。定量狭窄程度。

| 射流速度 | 平均压力解差 | 瓣口面积 | |
|---|---|---|---|
| <3mm/s | <25mmHg | >1.5 $cm^2$ | 轻度狭窄 |
| 3～4mm/s | 25～40mmHg | 1.0～1.5 $cm^2$ | 中度狭窄 |
| >4mm/s | >40mmHg | <1.0$cm^2$ | 重度狭窄 |

【治疗要点】

1. 内科治疗　目的为缓解症状、观察进展、择期手术。

(1)预防感染性心内膜炎、风湿热。

(2)无症状定期复查。

(3)频发房早应给予抗心律失常药物预防房颤,房颤时尽可能复律。

(4)心绞痛小剂量给药。

(5)心衰时限盐+洋地黄、慎用利尿药、禁用小动脉扩张药和β受体阻滞药。

2. 外科治疗　正常人主动脉瓣口面积≥3.0$cm^2$,瓣口面积≤1.0$cm^2$时跨瓣压差显著。

(1)人工瓣膜置换术为治疗成人主动脉瓣狭窄的主要方法。重度狭窄(瓣口面积<0.75$cm^2$或平均跨瓣压差>50mmHg)伴心绞痛、晕厥或心力衰竭症状为手术指征。

(2)无症状的重度狭窄患者,伴有进行性心脏增大和(或)明显左心室功能不全,也应考虑手术。

(3)术后的远期预后优于二尖瓣疾病和主动脉瓣关闭不全的换瓣患者。

3. 经皮主动脉球囊成形术　应用范围局限,主要治疗对象为高龄、有心力衰竭和手术高危患者。

适应证如下。

(1)严重主动脉瓣狭窄的心源性休克者。

(2)严重主动脉瓣狭窄需急诊非心脏手术,因有心力衰竭具有极高手术危险性,可作为过渡治疗措施。

(3)严重主动脉瓣狭窄的妊娠妇女。

(4)严重主动脉瓣狭窄拒绝手术治疗者。

【处方】

地高辛　每次 0.125mg,口服,每日 1 次

【注意事项】

1. 对于主动脉狭窄患者一旦发现中度以上狭窄尽早择期手术,无论出现症状与否。

2. 一旦出现症状,预后不良,出现症状后的平均寿命仅 3 年左右(晕厥 3 年,心绞痛 5 年,心衰<2 年)。

3. 人工瓣膜置换术后存活患者的生活质量和远期存活率显著优于内科治疗的患者。

## 十二、主动脉瓣关闭不全

主动脉瓣关闭不全(AI)常因为瓣膜结构异常,闭合受限,从而导致瓣叶对合不良,于心脏舒张期主动脉内血液返回至左心室,从而继发产生一系列的病理生理的变化,以及心衰、心绞痛、晕厥等临床症状。

【诊断要点】

1. 临床表现

(1)慢性主动脉瓣关闭不全

①早期无症状:对于慢性容量负荷过量,左室代偿力较强,较长时间可无症状,但由于心搏量比较大,可有心悸、心慌、心跳的感受。

②点头(头部血管搏动):由于收缩期搏出量增大,舒张期主

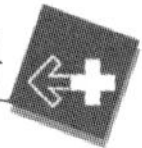

动脉大量反流而致舒张期血压下降,导致脉压增大所致。

③心前区不适或心绞痛:在AI时主动脉瓣反流,舒张压显著下降,从而冠脉供血减少,诱发心绞痛发作←左心室肥厚、扩张、$DO^2$↑。

④左心衰出现后→肺淤血的表现(呼吸困难、端坐呼吸、夜间阵发性呼吸困难)或→全心衰,或→晕厥。

⑤10%猝死(突发的致命性心律失常)。

(2)急性主动脉瓣关闭不全

①轻者可无症状。

②重者出现急性左心衰竭和低血压。

2. 体征

(1)面色常比较苍白。

(2)心前区心尖搏动强烈并向左下移位,呈抬举样。

(3)心浊音界向左下扩大,心腰部下陷呈靴形心。

(4)听诊的特点:胸骨左缘闻及高音调,哈气样,递减型,舒张早、中期杂音,且坐位、前倾、呼气末最清晰;主动脉瓣$A_2$减弱或消失。反流更严重时,心尖部舒张期隆隆样杂音(即Austin-Flint杂音反流的射流阻碍二尖瓣开放导致相对二尖瓣狭窄;左室显著扩张时,二尖瓣环扩张(MI)从而出现心尖区BSM;心衰时,心尖部$S_3$奔马律。

(5)周围血管征

①De Musset征:(点头征)指头部和心动周期一致的规律性点头运动。

②脉压增大:左心室强有力的收缩使动脉收缩压增高;舒张期血流反流入左室,周围血管阻力下降,舒张压下降,从而出现脉压增大。

③水冲脉(water hammer pulse)由于脉压大,触摸时脉搏比正常弹起急促,但下降也快,呈骤起、骤降感。将患者手背抬高过头并紧握其手腕掌面,水冲脉更易触及。

④枪击音 Traube 征(pistol shot sound):肱、股动脉听到"Ta—Ta--"与心搏一致的声音。

⑤Duroziez 征(杜-罗二氏双期杂音):轻压股动脉可听到收缩和舒张双重杂音。

⑥毛细血管搏动征(Qumcke 征):收缩、舒张期可见甲床、口唇黏膜交替出现潮红和苍白。

3. 辅助检查

(1)X-ray:慢性:左室大,心凹下陷,主动脉弓突出,搏动增强,左心衰竭常伴肺淤血。急性病变时常有肺淤血、肺水肿征。

(2)心电图:左心肥厚、劳损,QRS 振幅增高和劳损型 ST-T 改变,电轴可左偏。急性主动脉瓣关闭不全时,无左心肥大,但有缺血的 ST-T 改变。

(3)UCG(超声心动图):LV 增大,LVOT 增宽,主动脉瓣关闭不能合拢,舒张期二尖瓣前叶震颤(敏感性 43%),主动脉瓣舒张期纤细扑动为主动脉瓣叶破裂的特征。一些专家提出,55mm 左室收缩末径是手术能逆转左心室扩张的限度,因此,瓣膜置换术应在心室扩张达到这一限度前进行,但也有疑义,因为手术后 LV 的逆转并不一致。可测 LV-EF、脉冲或彩色多普勒血流,可探及全舒张期高速射血,为最敏感的确定主动脉瓣反流方法,并半定量其严重程度。

结合患者临床症状、查体及心脏彩超检查可以明确诊断。

【治疗要点】

1. 药物治疗

(1)急性主动脉瓣关闭不全的治疗

①急性重度 AI,即使给予特殊的内科治疗,由于肺水肿、室性心律失常、电机械分离或循环衰竭致死是很常见的。因此推荐进行急诊手术干预。

②硝普钠及正性肌力药物如多巴胺或多巴酚丁胺可以增加前向血流及降低左室舒张末压,在术前暂时治疗是有用的。

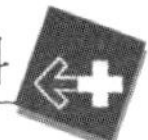

③虽然 beta-B 经常用于主动脉夹层，但这些药物应谨慎应用，因为其在急性 AI 初始将阻断代偿性的心动过速。

④对于 IE 所致急性重度 AI，手术不应推迟，特别是有低血压、肺水肿或有低心排证据时。

⑤IABP 是禁忌证。

(2)慢性主动脉瓣关闭不全的治疗

①预防感染性心内膜炎，及时清除潜在感染病灶，预防新的感染发生。

②梅毒性主动脉炎应予青霉素类药物治疗。

③DBP＞90mmHg 应用降压药控制血压。

④无症状的轻或中度反流者，定期随访，应包括 UCG 检查。ACEI 应用于严重反流和左心室扩张者，即使无症状。

⑤左心衰竭的治疗，强心利尿。

⑥心绞痛的处理。

⑦积极纠正心房颤动和治疗心律失常。

⑧如有感染应及早积极控制。

2. 主动脉瓣关闭不全的外科治疗

(1)瓣膜置换术，人工瓣膜置换术为严重主动脉瓣关闭不全的主要治疗方法。

①适应证

a. 有症状和左心室功能不全。

b. 无症状伴左心室功能低下。

c. 有症状而左心室功能正常者，先试行内科治疗，如无改善，应尽早手术治疗。

②禁忌证：LVEF≤0.15～0.20，LVEDD≥80mmHg 或 LVEDVI≥300ml/$m^2$。

(2)瓣膜修复术，主动脉瓣成形术，对于手术操作要求高，有二次瓣膜置换的可能。

【处方】

地高辛　每次0.125mg，口服，每日1次

呋塞米　每次20mg，口服，每日1次

螺内酯　每次20mg，口服，每日2次

【注意事项】

1. 对于慢性无症状的主动脉瓣关闭不全应间断复诊，随着左心功能不全的出现及早行手术治疗。

2. 对于存在心功能不全的患者，及早行手术治疗，如不及时手术，常死于左心衰竭。

## 十三、冠状动脉粥样硬化性心脏病

冠状动脉粥样硬化性心脏病是指冠状动脉粥样硬化，使血管腔狭窄、阻塞，导致心肌缺血缺氧，甚至坏死而引起的心脏病，它和冠状动脉功能性改变一起，统称冠状动脉性心脏病，简称冠心病，亦称缺血性心脏病。临床分型：隐匿型冠心病、心绞痛型心病、心肌梗死型冠心病、缺血性心肌病型冠心病、猝死型冠心病。

冠心病的发病与年龄、性别、高脂血症、高血压病、糖尿病、吸烟及肥胖、活动少、高热量、高脂饮食早发CHD家族史均相关。

根据冠心病的临床表现形式不同可以分为：无症状性心肌缺血：无症状，但有心肌缺血的客观证据；心绞痛，呈典型的心绞痛发作特征；心肌梗死，冠脉闭塞所致心肌坏死；缺血性心肌病，反复心肌缺血导致心肌纤维化，心脏扩大，主要表现为心力衰竭和心律失常。猝死，心肌缺血导致电生理紊乱，从而导致猝死的发生。

根据临床表现特点不一，又可以分为急性冠脉综合征（ACS）和慢性冠心病。急性冠脉综合征包括：不稳定心绞痛（UA）、非ST段抬高性心肌梗死（NSTEMI）、ST段抬高性心肌梗死（STEMI）、冠心病猝死。慢性冠脉病包括：稳定性心绞痛、X综合征、无症状性心肌缺血、缺血性心肌病。

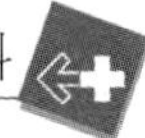

【诊断要点】

1. 稳定性心绞痛

(1)临床表现

①发作性胸痛的特点

a. 部位:胸骨体中段或上段后或心前区,范围手掌大小,界限不清,常向左肩、左臂内侧至小指、颈、咽部或下颌放射。

b. 性质:压迫感、压榨样、紧缩性、烧灼感,偶伴恐惧、濒死感。

c. 诱因:劳力、情绪激动、饱餐、寒冷,在劳力当时发生。

d. 持续时间:3～5 分钟,不少于 1 分钟、不超过 15 分钟。

e. 缓解方法:休息或含服硝酸甘油后 1～2 分钟缓解。

②体征:可伴面色苍白、出冷汗,血压升高、心率增快,可有 $S_3$、$S_4$,一过性心尖部 Sm。

(2)辅助检查

①心电图

a. 常规心电图,心肌缺血——相邻 2 个以上导联 ST 段下斜型或水平型下移,发作间歇恢复正常。静息心电图:多无异常,或有陈旧性 MI、非特异性 ST-T 改变。

b. 发作心电图:ST 段压低,0.1mV、T 波倒置,T 波假性正常化。

c. 心电图运动负荷试验:运动方式:分级活动平板或踏车以年龄预计最大心率或亚极量心率,阳性标准:ST 段水平或下斜型下移≥0.1mV,持续 2 分钟以上。

d. 24 小时动态心电图:记录 24 小时,显示活动和症状出现时的心电图变化。3 个“1”——ST 段下移 1mm,持续时间 1 分钟,间隔时间 1 分钟。

②核素心肌显像:$^{201}$Tl-和$^{99m}$Tc-MIBI 随血流可被心肌细胞摄取,运动或药物负荷核素心肌显像可以显示缺血区、明确缺血的部位和范围大小,可提高检出率。

③胸片:一般正常,无特异性。

④UCG:UCG局限性室壁运动异常提示冠心病。

⑤电子束CT或多排螺旋CT:可检测冠状动脉钙化,CT造影可显示冠状动脉病变及形态,但对狭窄程度判断仍有一定局限。

⑥冠状动脉造影:为冠心病诊断的“金标准”,可以明确冠状动脉有无狭窄、狭窄的部位、程度、范围等,并可据此指导进一步治疗所应采取的措施。结合左心室造影,可以对心功能进行评价。

⑦血管内超声检查:指导介入治疗。

2. 不稳定性心绞痛　劳力性心绞痛以外的缺血性胸痛统称为不稳定型心绞痛(UA)。

临床表现:胸痛的部位、性质与稳定型心绞痛相似,但具有以下特点之一。

①原为稳定型,在1个月内疼痛发作的频率增加,程度加重、时限延长、诱发因素变化,硝酸酯类药物难以缓解。

②1个月之内新发生的心绞痛,较轻的负荷诱发。

③休息或轻微活动即可诱发,发作时ST段抬高的变异型心绞痛也属UA。

【治疗要点】

1. 稳定性心绞痛

(1)药物治疗目的:预防心肌梗死和猝死,改善生存;减轻症状和缺血发作,提高生活质量;在选择药物治疗时,应首先考虑预防心肌梗死和死亡;积极处理危险因素。

(2)发作期治疗:立即休息,停止体力活动,必要时给予镇静药、吸氧。使用作用快的硝酸酯制剂:硝酸甘油0.5mg或异山梨酯5～10mg舌下含化。

机制:扩张冠状动脉→心肌供血↑;扩张周围血管→减轻心脏前、后负荷→心肌氧耗↓。

(3)缓解期治疗:药物治疗。

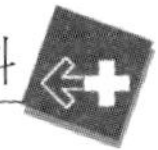

①阿司匹林:已有超过100项随机对照临床试验充分验证可防治动脉粥样硬化性血栓形成,降低SAP者心肌梗死、脑卒中或心血管性死亡。维持剂量:每天75～100mg。主要不良反应:胃肠道出血,阿司匹林过敏不能耐受阿司匹林的患者,可改用氯吡格雷每天75mg作为替代治疗。

②β受体阻滞药:通过降低交感神经活性和抑制RAS,减慢心率、减弱心肌收缩力、降低血压,减少心肌耗氧,缓解心肌缺血和增加运动耐量。β受体阻滞药,只要无禁忌证,应作为稳定性心绞痛的初始治疗药物。目前更倾向于使用选择性$\beta_1$受体阻滞药,如美托洛尔、比索洛尔。注意事项,使用剂量应个体化,从较小剂量开始,逐渐加量至最大耐受剂量,心率不低于50次/分。不宜突然停药。低血压、哮喘、严重心动过缓、二度以上AVB不宜使用。

③调脂治疗

a. 他汀类药物能有效降低TC和LDL-C,降低心血管事件危险,延缓斑块进展、稳定斑块和抗炎等有益作用。

b. 冠心病患者血浆LDL-C目标值应降至＜2.6mmol/L(100mg/dl),如为冠心病极高危患者(确诊冠心病合并糖尿病或急性冠脉综合征),LDL-C目标值＜ 2.07 mmol/L(80mg/dl)。高危或中危患者即使血浆LDL-C水平不高,也应使用他汀类药物使其LDL-C再下降30%～40%。

c. 降脂治疗是病因治疗,对每个冠心病病人都是必须的。应注意监测转氨酶及肌酸激酶。

④硝酸酯类药物

a. 主要用于缓解心绞痛,静脉制剂可用于急性心肌缺血及急性心功能不全。常与β受体阻滞药或非二氢吡啶类钙拮抗药联用治疗慢性稳定性心绞痛,联合用药的抗心绞痛作用优于单独用药。

b. 硝酸甘油:舌下含服或喷雾仅作为心绞痛发作时缓解症状用药,也可在运动前数分钟使用,以减少或避免心绞痛发作。

c. 长效硝酸酯类不适宜用于心绞痛急性发作的治疗，而适宜用于慢性长期治疗。

d. 常用药物有如硝酸异山梨酯、5-单硝酸异山梨酯。

⑤钙拮抗药：扩张冠状动脉、降低血压、抑制心肌收缩、减少心肌耗氧对变异性心绞痛或以冠状动脉痉挛为主的心绞痛，钙拮抗药是一线药物。尤其适用于冠心病合并高血压的患者。常用药物有硝苯地平缓释片、氨氯地平、地尔硫䓬等。

地尔硫䓬和维拉帕米能减慢房室传导，常用于伴有心房颤动或心房扑动的心绞痛患者，但这两种药不应用于已有严重心动过缓、高度房室传导阻滞和病态窦房结综合征患者。

(3)血供重建治疗：主要目的为改善预后和缓解症状。

①经皮冠状动脉介入治疗(PCI)：包括单纯球囊扩张、冠状动脉支架术、冠状动脉旋磨术、冠状动脉定向旋切术等。冠状动脉内支架：是具有相当支撑力的网状管样金属结构。是专为植入冠状动脉内而设计制造的金属支架。利用PTCA技术将支架植入冠状动脉狭窄处。利用支架的金属支撑力消除狭窄来治疗冠心病。

②冠状动脉旁路移植术(CABG)：治疗冠心病的外科手术。

a. 手术方法：取自体血管动脉和(或)静脉，将其两端分别与升主动脉和病变远端的冠状动脉相吻合，形成一跨越病变 的“桥样”供血通道。CABG可改善中危至高危患者预后。

b. 适应证：左主干明显狭窄、3支主要冠状动脉近段明显狭窄、包括左前降支(LAD)近段的2支主要冠状动脉明显狭窄、介入治疗失败者。围手术期死亡率为1%～4%。

2. 不稳定型心绞痛　病情发展常难以预料，必须在医生的监控下动态观察，疼痛发作频繁、难以缓解者需住院治疗；除不溶栓外原则上和心肌梗死一样处理。

(1)休息、心电监护、吸氧、镇静、镇痛。

(2)缓解疼痛：吸入或含化硝酸类药物，必要时静脉注射，变

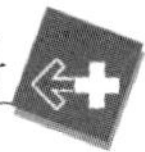

异型可用钙通道阻滞药;尽早应用β受体阻滞药。

(3)抗栓、抗凝治疗:应用阿司匹林、氯吡格雷、肝素/低分子肝素、Ⅱb/Ⅲa受体拮抗药。

(4)介入治疗或CABG。

【处方】

| | | |
|---|---|---|
| 0.9%氯化钠 | 250ml | 静脉滴注,即刻 |
| 单硝酸异山梨酯注射液 | 10mg | |

肠溶阿司匹林　每次0.1g,口服,每日1次

阿托伐他汀　每次20mg,口服,每晚1次

【注意事项】

1. 戒烟:吸烟增加患者心血管死亡率50%,戒烟能降低心血管风险。

2. 运动:运动锻炼能减轻症状、改善运动耐量,减轻缺血程度。建议SAP患者每天运动30分钟,每周运动不少于5天。

3. 控制血压:目标BP<140/90mmHg,糖尿病及慢性肾病者<130/80mmHg,选择降压药时优先考虑β受体阻滞药和ACEI。

4. 调脂治疗:LDL每增加1%,冠脉事件危险性增加2%~3%。

5. 控制血糖:纠正生活习惯及使用降糖药,HbA1c≤6.5%。

6. 控制体重:中国肥胖防治指南BMI≥28kg/$m^2$;腹形肥胖指男性腰围≥90cm,女性≥80cm。减轻体重:控制饮食、活动和锻炼、减少饮酒量。

7. 抗氧化维生素治疗(维生素C、维生素E等):多项试验未能显示目前所用剂量能改善终点事件。

## 十四、心脏黏液瘤

心脏黏液瘤是最常见的心脏肿瘤,占原发性心脏肿瘤的50%。患者年龄多在30—50岁,心脏黏液瘤可发生于心脏各房、

室腔，以左心房最多，占80%。其中发生于房间隔者占75%，发生于右心房者占7%～20%，发生于双心房、右心室、左心室者约占10%。黏液瘤起源于瓣膜组织者极少见。

【诊断要点】

1. 临床表现

(1)血流阻塞现象：左心房黏液瘤最常见的临床症状是由于房室瓣血流受阻引起心悸、气急等，与风湿性二尖瓣病变相类似。体格检查在心尖区可听到舒张期或收缩期杂音，肺动脉瓣区第二音增强。瘤体活动度较大的病例，在病人变动体位时，杂音的响度和性质可随之改变。右心房黏液瘤造成三尖瓣瓣口阻塞时可呈现颈静脉怒张、肝大、腹水、下肢水肿等与三尖瓣狭窄或缩窄性心包炎相类似的症状。体格检查在胸骨左缘第4、5肋间可听到舒张期杂音。

(2)栓塞：黏液瘤可引起体循环血管栓塞。大约50%的栓子累及中枢神经系统的颅内外动脉，发生脑血管意外。右心黏液瘤可引起肺动脉栓塞，出现胸痛及胸膜刺激症状。

(3)全身反应：发热、疲乏、贫血、荨麻疹、小腿肌肉酸痛、关节痛、夜间盗汗、脉管炎、雷诺现象、杵状指(趾)等。

(4)感染：黏液瘤并发感染较为少见，表现为感染性心内膜炎。感染增加了体循环栓塞的机会。黏液瘤并发感染需要急诊手术切除。

2. 体征

(1)左房黏液瘤病人心脏听诊可有心动过速，伴二尖瓣关闭不全时，可闻及收缩期杂音。

(2)黏液瘤病人其心脏杂音的一个重要特点是随体位改变，杂音性质和强度也随之改变。

(3)右心房黏液瘤的体征不明显，在胸骨右下缘可听到舒张期杂音。

(4)右房黏液瘤病人可发现颈静脉怒张，肝淤血肿大，下肢水

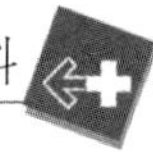

肿，甚至腹水。

3. 辅助检查

(1)X 线：检查常显示左心房、右心室增大、肺部淤血等与二尖瓣病变相类似的征象。

(2)心电图：表现亦与二尖瓣病变相似，但黏液瘤病例很少出现心房颤动。

(3)超声心动图：检查可以看到黏液瘤呈现的能移动的云雾状光团回声波。左心房黏液瘤在左室收缩期时光团位于心房腔内，舒张期时移位到二尖瓣瓣口。超声心动图检查诊断准确率极高。

【治疗要点】

心脏黏液瘤一经确诊，必须积极对待，应尽早手术，避免动脉栓塞和(或)猝死。如有全身症状时，积极处理，尽早手术。

1. 对肿瘤部分阻塞二尖瓣孔，引起急性心力衰竭与急性肺水肿，经短时治疗病情无明显好转或瘤体碎片脱落，引起脑血管或周围血管栓塞，发生偏瘫或肢体活动障碍时，经积极治疗后应尽早手术。

2. 有慢性心力衰竭表现：夜间不能平卧、端坐呼吸、肝大、腹水、下肢水肿，身体虚弱的病例，应积极控制心力衰竭，待病情平稳后再行手术治疗。

3. 黏液瘤病人伴发严重瓣膜阻塞，突发性心搏骤停与暴发性肺水肿，经积极抢救心脏不能复苏，病人处于深昏迷，不宜手术。

4. 黏液瘤发生多发性脑血管栓塞及周围重要脏器血管栓塞，病人处于极度衰竭状态。并有肝肾功能障碍，或胃肠道出血时，不宜手术。

【处方】

地高辛　每次 0.125mg，口服，每日 1 次

呋塞米　每次 20mg，口服，每日 1 次

螺内酯　每次 20mg，口服，每日 2 次

【注意事项】

心脏黏液瘤一旦确诊，应尽早手术摘除肿瘤，以解除动脉栓塞和猝死的威胁，恢复心脏功能。心脏黏液瘤复发率为1%～3%，复发的可能原因为肿瘤切除不彻底，遗留细胞种植，黏液瘤有多中心倾向，患者有家族性或染色体异常等。故术后应定期随诊，并做超声心动图及免疫学检查。

# 第5章

# 普通外科

## 第一节　腹外疝

### 一、腹股沟疝

腹股沟区位于腹前外侧壁，下界为腹股沟韧带，内侧为腹直肌外侧缘，上界为髂前上棘至腹直肌外侧缘的一条水平线，腹股沟疝气就是指发生在这个区域的腹外疝。腹股沟疝分为腹股沟斜疝和腹股沟直疝两种。腹股沟斜疝是最常见的腹外疝，约占腹外疝的95%，儿童及成人均可发生，疝囊可经过腹股沟浅环(皮下环)进入阴囊；腹股沟直疝多见于老年人，疝囊经腹壁下动脉内侧的直疝三角直接由后向前突出，不经过内环，也不进入阴囊。

【诊断要点】

1. 病史　长期腹股沟区肿物突出史。

2. 临床表现

(1)主要症状：腹股沟区出现突出物，在体位变化、咳嗽时出现，可以回纳，可以有下腹部的坠胀感，如果疝囊嵌顿后常无法回纳，同时可以出现腹部绞痛、恶心、呕吐、腹胀等不适。

(2)体征：腹股沟区的突出包块，当疝囊嵌顿时常有明显的触痛。

3. 辅助检查

(1)实验室检查:白细胞计数及中性粒细胞可有增多。

(2)CT 检查:可以清晰地显示疝囊的位置及内容物,应为首选。

(3)彩超检查:可以鉴别诊断鞘膜积液,同时可以明确疝囊及内容物的血流情况。

【治疗要点】

1. 一般治疗　1 岁以内及年老体弱者可以将疝囊回纳后使用医用疝带压迫。嵌顿疝或绞窄性疝需要禁食水、补液。

2. 药物治疗　嵌顿疝或绞窄性疝需要抑酸、抗感染治疗。

3. 手术治疗　首选治疗。

(1)传统疝修补术:疝囊高位结扎、修补薄弱的腹股沟管管壁。

(2)无张力疝修补术:即放置补片,不破坏腹股沟管的解剖结构,手术时间短,术后手术部位疼痛轻。

(3)经腹腔镜疝修补术:目前临床应用较少,未来应有望开展起来。

【处方】

1. 抑酸治疗

| 0.9%氯化钠 | 100ml | 静脉滴注,每天 2 次 |
|---|---|---|
| 奥美拉唑 | 40mg | |

或

| 0.9%氯化钠 | 100ml | 静脉滴注,每天 2 次 |
|---|---|---|
| 泮托拉唑 | 40mg | |

2. 抗感染治疗

| 0.9%氯化钠 | 100ml | 静脉滴注,每天 2 次(需皮试) |
|---|---|---|
| 头孢唑林钠 | 1g | |

或

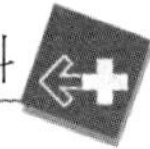

| | | |
|---|---|---|
| 0.9%氯化钠 | 100ml | 静脉滴注，每天 1 次 |
| 左氧氟沙星 | 0.4g | |

和

奥硝唑　0.5g，静脉滴注，每天 1 次

【注意事项】

1. 鞘膜积液透光试验多为阳性，睾丸在积液中间，而腹股沟疝多不能透光，在疝囊后方多可触及实质感的睾丸；精索鞘膜积液牵拉同侧睾丸可见肿块移动；隐睾多无法触及睾丸。

2. 腹股沟疝首选手术治疗。

3. 腹股沟疝在诊治过程中必须准确识别是否存在嵌顿或绞窄情况，及时处理。

## 二、股疝

疝囊通过股环、经股管向卵圆窝突出的疝，称为股疝。股疝的发病率占腹外疝的 3%～5%，多见于 40 岁以上妇女。女性骨盆较宽大、联合肌腱和腔隙韧带较薄弱，以至股管上口宽大松弛而易发病。妊娠是腹内压增高的主要原因。

【诊断要点】

1. 病史　慢性腹股沟韧带下方卵圆窝处半球形的突起病史。

2. 临床表现

(1)主要症状：疝块经常不大，常在腹股沟韧带下方卵圆窝处表现为一半球形的突起。平卧时回纳内容物后，疝块有时不能完全消失，这是因为疝囊外有很多脂肪堆积的缘故。由于疝囊颈较小，咳嗽冲击感也不明显。易复性股疝的症状较轻，常不为病人所注意，尤其肥胖者更易疏忽。一部分病人可在久站或咳嗽时感到患处胀痛，并有可复性肿。

(2)体征：腹股沟韧带下方卵圆窝处可见一半球形的突起。

3. 辅助检查　临床检查及必要的辅助检查如超声检查等。

【治疗要点】

1. 一般治疗　休息，避免过度活动，避免用力呼吸、咳嗽。

2. 药物治疗　对症解痉止痛治疗。

3. 手术治疗　股疝诊断确定后，应及时手术治疗（首选）。对于嵌顿性或绞窄性股疝，更应紧急手术。最常用的手术是 Mc Vay 修补术。此法不仅能加强腹股沟管后壁而用于修补腹股沟疝，同时还能堵住股环而用于修补股疝。另一方法是在处理疝囊后，在腹股沟韧带下方把腹股沟韧带、腔隙韧带和耻骨肌筋膜缝合在一起，借以关闭股环。也可采用无张力疝修补法或经腹腔镜疝修补术。

【处方】

解痉止痛

　阿托品　0.01mg/kg，肌内注射，每 6 小时一次

或 山莨菪碱　0.01mg/kg，肌内注射，每 6 小时一次

或 哌替啶　0.5mg/kg，肌内注射，每 6 小时一次

【注意事项】

股疝最容易发生嵌顿，一旦发生嵌顿，除引起局部明显疼痛外，也常伴有较明显的急性机械性肠梗阻，严重者甚至可以掩盖股疝的局部症状，并可迅速发展成为绞窄性疝。

## 三、脾脏损伤

脾是腹腔脏器最容易受损的器官之一，脾脏损伤的发生率在腹部创伤中可高达 40%～50%，在腹部闭合性损伤中，脾脏破裂占 20%～40%，在腹部开放性损伤中，脾破裂约占 10%。

【诊断要点】

1. 病史　多有腹部直接或间接暴力作用史。

2. 临床表现

（1）主要症状：脾破裂的临床表现以内出血及血液对腹膜的刺激为主要症状，并常与出血量和出血速度密切相关，出血量少

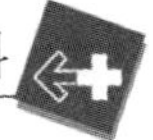

症状轻微者不易诊断，出血量大者可发生休克。由于血液对腹膜的刺激而有腹痛，初起在左上腹，慢慢涉及全腹，但仍以左上腹最为明显。

(2)体征：左上腹压痛、反跳痛，腹肌紧张。

3. 辅助检查

(1)腹腔诊断性穿刺抽得不凝固血液。

(2)实验室检查发现红细胞、血红蛋白和血细胞比容进行性降低。

(3)影像学检查可采用B超、CT、MRI、腹腔镜等检查明确诊断。

【治疗要点】

1. 一般治疗　制动；暂禁食水；不随意注射镇痛药。

2. 药物治疗　补液抗休克治疗；抗生素预防感染治疗。

3. 手术治疗　应根据"脾损伤程度分级"做出相应的治疗方案，具体为Ⅰ级：非手术治疗，粘合凝固止血，缝合修补术。Ⅱ级：缝合修补术，脾部分切除术，破裂捆扎术，脾动脉结扎。Ⅲ级：脾部分切除术，脾动脉结扎。Ⅳ级：全脾切除＋自体脾组织移植。

【处方】

1. 抗休克治疗

生理盐水　1000～2000ml，静脉滴注

或 平衡盐溶液　1000～2000ml

如上述治疗，效果不佳时加用胶体液

羟乙基淀粉　500～1000ml

2. 抗感染治疗

| | | |
|---|---|---|
| 0.9%氯化钠 | 100ml | 静脉滴注，每天2次(需皮试) |
| 头孢唑林钠 | 1g | |

或

| | | |
|---|---|---|
| 0.9%氯化钠， | 100ml | 静脉滴注　每天1次 |
| 左氧氟沙星 | 0.4g | |

和

奥硝唑 0.5g,静脉滴注,每天1次

或

| | | |
|---|---|---|
| 0.9%氯化钠 | 100ml | 静脉滴注,每天1次(需皮试) |
| 头孢曲松钠 | 2.0g | |

【注意事项】

1. 脾破裂出血量少而慢者症状轻微,除左上腹轻度疼痛外无其他明显症状,不易诊断。

2. 脾包膜下裂伤伴包膜下血肿病例,临床表现不典型,腹腔穿刺阴性,诊断时较困难,需予以注意。

## 四、肝脏损伤

肝脏是腹腔内最大的实质性器官,位于右上腹的深部,有下胸壁和膈肌的保护。由于肝脏体积大、质地脆,一旦遭受暴力容易损伤,据统计肝脏损伤占腹部损伤的15%~20%。肝脏损伤时可发生腹腔内出血或胆汁漏,引起出血性休克和(或)胆汁性腹膜炎,后果严重,严重肝损伤死亡率可高达60%以上,必须及时诊断和正确处理。

【诊断要点】

1. 病史 多有腹部直接或间接暴力作用史。

2. 临床表现

(1)主要症状:闭合性损伤如肝脏仅为浅表裂伤时出血量少,有些可以自行停止;而裂伤较深,有些呈不规则星状或甚至严重碎裂,则表现为腹腔内出血及低血容量性休克,患者面色苍白、手足厥冷、出冷汗、脉搏细速,继而血压下降。

(2)体征:血腹可出现轻度腹膜刺激征,如合并胆管断裂,胆汁外漏则有胆汁性腹膜炎体征,引起腹痛、腹肌紧张、压痛和反跳痛。

3. 辅助检查

(1)诊断性腹腔穿刺价值很大,但出血量少时可能有假阴性

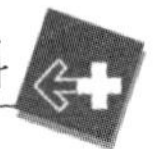

结果，故一次穿刺阴性不能除外内脏损伤。必要时在不同部位、不同时间做多次穿刺，或做腹腔诊断性灌洗以帮助诊断。

(2)B超、CT、MRI检查可清楚地显示肝脏的形态和解剖情况，对肝实质或包膜下裂伤，准确性高。

(3)定时测定红细胞、血红蛋白和血细胞比容，观察动态变化，如有贫血表现提示有内出血。

【治疗要点】

1. 一般治疗　制动；暂禁食水；不随意注射镇痛药。

2. 药物治疗　补液抗休克治疗；抗生素预防感染治疗。

3. 手术治疗　对诊断明确的肝破裂，传统的治疗原则是早期手术治疗，肝外伤手术处理原则是彻底止血、清除失去活力的碎裂肝组织和防止腹腔引流以防止继发感染。

【处方】

1. 抗休克治疗

0.9%氯化钠 1000～2000ml　静脉滴注

或 平衡盐溶液　1000～2000ml

如上述治疗，效果不佳时加用胶体液

羟乙基淀粉　500～1000ml

2. 抗感染治疗

|  |  |  |
| --- | --- | --- |
| 0.9%氯化钠 | 100ml | 静脉滴注，每天2次(需皮试) |
| 头孢唑林钠 | 1g | |

或

|  |  |  |
| --- | --- | --- |
| 0.9%氯化钠 | 100ml | 静脉滴注，每天1次 |
| 左氧氟沙星 | 0.4g | |

和

奥硝唑　0.5g，静脉滴注，每天1次

3. 止血治疗

氨甲环酸　0.5g，静脉滴注，每6小时一次

凝血酶　1kU，肌内注射，即刻

【注意事项】

术前抗休克处理很重要，可以提高伤员对麻醉和手术的耐受性。有些严重肝外伤合并大血管破裂，出血量大，虽经积极快速大量输血仍未能使血压回升和稳定。此时应当机立断，在加紧抗休克治疗的同时进行剖腹，控制活动性出血，休克好转再做进一步手术处理。

## 五、胰腺损伤

相对于其他腹腔实质器官，胰腺损伤发生率比较低，占腹部外伤的1%～2%。交通事故是胰腺损伤的最常见原因，伤员大多为青壮年。

【诊断要点】

1. 病史　多有腹部直接或间接暴力作用史。

2. 临床表现

(1)主要症状：胰腺破损和断裂后，可表现为上腹明显压痛和肌紧张，还可因膈肌受刺激而出现肩部疼痛。

(2)体征：中上腹部受挤压并出现中上腹压痛，尤其是在空腹时中上腹部受挤压，要考虑胰腺损伤。

3. 辅助检查

(1)实验室检查：血清淀粉酶测定是常用的诊断方法，但血和腹腔穿刺液的淀粉酶测定并不可靠，有腹部外伤病史和腹腔穿刺液淀粉酶持续性升高则临床意义很大。

(2)影像学检查：腹部X线、腹部CT、超声检查、ERCP。

【治疗要点】

1. 一般治疗　胃肠减压、禁食。

2. 药物治疗　抗炎、抑酸、生长抑素抑制胰液分泌。

3. 手术治疗

(1)胰颈、体、尾部的严重挫裂伤或横断伤，宜做胰腺近端缝合，远端切除术。

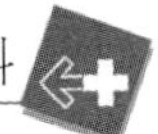

(2)胰腺头部严重挫伤或断裂，为了保全胰腺功能，可结扎头端主胰管、缝闭头端胰体断端处，并行远端与空 Roux-en-Y 吻合术。

(3)胰头损伤合并十二指肠破裂者，必要时可将十二指肠旷置。只有在胰头严重损毁确实无法修复时才施行胰头十二指肠切除。

【处方】

1. 抑酸治疗

| | | |
|---|---|---|
| 0.9%氯化钠 | 100ml | 静脉滴注，每天2次 |
| 奥美拉唑 | 40mg | |

2. 抗感染治疗

| | | |
|---|---|---|
| 0.9%氯化钠 | 100ml | 静脉滴注，每天2次(需皮试) |
| 头孢唑林钠 | 1g | |

或

| | | |
|---|---|---|
| 0.9%氯化钠 | 100ml | 静脉滴注，每天1次 |
| 左氧氟沙星 | 0.4g | |

和

奥硝唑 0.5g 静脉滴注，每天一次

3. 抗炎治疗

乌司他丁 30U，静脉滴注，每8小时一次

4. 抑制胰液分泌

奥曲肽 0.1mg，皮下注射，每8小时一次

生长抑素 静脉滴注，250μg/h

【注意事项】

胰腺位置深且隐蔽，损伤后早期不宜发现，手术探查时也有可能漏诊。胰腺损伤后易并发胰漏，因胰液腐蚀性强，影响消化功能，所以胰腺损伤死亡率较高，应引起临床医师的重点关注。

## 六、胃和十二指肠损伤

### (一)胃损伤

胃损伤常发生于上腹部开放性损伤,以刀刺伤或低速火药枪较多见,也可发生于工伤及交通事故损伤,在上腹部或下胸部穿透性腹部损伤中,尤其枪弹伤胃损伤率较高。饱餐后站立位受伤时,下腹刺伤亦可致胃破裂。

【诊断要点】

1. 病史　多有腹部直接或间接暴力作用史。

2. 临床表现

(1)主要症状:上腹部疼痛,休克症状,恶心、呕吐,呃逆等。

(2)体征:出现压痛、反跳痛及腹肌紧张的腹膜炎表现。

3. 辅助检查　腹腔穿刺检查,X 线、B 超、CT 检查,胃镜检查。

【治疗要点】

1. 一般治疗　禁食水、洗胃、抗休克治疗等。

2. 药物治疗　抗休克、抗感染治疗。

3. 手术治疗　手术探查必须包括胃结肠韧带探查后壁。对于胃前后壁都有穿孔,还应特别注意检查大小网膜附着以防遗漏小的破损。边缘整齐的裂口,止血后可直接缝合;边缘有挫伤或失活组织者,需修整后缝合。广泛损伤者,可行部分切除术,必要时全胃切除,Roux-en-Y 吻合。

【处方】

1. 抑酸治疗

|  |  |  |
|---|---|---|
| 0.9%氯化钠 | 100ml | 静脉滴注,每天 2 次 |
| 奥美拉唑 | 40mg | |

或

|  |  |  |
|---|---|---|
| 0.9%氯化钠 | 100ml | 静脉滴注,每天 2 次 |
| 泮托拉唑 | 40mg | |

2. 抗感染治疗

| | | |
|---|---|---|
| 0.9%氯化钠 | 100ml | 静脉滴注，每天2次(需皮试) |
| 头孢唑林钠 | 1g | |

或

| | | |
|---|---|---|
| 0.9%氯化钠 | 100ml | 静脉滴注，每天1次 |
| 左氧氟沙星 | 0.4g | |

和

奥硝唑 0.5g，静脉滴注，每天1次

3. 抗休克治疗

0.9%氯化钠 1000～2000ml 静脉滴注

或 平衡盐溶液 1000～2000ml，静脉滴注

如上述治疗，效果不佳时加用胶体液

羟乙基淀粉 500～1000ml，静脉滴注

【注意事项】

1. 腹部闭合性损伤时胃很少受累，只有在胃膨胀时偶有发生。上腹部或下腹部穿刺伤应警惕胃十二指肠损伤。

2. 如果胃十二指肠损伤未波及全层，可无明显症状，若破裂即出现剧烈的腹膜刺激征。

3. 手术探查时必须切开胃结肠韧带探查后壁。

**(二)十二指肠损伤**

十二指肠损伤是一种严重的腹内伤，占腹内脏器伤的3%～5%。十二指肠与肝、胆、胰及大血管毗邻，因此，十二指肠损伤常合并一个或多个脏器损伤。十二指肠破裂后可丧失大量肠液、胰液和胆汁，引起腹膜炎、腹壁水肿、出血和坏死，并发症和死亡率极高。

【诊断要点】

1. 病史 多有腹部直接或间接暴力作用史。

2. 临床表现

(1)主要症状：可出现剧烈的腹痛和腹膜炎，或患者在上腹部

疼痛缓解数小时后又出现右上腹或腰背部痛，放射至右肩部、大腿内侧。

（2）体征：上腹部局限性压痛、叩击痛。直肠指检时可在骶前扪及捻发音。

3. 辅助检查　腹腔穿刺和灌洗是一种可靠的辅助诊断方法。X线、B超、CT检查等相关的影像学检查。

【治疗要点】

1. 一般治疗　禁食水、补液、营养支持、胃肠减压等。

2. 药物治疗　抗休克治疗、抗感染治疗。

3. 手术治疗　手术多采用肠破裂修补术，部分严重损伤肠管可切除处理，同时造瘘。

【处方】

1. 抗休克治疗

0.9%氯化钠　1000～2000ml，静脉滴注

或 平衡盐溶液　1000～2000ml，静脉滴注

如上述治疗，效果不佳时加用胶体液

羟乙基淀粉　500～1000ml，静脉滴注

2. 抗感染治疗

|  |  |  |
|---|---|---|
| 0.9%氯化钠 | 100ml | 静脉滴注，每天2次（需皮试） |
| 头孢唑林钠 | 1g | |

或

|  |  |  |
|---|---|---|
| 0.9%氯化钠 | 100ml | 静脉滴注，每天1次 |
| 左氧氟沙星 | 0.4g | |

和

奥硝唑　0.5g，静脉滴注，每天1次

或

|  |  |  |
|---|---|---|
| 0.9%氯化钠 | 100ml | 静脉滴注，每天1次 |
| 头孢曲松钠 | 2.0g | |

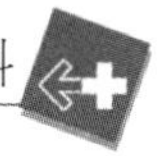

【注意事项】

1. 抗休克治疗和及时恰当的手术处理是治疗的两大关键。

2. 十二指肠损伤的一个特殊类型为十二指肠肠壁间血肿，主要表现为高位肠梗阻，应注意鉴别诊断。

## 七、小肠损伤

小肠及其系膜在腹腔内所占体积大、分布广，小肠缺乏坚强的保护，易受损伤，当外力作用于腹部时，易造成小肠破裂，与腹腔脏器相比，小肠损伤具有隐匿性、多变性、易漏诊等特点，小肠损伤在战时居腹内脏器伤的首位。

【诊断要点】

1. 病史　多有腹部直接或间接暴力作用史。

2. 临床表现

(1)主要症状：持续腹痛伴恶心、呕吐等消化道症状。

(2)体征：小肠破裂、穿孔时，肠内容物外溢，查体可见患者面色苍白、皮肤湿冷、脉搏微弱、呼吸急促、血压下降。可有全腹压痛、反跳痛、腹肌紧张、移动性浊音阳性及肠鸣音消失等。

3. 辅助检查

(1)实验室检查：白细胞计数增加、血细胞比容上升、血容量减少。

(2)腹腔穿刺液检查：镜检白细胞超过每升五万个单位。

(3)其他检查：X线检查、腹腔穿刺、B超检查、CT检查、选择性动脉造影等。

【治疗要点】

1. 一般治疗　维持水电解质稳定、禁食和胃肠减压治疗。

2. 药物治疗　抗生素的应用、感染性休克的治疗。

3. 手术治疗　小肠破裂一旦确诊，应立即进行手术，主要手术方法有三种：肠修补术、肠切除术、肠造瘘术。

【处方】

1. 抗休克治疗

0.9%氯化钠　1000～2000ml，静脉滴注

或 平衡盐溶液 1000～2000ml，静脉滴注

如上述治疗，效果不佳时加用胶体液

羟乙基淀粉 500～1000ml，静脉滴注

2. 抗感染治疗

| | | |
|---|---|---|
| 0.9%氯化钠 | 100ml | 静脉滴注，每天2次(需皮试) |
| 头孢唑林钠 | 1g | |

或

左氧氟沙星　0.4g，静脉滴注，每天1次

和

奥硝唑　0.5g，静脉滴注，每天1次

或

| | | |
|---|---|---|
| 0.9%氯化钠 | 100ml | 静脉滴注，每天1次 |
| 头孢曲松钠 | 2.0g | |

【注意事项】

1. 小肠损伤应注意是否合并肠系膜损伤。

2. 小肠损伤后只有少部分人存在气腹表现，如无气腹表现，并不能否定小肠损伤的存在。

## 八、结肠损伤

结肠损伤发病率仅次于小肠，但因结肠内容物液体成分少而细菌含量多，故腹膜炎出现得较晚，但较严重。一部分结肠位于腹膜后，受伤后容易漏诊，常常导致严重的腹膜后感染。

【诊断要点】

1. 病史　多有腹部直接或间接暴力作用史。

2. 临床表现

(1)主要症状：腹痛、腹胀与恶心呕吐，出现休克等全身症状。

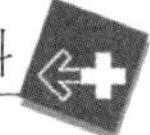

（2）体征：腹部压痛、反跳痛及腹肌紧张；肠鸣音减弱或消失；直肠指诊检查直肠有触痛，摸到血肿或指套上带血。

3. 辅助检查

（1）实验室检查胃血细胞比容降低，血红蛋白、红细胞数下降，白细胞及中性粒细胞计数升高。

（2）X 线腹部平片可以发现膈下游离气体或肠梗阻表现。

（3）诊断性腹腔灌洗术。

【治疗要点】

1. 一般治疗　禁食水、抗生素应用。

2. 药物治疗　抗感染治疗。

3. 手术治疗

（1）单纯修补或切除吻合：结肠损伤的手术最先采用的方法即单纯修补或切除吻合。但当时的手术死亡率高达 90%，以致后来逐渐被外置或造口术所取代。

（2）结肠造口术：造口术包括肠修补加近侧造口；肠切除，两端造口；损伤肠外置造口 3 种。

（3）肠外置：肠外置是将损伤肠段一期进行修补，修补后暂将其置于腹壁。

【处方】

抗感染治疗

| 0.9%氯化钠 | 100ml | 静脉滴注，每天 2 次（需皮试） |
|---|---|---|
| 头孢唑林钠 | 1g | |

或

| 0.9%氯化钠 | 100ml | 静脉滴注，每天 1 次 |
|---|---|---|
| 左氧氟沙星 | 0.4g | |

和

奥硝唑　0.5g，静脉滴注，每天 1 次

或

| | | |
|---|---|---|
| 0.9%氯化钠 | 100ml | 静脉滴注，每天1次 |
| 头孢曲松钠 | 2.0g | |

【注意事项】

结肠内容物液体成分少而细菌含量多，腹膜刺激征出现晚但较严重，一部分结肠位于腹膜后，受伤后容易漏诊，常导致严重的腹膜后感染。

## 九、直肠损伤

直肠上段在盆底腹膜折返之上，下段则在折返之下，它们损伤后的表现是不同的。如损伤在腹膜折返之上，其临床表现与结肠破裂基本相同。如发生在折返之下，则将引起严重的直肠周围间隙感染，但并不表现为腹膜炎，诊断容易延误。

【诊断要点】

1. 病史　多有腹部直接或间接暴力作用史。

2. 临床表现

(1)主要症状：腹痛、便血。

(2)体征：以下腹部为主的压痛及反跳痛；直肠指诊有血，可触及直肠破口。

3. 辅助检查　直肠镜检可明确诊断，此外还可以用X线、CT、B超等相应检查。

【治疗要点】

1. 一般治疗　防治休克；抗感染；纠正水、电解质紊乱。

2. 药物治疗　抗休克药物、抗感染药物。

3. 手术治疗　直肠上段破裂，应剖腹进行修补，如属毁损性严重损伤，可切除后端端吻合，同时行乙状结肠双腔造瘘术，2～3个月后闭合造口。直肠下段破裂时，应充分引流直肠周围间隙以防感染扩散，并应施行乙状结肠造口术，使粪便改道直至直肠伤口愈合。

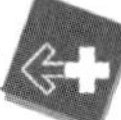

【处方】

1. 抗休克治疗

0.9%氯化钠 1000～2000ml,静脉滴注

或 平衡盐溶液 1000～2000ml,静脉滴注

如上述治疗,效果不佳时加用胶体液

羟乙基淀粉 500～1000ml,静脉滴注

2. 抗感染治疗

| 0.9%氯化钠 | 100ml | 静脉滴注,每天2次(需皮试) |
| --- | --- | --- |
| 头孢唑林钠 | 1g | |

或

| 0.9%氯化钠 | 100ml | 静脉滴注,每天1次 |
| --- | --- | --- |
| 左氧氟沙星 | 0.4g | |

和

奥硝唑 0.5g,静脉滴注,每天1次

【注意事项】

直肠上端在腹膜返折以上,下段在腹膜返折以下,损伤后临床表现不同,处理也不相同,应注意区分。

## 十、腹膜后血肿

腹膜后血肿为腰腹部损伤的常见并发症,可因直接或间接暴力造成。最常见的原因是骨盆及脊柱骨折,其次是腹膜后脏器(肾、膀胱、十二指肠和胰腺等)破裂及其大血管和软组织损伤。因常合并严重复合伤、出血性休克等,死亡率可达35%～42%。

【诊断要点】

1. 病史 多有腹部直接或间接暴力作用史。

2. 临床表现

(1)主要症状:腹痛为最常见症状,部分患者有腹胀和腰背痛,合并出血性休克。

(2)体征:可有腹肌紧张和反跳痛,肠鸣音减弱或者消失。

3. 辅助检查

(1)普通X线检查或双重对比造影:可能揭示导致后腹膜腔出血的一些病变。

(2)B超检查:能发现血肿及腹主动脉瘤。

(3)CT检查:能清楚地显示血肿与其他组织的关系。

(4)血管造影和同位素扫描:能提示出血的位置。

(5)穿刺抽吸可明确诊断。

(6)实验室检查。

【治疗要点】

1. 一般治疗　制动,暂时禁食水、胃肠减压等。

2. 药物治疗　抗休克、抗感染。

3. 手术治疗　由胰腺损伤、十二指肠损伤、腹膜后血肿较大血管损伤、较严重的肾损伤所致中央区腹膜后血肿,需积极手术治疗。应做Kocher切口,向左翻起十二指肠及胰头探查十二指肠第1、2段,切断Treitz韧带,进一步探查十二指肠第3、4段及全胰腺。对不稳定型肾周围血肿伴休克者,首先控制肾蒂再切开筋膜,仔细探明肾损伤程度后酌情处理。骨盆骨折所致的腹膜后血肿若虽经积极抗休克治疗,循环仍不稳定,血肿继续增大,可考虑结扎一侧或双侧髂内动脉。

【处方】

1. 抗休克治疗

　0.9%氯化钠　1000～2000ml,静脉滴注

或 平衡盐溶液　1000～2000ml,静脉滴注

如上述治疗,效果不佳时加用胶体液

　羟乙基淀粉 500～1000ml,静脉滴注

2. 抗感染治疗

　左氧氟沙星　0.4g,静脉滴注,每天1次

　奥硝唑　0.5g,静脉滴注,每天1次

或更高级的广谱抗生素。

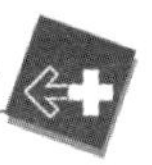

【注意事项】

1. 腹膜后血肿：临床表现并不恒定，常因合并其他损伤而被掩盖。

2. 腹膜后血肿常伴有大血管和内脏的损伤，所以除积极抗感染和休克外，多数需要剖腹探查。

## 十一、急性弥漫性腹膜炎

急性腹膜炎是外科最常见的急腹症，是腹膜和腹膜腔的炎症，其累及整个腹腔称为急性弥漫性腹膜炎，临床上分为原发性腹膜炎和继发性腹膜炎。

【诊断要点】

1. 病史　多有腹腔的炎症感染病史。

2. 临床表现

(1)主要症状：腹痛为最主要表现，程度剧烈，难以忍受，呈持续性。此外还有恶心、呕吐，感染中毒症状、脉搏增快，如脉搏不增反降，说明病情加重。

(2)体征：腹胀，腹式呼吸减弱或消失。腹部压痛、腹肌紧张和反跳痛是腹膜炎的标志体征。

3. 辅助检查

(1)实验室检查：白细胞计数和中性粒细胞比例增高。

(2)影像学检查：立位腹部平片、超声检查、CT 检查。

【治疗要点】

1. 一般治疗　取半卧位体位，对于休克病人取平卧位或头躯干和下肢各抬高 20°的体位。禁食、胃肠减压，纠正水、电解质紊乱，应用抗生素，补充热量和营养支持，吸氧。

2. 药物治疗　镇静、镇痛；应用抗感染药物。

3. 手术治疗　原发病的处理：不能确定原发病变源于哪个脏器，以右旁正中切口为好，开腹后可向上下延长。如曾做过腹部手术，可经原切口或在其附近做切口。彻底清洁腹腔：开腹后立即用吸引器吸净腹腔内的脓液及渗出液，清除食物残渣、粪便和异物等。充分引流：要把腹腔内的残留液和继续产生的渗液通过引流物排出体外，以减轻腹腔感染和防止术后发生腹腔脓肿。术后处理：继续禁食、胃肠减压、补液、抗生素应用及营养支持，保证引流管通畅。

【处方】

1. 解痉止痛

阿托品　0.01mg/kg，肌内注射，每6小时一次

或 山莨菪碱　0.01mg/kg，肌内注射，每6小时一次

或 哌替啶　0.5mg/kg，肌内注射，每6小时一次

2. 抗感染治疗

左氧氟沙星　0.4g，静脉滴注，每天1次

奥硝唑　0.5g，静脉滴注，每天1次

或

|  |  |  |
| --- | --- | --- |
| 0.9%氯化钠 | 100ml | 静脉滴注，每天1次 |
| 头孢曲松钠 | 2.0g | |

【注意事项】

1. 原发性腹膜炎，腹腔内无原发病灶，致病菌多为溶血性链球菌、肺炎双球菌、大肠埃希菌等。

2. 继发性腹膜炎多由腹腔内脏器病变引发，致病菌多为肠道内菌群，以大肠埃希菌多见。

3. 腹膜炎治愈后，腹腔内多有粘连，后期可能会出现机械性肠梗阻。

## 十二、腹腔脓肿

腹腔脓肿是指腹腔内某一间隙或部位因组织坏死液化，被肠曲、内脏、腹壁、网膜或肠系膜包裹，形成局限性脓液积聚。包括膈下脓肿、盆腔脓肿和肠间脓肿。引起继发性腹膜炎的各种疾病、腹部手术和外伤均可引起本病。分为膈下脓肿、盆腔脓肿、肠

间脓肿。

【诊断要点】

1. 病史　多有腹腔或盆腔的感染或外伤病史。

2. 临床表现

(1)主要症状

①全身症状：发热，初为弛张热，脓肿形成后呈持续高热，也可为中等程度的持续发热。脉率增快，舌苔厚腻。逐渐出现乏力、衰弱、盗汗、厌食、消瘦等。

②局部表现：膈下脓肿部位可有持续钝痛，深呼吸加重。疼痛常位于近中线的肋缘下或剑突下。脓肿刺激膈肌可引起呃逆。膈下感染可引起胸膜、肺反应，出现胸腔积液或肺不张，病人常出现咳嗽、胸痛。盆腔脓肿常伴有尿频、里急后重及直肠排黏液等膀胱、直肠刺激征象。肠间脓肿有腹胀、腹痛等症状。

(2)体征：局部压痛和叩痛，膈下脓肿相应部位肋间的皮肤水肿。盆腔脓肿直肠指诊可发现肛门括约肌松弛，在直肠前壁可有触痛、有时有波动感的包块。

3. 辅助检查

(1)X 线：膈下脓肿显示胸膜反应、胸腔积液、肺下叶部分不张等。膈下可见占位阴影。腹部立位 X 线平片可见肠壁间距增宽及局部肠管积气，也可见小肠液-气平面。

(2)超声或 CT 检查对膈下脓肿的诊断及鉴别诊断帮助较大。

【治疗要点】

1. 一般治疗　补液、腹部热敷、温热盐水灌肠和物理透热等、营养支持、纠正水电解质紊乱等。

2. 药物治疗　抗休克、抗感染治疗。

3. 手术治疗　经皮穿刺置管引流术：优点是创伤小，可在局麻下施行，一般不会污染游离腹腔，引流效果好。切开引流：目前已很少使用。术前借助超声和 CT 检查确定脓肿的部位，根据脓肿所在部位选择适当的切口。

【处方】

1. 抗休克治疗

0.9%氯化钠 1000～2000ml,静脉滴注

或 平衡盐溶液 1000～2000ml,静脉滴注

如上述治疗,效果不佳时加用胶体液

羟乙基淀粉 500～1000ml,静脉滴注

2. 抗感染治疗

|  |  |  |
| --- | --- | --- |
| 0.9%氯化钠 | 100ml | 静脉滴注,每天2次(需皮试) |
| 头孢唑林钠 | 1g | |

或

|  |  |  |
| --- | --- | --- |
| 0.9%氯化钠 | 100ml | 静脉滴注,每天1次 |
| 左氧氟沙星 | 0.4g | |

和

奥硝唑 0.5g,静脉滴注,每天1次

或

|  |  |  |
| --- | --- | --- |
| 0.9%氯化钠 | 100ml | 静脉滴注,每天1次 |
| 头孢曲松钠 | 2.0g | |

【注意事项】

1. 盆腔处于腹腔的最低位,腹腔内的炎性渗出物或脓液易积聚于此而形成脓肿。盆腔脓肿是严重的盆腔炎性疾病。已婚妇女患者可经后穹窿穿刺抽脓,有助于诊断和治疗。B超、CT检查有助于明确诊断,并可显示脓肿的位置和大小。

2. 肠间脓肿是指脓液被包围在肠管、肠系膜和网膜之间的脓肿。脓肿可能是单发的,也可能是多个大小不等的脓肿。如脓肿周围广泛粘连,可发生不同程度的粘连性肠梗阻。

3. 对于非手术治疗无效或发生肠梗阻患者,应考虑解剖探查解除梗阻,清除脓液并进行引流术。此病进行手术时,容易分破肠管造成肠瘘,故手术必须小心、仔细。

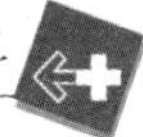

# 第二节　胃、十二指肠疾病

## 一、急性胃、十二指肠溃疡穿孔

胃溃疡和十二指肠溃疡穿透组织浆膜层而达游离腹腔即可致急性穿孔，是胃十二指肠溃疡严重的并发症。起病急，变化快，病情重，需要紧急处理。

【诊断要点】

1. 病史　胃溃疡和十二指肠溃疡病史。

2. 临床表现

(1)主要症状：患者突发上腹部剧痛，呈"刀割样"，腹痛迅速波及全腹。病人面色苍白、出冷汗。常伴有恶心、呕吐。严重时可有血压下降。

(2)体征：体检见病人表情痛苦，取屈曲体位，不敢移动。腹式呼吸减弱或消失，全腹压痛，但以穿孔部位为著。腹肌紧张呈"板状腹"，反跳痛明显。肠鸣音减弱或消失。叩诊肝浊音界缩小或消失，可闻及移动性浊音。

3. 辅助检查　实验室检查白细胞计数升高，立位X线检查膈下可见新月状游离气体影。

【治疗要点】

1. 一般治疗　持续的胃肠减压、补液维持水、电解质平衡。

2. 药物治疗　抗生素、或质子泵拮抗药等。

3. 手术治疗

(1)穿孔修补术：是治疗溃疡穿孔的主要手段，行单纯修补的病例，效果满意，但术后要加强抑酸药和抗感染治疗。

(2)腹腔镜溃疡穿孔修补术：适用于急性穿孔，腹腔内渗液不多，术前患者腹膜炎症状不重，仅上腹疼痛、压痛，患者年轻；全身状况较好，能耐受人工气腹。

【处方】

1. 抑酸治疗

| | | |
|---|---|---|
| 0.9%氯化钠 | 100ml | 静脉滴注,每天2次 |
| 奥美拉唑 | 40mg | |

或

| | | |
|---|---|---|
| 0.9%氯化钠 | 100ml | 静脉滴注,每天2次 |
| 泮托拉唑 | 40mg | |

2. 抗感染治疗

| | | |
|---|---|---|
| 0.9%氯化钠 | 100ml | 静脉滴注,每天2次(需皮试) |
| 头孢唑林钠 | 1g | |

或

| | | |
|---|---|---|
| 0.9%氯化钠 | 100ml | 静脉滴注,每天1次 |
| 左氧氟沙星 | 0.4g | |

和

奥硝唑　0.5g,静脉滴注,每天1次

【注意事项】

是否行急诊根治性手术,应根据根治性手术的必要性和患者耐受手术的可能性决定。根治性手术的死亡率不高于穿孔修补术或非手术治疗。

## 二、胃、十二指肠溃疡大出血

胃、十二指肠溃疡大出血是指引起明显出血症状(出血量＞1000ml),并有失血性休克表现的大出血,表现为大量呕血、便血、皮肤苍白、尿少等低血容量性休克表现。

【诊断要点】

1. 病史　胃、十二指肠溃疡病史。

2. 临床表现

(1)主要症状:呕血和柏油样黑粪是胃、十二指肠溃疡大出血的主要表现。呕血为鲜红色或咖啡样。多数患者表现只有黑粪

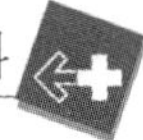

而无呕血。如出血迅速可呈色泽较鲜红的血便。失血量在1000ml以上,可出现心悸、恶心、出冷汗、口渴。当出血量大于1500ml,便可发生低血压,患者可有眩晕、无力、口干、腹胀或腹痛,肠蠕动增强,并有苍白、出冷汗、脉搏细数、血压下降,甚至晕倒。

(2)体征:出血时病人通常无明显腹部体征。由于肠腔内积血,刺激肠蠕动增强,肠鸣音增强。

3. 辅助检查

(1)实验室检查:红细胞计数、血红蛋白和血细胞比容的连续检测可帮助评估出血量和速度。

(2)胃镜检查可明确出血部位和原因。

【治疗要点】

1. 一般治疗　禁食水,补液,留置鼻导管给予生理盐水冲洗胃腔,清除凝血块,直至胃液变清。

2. 药物治疗　止血药(巴曲酶)、静脉给予PPI或$H_2$受体拮抗药、生长抑素(奥曲肽)等。

3. 手术治疗　包括溃疡在内的胃大部切除术。如术前未经内镜定位,术中可切开胃前壁,明确出血溃疡部位,以非吸收缝线缝扎止血同时检查是否有其他出血性病灶。对十二指肠后壁穿透性溃疡出血,先切开十二指肠前壁,贯穿缝扎溃疡底的出血动脉,再行选择性迷走神经切断加胃窦切除或加幽门成形术,或做旷置溃疡的毕Ⅱ式胃大部切除术外加胃十二指肠动脉、胰十二指肠上动脉结扎。重症患者难以耐受较长时间手术者,可采用非吸收缝线溃疡底部贯穿缝扎止血。

【处方】

1. 抑酸治疗

|  |  |  |
|---|---|---|
| 0.9%氯化钠 | 100ml | 静脉滴注,每天2次 |
| 奥美拉唑 | 40mg | |

或

| | | |
|---|---|---|
| 0.9%氯化钠 | 100ml | 静脉滴注，每天2次 |
| 泮托拉唑 | 40mg | |

2. 止血治疗

氨甲环酸　0.5g，静脉滴注，每6小时一次

凝血酶　1kU，肌内注射，即刻

奥曲肽 0.1mg，皮下注射，每8小时一次

或 生长抑素　静脉滴注，每小时250μg

3. 抗休克治疗

0.9%氯化钠　1000～2000ml，静脉滴注

或 平衡盐溶液　1000～2000ml，静脉滴注

如上述治疗效果不佳时加用胶体液

羟乙基淀粉 500～1000ml，静脉滴注

【注意事项】

胃、十二指肠溃疡大出血治疗重点在于积极补液抗低血容量休克，应用止血药物，必要时输入血液制品，只有在积极纠正休克后才考虑进一步手术止血治疗。

## 三、胃、十二指肠溃疡瘢痕性幽门梗阻

胃、十二指肠溃疡患者因幽门管、幽门溃疡或十二指肠球部溃疡反复发作形成瘢痕狭窄，合并幽门痉挛水肿可以造成幽门梗阻。

【诊断要点】

1. 病史　胃十二指肠溃疡病史。

2. 临床表现

(1)主要症状：主要表现为腹痛和反复呕吐。病人初期症状表现为上腹部胀和不适，阵发性上腹痛，同时伴有嗳气、恶心。随着症状加重，出现腹痛和呕吐，呕吐物为宿食，有腐败酸臭味，不含胆汁。当出现脱水时，可见皮肤干燥、皱缩、弹性降低、眼眶凹陷。

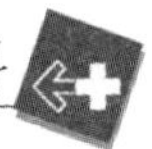

(2)体征:营养不良,空腹时上腹隆起,可见胃蠕动波及上腹部振水音。当有碱中毒低血钙时,耳前叩指试验和上臂压迫试验均可为阳性。

3. 辅助检查　主要依靠胃镜检查明确诊断。

【治疗要点】

1. 一般治疗　放置胃管,进行胃肠减压和引流。高渗温盐水洗胃,以减轻胃壁水肿。同时补充液体、电解质,维持酸碱平衡和营养。

2. 药物治疗　PPI、$H_2$受体拮抗药。

3. 手术治疗　非手术治疗症状未能缓解,可考虑手术治疗。术前需进行准备,全身情况如脱水、贫血需要纠正。胃壁水肿需要改善。手术目的是解除梗阻、消除病因,因此首选胃大部切除术。

【处方】

抑酸治疗

| | | |
|---|---|---|
| 0.9%氯化钠 | 100ml | 静脉滴注,每天2次 |
| 奥美拉唑 | 40mg | |

或

| | | |
|---|---|---|
| 0.9%氯化钠 | 100ml | 静脉滴注,每天2次 |
| 泮托拉唑 | 40mg | |

【注意事项】

1. 胃、十二指肠溃疡瘢痕性幽门梗阻患者大量呕吐,水、电解质紊乱严重,应首选积极补液治疗及胃肠减压处理。

2. 手术处理,此病时应积极处理胃、十二指肠原发疾病。

## 四、胃癌

胃癌是源自胃黏膜上皮的恶性肿瘤,占胃恶性肿瘤的95%,是威胁人类健康的常见疾病之一。

【诊断要点】

1. 病史　患者多有胃炎、消化道溃疡病史。

2. 临床表现

(1)主要症状：早期无明显症状，部分患者可出现上腹部饱胀不适或隐痛、泛酸、嗳气、恶心、食欲减退、呕吐，偶有呕血、黑粪等，其中上腹部不适为最常见症状。

(2)体征：早期胃癌多无明显体征，部分患者可有贫血或上腹部压痛。贫血、上腹部压痛和腹块是进展期胃癌最常见体征。

3. 辅助检查

(1)纤维胃镜检查：能够直接观察胃黏膜病变的部位和范围。

(2)X线钡剂检查：是目前诊断胃癌最常用方法。

(3)其他影像学检查：螺旋CT检查在评价胃癌病变范围、局部淋巴结转移和远处转移方面具有较高的价值。

(4)其他检查：细胞脱落学检查。

【治疗要点】

1. 一般治疗　胃肠减压，补液纠正水电解质紊乱，营养支持。

2. 药物治疗　抑酸治疗，根治幽门螺杆菌治疗。

3. 手术治疗

(1)根治性手术：原则为彻底切除胃癌原发灶，按临床分期标准清除胃周围的淋巴结，重建消化道。

(2)姑息性手术：是指原发灶无法切除，针对由于胃癌导致的梗阻、穿孔、出血等并发症状而做的手术，如胃空肠吻合术、空肠造口、穿孔修补术等。

【处方】

1. 抑酸治疗

| | | |
|---|---|---|
| 0.9%氯化钠 | 100ml | 静脉滴注，每天2次 |
| 奥美拉唑 | 40mg | |

或

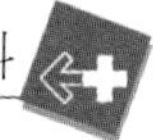

| | | |
|---|---|---|
| 0.9%氯化钠 | 100ml | 静脉滴注,每天2次 |
| 泮托拉唑 | 40mg | |

2. 抗幽门螺杆菌治疗

奥美拉唑　40mg,口服,每天1次

或 枸橼酸铋钾　480mg,口服,每天1次

和 克拉霉素　500mg,口服,每天2次

和 阿莫西林　1000mg,口服,每天2次

或 甲硝唑　400mg,口服,每天2次

【注意事项】

1. 胃癌的化疗可用于根治手术的术前、术中和术后,以延长生存期。

2. 胃癌的其他治疗包括放疗、免疫治疗、靶向治疗、中医中药治疗等。

## 五、胃淋巴瘤

原发性胃淋巴瘤是结外型淋巴瘤中最常见者,占胃恶性肿瘤的3%～5%,仅次于胃癌而居第二位。发病年龄以45－50岁居多。男性发病率较高。病因尚不清楚,幽门螺杆菌感染与胃的黏膜相关淋巴样组织淋巴瘤发病密切相关,几乎所有胃淋巴瘤病人的胃黏膜上均发现Hp。

【诊断要点】

1. 病史　部分患者有淋巴瘤病史。

2. 临床表现

(1)主要症状:早期症状无特异性,常误诊为胃溃疡和胃癌。最常见的症状为上腹痛,可伴有恶心、呕吐、体重下降、消化道出血、贫血等表现。

(2)体征:上腹部可触及肿块,少数病人可有不规则发热。

3. 辅助检查　X线钡剂、胃镜检查、内镜超声检查、CT检查。

【治疗要点】

1. 一般治疗　胃肠减压，补液纠正水电解质紊乱，营养支持。

2. 药物治疗　早期低度恶性胃黏膜相关淋巴瘤可采用抗幽门螺杆菌治疗，清除幽门螺杆菌后，肿瘤一般4～6个月消退，有效率可达60%～70%。抗生素治疗无效的病例可能存在潜在的高度恶性的病灶，可选择放、化疗。

3. 手术治疗　手术治疗胃淋巴瘤有助于准确判断临床病理分期，病变局限的早期病人可获根治机会。姑息性切除也可减瘤，结合术后化疗而提高疗效、改善预后。可防止病程中可能出现的出血和穿孔等并发症。

【处方】

1. 抑酸治疗

|  |  |  |
|---|---|---|
| 0.9%氯化钠 | 100ml | 静脉滴注，每天2次 |
| 奥美拉唑 | 40mg | |

或

|  |  |  |
|---|---|---|
| 0.9%氯化钠 | 100ml | 静脉滴注，每天2次 |
| 泮托拉唑 | 40mg | |

2. 抗幽门螺杆菌治疗

奥美拉唑　40mg，口服，每天2次

或 枸橼酸铋钾　480mg，口服，每天1次

和 克拉霉素　500mg，口服，每天2次

和 阿莫西林　1000mg，口服，每天2次

或 甲硝唑　400mg，口服，每天2次

【注意事项】

1. 胃淋巴瘤分为霍奇金淋巴瘤和非霍奇金淋巴瘤两种，其中后者占大多数，以B细胞淋巴瘤为多见。

2. 胃淋巴瘤早期症状多无特异性，常被误诊为胃溃疡或胃癌等疾病，早期误诊率高达90%以上，所以临床医师除了关注患者的腹部体征外，还应注意观察患者有无浅表淋巴结肿大等其他腹

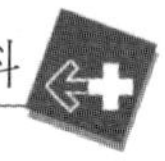

部外症状和体征。

3. 根治幽门螺杆菌治疗一般为 7 天疗程，但国外有报道认为 10 天疗程优于 7 天，而 14 天又优于 10 天。

## 六、胃肠道间质瘤

胃肠道间质瘤是消化道最长的间叶源性肿瘤，占消化道肿瘤的 1%～3%，其中 60%～70% 发生在胃，20%～30% 发生在小肠，10% 发生在结、直肠，也可发生在食管、网膜和肠系膜等部位。

【诊断要点】

1. 病史　患者可有长期消化道出血病史。

2. 临床表现

(1)主要症状：瘤体小时症状不明显，可有上腹部不适或类似溃疡病的消化道症状；肿瘤浸润到胃肠道腔内常有消化道出血表现：小肠的间质瘤易发生肠梗阻；十二指肠间质瘤可压迫胆总管引起梗阻性黄疸。

(2)体征：部分肿瘤较大的患者可触及腹部活动肿块、表面光滑、结节或分叶状。

3. 辅助检查

(1)实验室检查：患者可出现贫血、低蛋白血症，大便隐血阳性。

(2)影像学检查。①胃镜及超声胃镜检查：对于胃 GIST，胃镜可帮助明确肿瘤部位及大小。超声内镜对于胃外生性肿瘤可协助诊断，协诊 GIST 位置、大小、起源、局部浸润状况、转移等。部分患者可获得病理学诊断。②CT 检查：发现肿瘤多呈圆形或类圆形，少数呈不规则形。

(3)18 氟脱氧葡萄糖的 PET 检查：对早期转移或者复发比 CT 敏感，并且在评估肿瘤对化疗药物的反应时明显优于其他物理学检查方法。

(4)病理活检：可以明确肿瘤病理类型。

【治疗要点】

1. 一般治疗　胃肠减压，补液纠正水电解质紊乱，营养支持。

2. 药物治疗　抑酸、止血治疗。

3. 手术治疗　一旦胃肠道间质瘤被确诊，早期进行外科手术是治疗原发胃肠间质瘤最主要的治疗方式，而且完全切除是胃肠道间质瘤外科治疗的关键。

【处方】

1. 抑酸治疗

| | | |
|---|---|---|
| 0.9%氯化钠 | 100ml | 静脉滴注，每天2次 |
| 奥美拉唑 | 40mg | |

或

| | | |
|---|---|---|
| 0.9%氯化钠 | 100ml | 静脉滴注，每天2次 |
| 泮托拉唑 | 40mg | |

2. 止血治疗

氨甲环酸　0.5g，静脉滴注，每6小时一次

或 凝血酶　1kU，肌内注射，即刻

或 奥曲肽　0.1mg，皮下注射，每8小时一次

或 生长抑素　静脉滴注，每小时250μg

3. 补液治疗

0.9%氯化钠　1000～2000ml，静脉滴注

或 平衡盐溶液　1000～2000ml，静脉滴注

【注意事项】

1. 胃肠间质瘤主要转移途径为血行转移，常见器官为肝脏，其次为肺脏，淋巴结转移不多见。30%的胃肠间质瘤为恶性，其余的也被认为具有恶性倾向。

2. 胃肠间质瘤多数患者以上消化道出血为第一症状就诊，有时出血量较大，需要急诊手术治疗。

3. 胃肠间质瘤对传统化疗药物不敏感，根治性手术后患者无需进行传统化疗。CD117阳性患者对伊马替尼有较好的疗效。

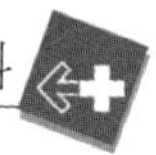

## 七、胃良性肿瘤

良性肿瘤占全部胃肿瘤的 2%左右。按其组织来源分为黏膜上皮细胞良性肿瘤和间叶组织良性肿瘤。

【诊断要点】

1. 病史　一般无明显病史。

2. 临床表现

(1)主要症状:上腹部不适、饱胀感或腹痛;上消化道出血;位于贲门或幽门的肿瘤可引起不完全梗阻等。

(2)体征:腹部肿块,较大的良性肿瘤上腹部可扪及肿块。

3. 辅助检查　X 线钡剂检查、胃镜、超声及 CT 检查等有助于诊断。

【治疗要点】

1. 一般治疗　注意饮食规律,避免暴饮暴食。

2. 药物治疗　对症抑酸、补液等治疗。

3. 手术治疗　手术切除是胃良性肿瘤的主要治疗方法。

【处方】

抑酸治疗

| | | |
|---|---|---|
| 0.9%氯化钠 | 100ml | 静脉滴注,每天 2 次 |
| 奥美拉唑 | 40mg | |

或

| | | |
|---|---|---|
| 0.9%氯化钠 | 100ml | 静脉滴注,每天 2 次 |
| 泮托拉唑 | 40mg | |

【注意事项】

由于临床上难以除外恶性肿瘤,且部分良性肿瘤还有恶变倾向及可能出现的严重并发症,故主张确诊后积极地手术治疗。

## 八、先天性肥厚性幽门狭窄

先天性肥厚性幽门狭窄是新生儿期幽门肥大增厚而致的幽

门机械性梗阻，是新生儿器质性呕吐最常见的原因之一，男女之比为4∶1。其确切病因不明，可能与幽门肌层中肌间神经丛缺如、血中促胃液素水平增高及幽门肌持续处于紧张状态有关。

【诊断要点】

1. 病史　患者长期呕吐，发育迟缓。

2. 临床表现

(1)主要症状：此病多在出生后1～3周内出现典型的表现。吸乳后几分钟发生呕吐，呕吐物为不含胆汁的胃内容物，最初是回奶，接着发展为喷射状呕吐，呕吐的频率和强度呈进行性加重。

(2)体征：上腹部见到胃蠕动波，剑突与脐之间触到橄榄状的肥厚幽门，是本病的典型体征。

3. 辅助检查　超声检查、钡剂检查。

【治疗要点】

1. 一般治疗　喂养饮食疗法，每隔2～3小时1次饮食，定时温盐水洗胃，纠正水、电解质失衡。营养支持。

2. 药物治疗　抑酸、补液治疗。

3. 手术治疗　采用幽门肌切开术是最好的治疗方法，疗程短，效果好。

【处方】

抑酸治疗

|  |  |  |
|---|---|---|
| 0.9%氯化钠 | 100ml | 静脉滴注，每天1次 |
| 奥美拉唑 | 40mg | |

或

|  |  |  |
|---|---|---|
| 0.9%氯化钠 | 100ml | 静脉滴注，每天1次 |
| 泮托拉唑 | 40mg | |

【注意事项】

先天性肥厚性幽门狭窄是新生儿期幽门肥大增厚而致的幽门机械性梗阻，是新生儿器质性呕吐最常见的原因，因患者无法表述，早期不宜发现。

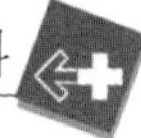

## 九、十二指肠憩室

十二指肠憩室是部分肠壁向腔外凸出所形成的袋状突起。直径从数毫米至数厘米，多数发生于十二指肠降部，可单发也可多发。75%的憩室位于十二指肠乳头周围 2cm 范围内，故有乳头旁憩室之称。

【诊断要点】

1. 病史　一般无明显病史，多数在体检时发现。

2. 临床表现

(1)主要症状：绝大多数十二指肠憩室无临床症状，仅 5%的病人出现症状。表现为上腹疼痛、恶心、嗳气、在饱食后加重等。并发憩室炎时可有中上腹或脐部疼痛，可放射至右上腹或后背。

(2)体征：无明显体征，可有上腹部压痛。

3. 辅助检查

(1)X 线钡剂检查特别是低张性十二指肠造影，可见圆形或椭圆形腔外光滑的充盈区，立位可见憩室内呈气体、液体及钡剂三层影。

(2)纤维十二指肠镜检查诊断率比较高，可对憩室的部位，大小做出诊断。

(3)超声与 CT 可发现位于胰腺实质内的十二指肠憩室，因憩室内常含气体、液体与食物碎屑，有时会误诊为胰腺假性囊肿或脓肿。

【治疗要点】

1. 一般治疗　调节饮食。

2. 药物治疗　抗炎药、抗酸药、解痉药。

3. 手术治疗　十二指肠憩室手术并非简单，手术适应证应严格掌握：憩室穿孔合并腹膜炎；憩室大出血、憩室内异物形成；因憩室引发胆管炎、胰腺炎；内科治疗无效，确为憩室者。

【处方】

1. 抑酸治疗

| | | |
|---|---|---|
| 0.9%氯化钠 100ml | | 静脉滴注,每天 2 次 |
| 奥美拉唑 40mg | | |

或

| | | |
|---|---|---|
| 0.9%氯化钠 100ml | | 静脉滴注,每天 2 次 |
| 泮托拉唑 40mg | | |

2. 抗感染治疗

| | | |
|---|---|---|
| 0.9%氯化钠 100ml | | 静脉滴注,每天 2 次(需皮试) |
| 头孢唑林钠 1g | | |

或

| | | |
|---|---|---|
| 0.9%氯化钠 100ml | | 静脉滴注,每天 1 次 |
| 左氧氟沙星 0.4g | | |

和

奥硝唑 0.5g 静脉滴注,每天 1 次

3. 解痉止痛

阿托品 0.01mg/kg,肌内注射,每 6 小时一次

或 山莨菪碱 0.01mg/kg,肌内注射,每 6 小时一次

或 哌替啶 0.5mg/kg,肌内注射,每 6 小时一次

【注意事项】

十二指肠憩室多数患者无任何症状,即使患者出现症状也无明显特异性,所以单纯依靠临床表现做出诊断非常困难,临床上主要依靠相关影像学检查手段确诊。

## 十、良性十二指肠瘀滞症

良性十二指肠瘀滞症是十二指肠水平部受肠系膜上动脉压迫导致的肠腔梗阻,也称为肠系膜上动脉综合征。

【诊断要点】

1. 病史 长期慢性呕吐病史。

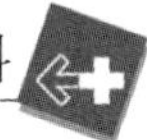

2. 临床表现

(1)主要症状:反复发作呕吐为主要症状,常在餐后2～3小时或夜间出现,呕吐物为含胆汁的胃内容物,常伴有上腹饱胀不适、腹痛等。症状可通过改变体位减轻,是该综合征的特征。

(2)体征:上腹饱满,可有胃型和蠕动波,无明显腹部压痛,肠鸣音正常。

3. 辅助检查　X线钡剂作为首选诊断方法。此外还有B超和CT检查。

【治疗要点】

1. 一般治疗　休息、禁食、胃肠减压、维持水电解质平衡和营养支持。

2. 药物治疗　抑酸对症治疗。

3. 手术治疗　非手术治疗无效可采用手术治疗,常用术式为胃十二指肠空肠吻合术或者行Roux-en-Y吻合术。

【处方】

抑酸治疗

| | | |
|---|---|---|
| 0.9%氯化钠 | 100ml | 静脉滴注,每天2次 |
| 奥美拉唑 | 40mg | |

或

| | | |
|---|---|---|
| 0.9%氯化钠 | 100ml | 静脉滴注,每天2次 |
| 泮托拉唑 | 40mg | |

【注意事项】

良性十二指肠瘀滞症患者经积极保守对症治疗后症状如缓解不明显,应行手术治疗。

# 第三节　小肠疾病

## 一、肠结核

肠结核是结核分枝杆菌侵犯肠管引起的慢性特异性感染。

外科所见的肠结核多为因病变引起肠狭窄,炎性肿块或肠穿孔而需要手术治疗的病人。

【诊断要点】

1. 症状　病人多有低热、盗汗、乏力、消瘦、食欲减退等结核病的全身症状。溃疡型肠结核的主要症状为慢性腹部隐痛,偶有阵发性绞痛,以右下腹及脐周围为著,常有进食后加剧,排便后减轻。也有腹泻和便秘交替出现。当病变发展到肠管环形瘢痕狭窄或为增生型肠结核时,则主要变为低位不完全性肠梗阻。

2. 体征　检查腹部见肠型,肠鸣音亢进,右下腹常可触及固定、较硬且有压痛的肿块。

3. 辅助检查　纤维结肠镜检查可发现结肠乃至回肠末端的病变,并可做活组织检查,此外还有血常规、X线钡剂等检查。

【治疗要点】

1. 一般治疗　增加休息与增强营养可以加强患者抵抗力,是治疗的基础。

2. 药物治疗　抗结核药物是治疗本病的关键。主要药物有异烟肼、利福平、吡嗪酰胺、乙胺丁醇、链霉素。症状过重可加用激素。

3. 手术治疗　手术治疗仅限于完全性肠梗阻、慢性肠穿孔形成肠瘘或周围脓肿、急性肠穿孔或肠道大量出血经积极抢救无效等伴发并发症者。

【处方】

抗结核治疗

(1)异烟肼　10～20mg/kg,口服,每天1次

(2)利福平　8～10mg/kg,口服,每天1次

(3)吡嗪酰胺　1.5g,口服,每天1次

(4)乙胺丁醇　0.75～1.0g,口服,每天1次

(5)链霉素　0.75g,口服,每天1次

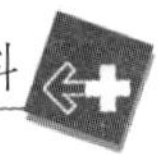

【注意事项】

1. 肠结核病多为全身结核病的一种临床表现，应积极地进行全身抗结核治疗。

2. 肠结核应以内科抗结核治疗为主，除急诊情况外，特别是有活动性肺结核或其他肠外结核的病人时，应待病情稳定后再行外科手术治疗。

3. 抗结核治疗每日用药方案：①强化期，异烟肼、利福平、吡嗪酰胺、乙胺丁醇，顿服，2 个月；②巩固期，异烟肼、利福平，顿服，4 个月。

4. 抗结核间歇用药方案：①强化期，异烟肼、利福平、吡嗪酰胺、乙胺丁醇，隔日 1 次或每周 3 次，2 个月；②巩固期，异烟肼、利福平，隔日 1 次或每周 3 次，4 个月。

## 二、肠伤寒穿孔

肠伤寒穿孔是伤寒病的严重并发症之一，多见于伤寒流行季节与地区。

【诊断要点】

1. 病史　同饮一源之水或同食一源之食的人有可能发生暴发流行，不分年龄大小均可发病。

2. 临床表现

(1)主要症状：突然发生右下腹痛，短时间内扩散至全腹，伴有呕吐、腹胀。

(2)体征：检查有明显腹部压痛、肠鸣音消失等腹膜炎征象。

3. 辅助检查

(1)血常规：白细胞计数在原有基础上增高，1/3 以上的患者可超过一万单位，个别的患者可超过两万单位。

(2)肥达试验：O 抗体效价 1∶80，H 抗体效价 1∶160 以上，具有诊断价值。

(3)细菌学培养：发现伤寒杆菌。

(4)X线检查:绝大多数的患者可见膈下游离气体。

【治疗要点】

1. 一般治疗　禁食水,胃肠减压,营养支持,纠正水电解质紊乱。

2. 药物治疗　抗感染治疗。

3. 手术治疗　伤寒肠穿孔确诊后应及时手术治疗。由于病人一般都很虚弱,故原则是施行穿孔缝合术。除非肠穿孔过多,以及并发不易控制的大量肠道出血,而病人全身状况尚许可,才考虑做肠切除术。

【处方】

抗感染治疗

| | | |
|---|---|---|
| 0.9%氯化钠 | 100ml | 静脉滴注,每天1次 |
| 头孢曲松钠 | 2.0g | |

或

| | | |
|---|---|---|
| 0.9%氯化钠 | 100ml | 静脉滴注,每天1次 |
| 左氧氟沙星 | 0.4g | |

和

奥硝唑　0.5g　静脉滴注,每天1次

【注意事项】

1. 以往伤寒的有效药物是氯霉素,但由于耐氯霉素的伤寒菌株的存在,氯霉素已不能发挥治疗作用,目前取而代之的是奎诺酮类和三代头孢菌素药物。

2. 肠伤寒穿孔一经诊断即应在条件许可的情况下积极做好术前准备,及时进行剖腹探查和手术治疗。因患者体质较差,病情严重,手术宜采取用时短、操作简单、对机体干扰小、对组织破坏少的术式,穿孔修补和腹腔引流手术操作简单,多能达到以上要求,不要轻易进行肠切除。如患者病情已极为严重,不具备手术条件,可采取床旁腹腔引流术,同时给予足量高效的抗生素控制感染,加强胃肠外营养支持,进行必要的对症治疗,争取病情稳

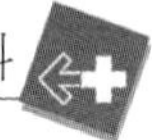

定再行手术。

## 三、急性出血性肠炎

急性出血性肠炎为一种原因尚不明确的肠管急性炎症病变，由于血便是本病最主要的症状，故称为急性出血性肠炎。

【诊断要点】

1. 病史　发病前多有不洁饮食史。受冷、劳累，肠道蛔虫感染及营养不良为诱发因素。

2. 临床表现

(1)主要症状：急性腹痛、腹胀、呕吐、腹泻、便血及全身中毒症状为主要表现。腹痛呈阵发性绞痛或持续性痛伴阵发性加剧，随之有腹泻，多为血水样便或果酱样腥臭便。

(2)体征：有压痛、反跳痛及腹肌紧张的腹膜炎体征。

3. 辅助检查

(1)血常规：周围白细胞计数增高，甚至高达四万单位以上，以中性粒细胞增多为主，常有核左移。红细胞及血红蛋白常降低。

(2)便常规：外观呈暗红色或鲜红色，或隐血试验强阳性，镜下见大量红细胞可有少量或中等量脓细胞。

(3)X 线检查：腹平片可显示肠麻痹或轻、中度肠扩张。钡剂灌肠检查可见肠壁增厚，显著水肿，肠结袋消失。

【治疗要点】

1. 一般治疗　注意休息、禁食，腹痛、便血和发热期应完全卧床休息和禁食。营养支持、胃肠减压、补液纠正水、电解质紊乱等。

2. 药物治疗　抗感染治疗。

3. 手术治疗　肠管内无坏死或穿孔者，可予普鲁卡因肠系膜封闭，以改善病变段的血循环；病变严重而局限者可做肠段切除并吻合；肠坏死或肠穿孔者，可做肠段切除、穿孔修补或肠外置术。

【处方】

抗感染治疗

| | | |
|---|---|---|
| 0.9%氯化钠 | 100ml | 静脉滴注,每天2次(需皮试) |
| 头孢唑林钠 | 1g | |

或

| | | |
|---|---|---|
| 0.9%氯化钠 | 100ml | 静脉滴注,每天1次 |
| 左氧氟沙星 | 0.4g | |

和

奥硝唑　0.5g,静脉滴注,每天1次

【注意事项】

急性出血性肠炎病因机制不清,临床上以急诊腹痛、血便、腹胀、呕吐及全身中毒症状为主要表现,需要与肠套叠、菌痢、肠梗阻等相鉴别。

## 四、克罗恩病

克罗恩病是一种原因不明的肠道炎症病,在胃肠道的任何部位均可发生,但好发于末端回肠和右半结肠。其临床特点是病变呈节段性或跳跃式分布,病情进展缓慢,临床表现呈多样化,易出现梗阻或穿孔等各种并发症及手术后复发率高等。

【诊断要点】

1. 病史　患者无明显病史,多为长期慢性病程,感染、饮食可加重病情。

2. 临床表现

(1)主要症状

①腹痛:临床常见的是脐周或上腹部间歇性腹痛。

②腹泻:每日2～5次,一般为水样便,不含脓血或黏液。

③腹部包块:多数是病变的肠端与增厚的肠系膜或与邻近器官粘连形成的炎性肿块或脓肿。

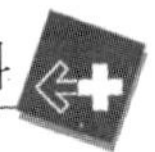

④全身症状：高热、营养不良、体重下降、贫血、电解质紊乱、低蛋白血症。

（2）体征：腹部包块，以右下腹和脐周多见，持续腹痛，腹部压痛明显；若出现急性穿孔，则查体可发现全腹压痛、腹肌紧张等。

3. 辅助检查　血液检测可见白细胞计数增高，红细胞及血红蛋白低等；便常规检测可见红、白细胞，隐血试验呈阳性。肠吸收功能试验以及结肠镜检查和 CT 检查、X 线造影和钡剂灌肠检查。

【治疗要点】

1. 一般治疗　卧床休息，营养支持，纠正水电解质紊乱，贫血者可补充维生素 $B_{12}$、叶酸或输血。低蛋白可补充白蛋白或血浆。

2. 药物治疗　首选氨基水杨酸药物控制病情，对部分结肠克罗恩病口服甲硝唑有效；解痉、镇痛、止泻和抗感染药物。

3. 手术治疗　克罗恩病的手术适用于肠梗阻、狭窄，慢性肠穿孔后形成腹腔脓肿，肠内瘘或肠外瘘，肛周病变，长期持续出血，以及诊断上难以排除肿瘤、结核者及内科治疗无效者。

【处方】

1. 柳氮磺吡啶　4g，口服，每日 4 次

2. 甲硝唑　0.5g，口服，每天 1 次

3. 甲泼尼龙　40mg，口服，每天 1 次

【注意事项】

1. 克罗恩病患者多同时患有虹膜炎、葡萄膜炎、结节性红斑、坏疽性脓皮病、口腔溃疡、游走性关节炎等肠外表现。

2. 克罗恩病使用氨基水杨酸和甲硝唑无效时，可以应用糖皮质激素，但使用前应行腹部 CT 检查，除外腹腔脓肿的可能。

## 五、粘连性肠梗阻

粘连性肠梗阻是临床上最常见的肠梗阻类型，主要是由于腹部外科手术导致的肠道粘连，也可能由于腹部炎症导致，其多表现为单纯性肠梗阻，少数也可转化为绞窄性肠梗阻。

【诊断要点】

1. 病史　患者多有腹部炎症、外伤、手术病史。

2. 临床表现

(1)主要症状：主要症状为腹痛，常有阵发性腹绞痛；频繁的呕吐；腹胀；停止排气排便。

(2)体征：可见到或扪及肠型和扩张肠管，肠鸣音亢进。

3. 辅助检查

(1)腹部X平片立位检查可见到阶梯样长短不一的液平面。CT、MRI检查能够直观地判断患者肠梗阻的原因、部位、程度及有无肠绞窄。

(2)血常规、血清电解质、血气分析、血生化等。

【治疗要点】

1. 一般治疗　胃肠减压、营养支持、禁食水等。

2. 药物治疗　抑酸补液、抗感染等。

3. 手术治疗　经过48小时非手术治疗无效，应考虑手术治疗，手术治疗的目的是解除梗阻并防止复发，手术时机的把握应在肠梗阻发展至绞窄前进行，所谓的咖啡样排泄物、血性腹水等是肠绞窄的标志。

【处方】

1. 抑酸治疗

| | | |
|---|---|---|
| 0.9%氯化钠 | 100ml | 静脉滴注，每天2次 |
| 奥美拉唑 | 40mg | |

或

| | | |
|---|---|---|
| 0.9%氯化钠 | 100ml | 静脉滴注，每天2次 |
| 泮托拉唑 | 40mg | |

2. 抗感染治疗

| | | |
|---|---|---|
| 0.9%氯化钠 | 100ml | 静脉滴注，每天2次(需皮试) |
| 头孢唑林钠 | 1g | |

或

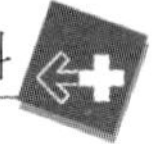

| | |
|---|---|
| 0.9%氯化钠　100ml<br>左氧氟沙星　0.4g | 静脉滴注，每天1次 |

和

奥硝唑　0.5g，静脉滴注，每天1次

或

| | |
|---|---|
| 0.9%氯化钠　100ml<br>头孢曲松钠　2.0g | 静脉滴注，每天1次 |

【注意事项】

1. 手术早期发生的粘连性肠梗阻多为炎症、纤维素、粘连引起，在无明确的绞窄的情况下，经非手术治疗可以吸收，症状消除。

2. 反复发作者可行择期手术，虽然手术后仍可以形成粘连，但是在非手术治疗难以起效的情况下，手术仍然是有效的方法。

## 六、肠扭转

肠扭转是肠管的某一段肠襻沿一个固定点旋转而引起，常常是易位肠襻及其系膜过长，肠扭转后肠腔受压而变窄，引起梗阻、扭转与压迫影响肠管的血供，因此，肠扭转所引起的肠梗阻多为绞窄性。

【诊断要点】

1. 病史　患者多有突然改变体位或剧烈活动病史。

2. 临床表现

(1)主要症状：小肠扭转表现为突然发作剧烈腹痛，常为持续性疼痛阵发性加剧，可放射至背部；呕吐频繁。乙状结肠扭转多见于乙状结肠冗长、有便秘的老年人，以往可有多次腹痛发作，经排气排便后缓解病史，病人有腹部持续胀痛病史。

(2)体征：小肠扭转检查腹部可扪及压痛的扩张肠襻。肠鸣音减弱，可闻及气过水声；乙状结肠扭转左腹不明显膨胀可见肠型。腹部压痛及肌紧张。

3. 辅助检查　小肠扭转腹部X线检查符合绞窄性肠梗阻的表现，有时可见空肠和回肠换位，或排列成多种形态的小跨度蜷曲肠襻等特有的征象。乙状结肠扭转腹部X线平片显示马蹄状巨大的双腔充气肠襻，圆顶向上；立位可见两个液平面。钡剂灌肠X线检查见扭转部位钡剂受阻，钡影尖端呈“鸟嘴”形。

【治疗要点】

1. 一般治疗　禁食、补液、营养支持、胃肠减压、手法复位等。乙状结肠扭转试用纤维结肠镜或金属乙状结肠镜通过梗阻部位，并置肛管减压。

2. 药物治疗　抑酸治疗、抗感染治疗。

3. 手术治疗

(1)非手术疗法失败或疑有肠坏死，应及时手术。

(2)术中无肠坏死，可将扭转复位，过长的乙状结肠最好不行一期乙状结肠切除和吻合，以后择期行乙状结肠部分切除术。

(3)已有肠坏死或穿孔，则切除坏死肠襻，近端外置造口，远端造口或缝闭，以后择期行吻合手术，多不主张一期吻合；手术经验丰富者，可视情况完成一期吻合。

【处方】

1. 抑酸治疗

| 0.9%氯化钠 | 100ml | 静脉滴注，每天2次 |
| --- | --- | --- |
| 奥美拉唑 | 40mg | |

或

| 0.9%氯化钠 | 100ml | 静脉滴注，每天2次 |
| --- | --- | --- |
| 泮托拉唑 | 40mg | |

2. 抗感染治疗

| 0.9%氯化钠 | 100ml | 静脉滴注，每天2次(需皮试) |
| --- | --- | --- |
| 头孢唑林钠 | 1g | |

或

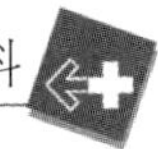

| | | |
|---|---|---|
| 0.9%氯化钠 | 100ml | 静脉滴注，每天 1 次 |
| 左氧氟沙星 | 0.4g | |

和

奥硝唑　0.5g，静脉滴注，每天 1 次

或

| | | |
|---|---|---|
| 0.9%氯化钠 | 100ml | 静脉滴注，每天 1 次 |
| 头孢曲松钠 | 2.0g | |

【注意事项】

1. 肠扭转既有肠管的梗阻，又有肠系膜血液循环中断，是肠梗阻中病情凶险、发病迅速的一类疾病，应引起临床重视。

2. 肠扭转发病迅速，腹痛剧烈无间歇期，早期可以出现休克，治疗上应积极补液抗休克治疗。

## 七、肠套叠

肠的一段套入其相连的肠管腔内称为肠套叠，以小儿最多见，其中以 2 岁以下者居多。

【诊断要点】

1. 病史　多数由于食物性质改变所致。

2. 临床表现

(1)主要症状：肠套叠的三大典型症状，腹痛、血便和腹部包块。表现为突然发作剧烈的阵发性腹痛，患儿阵发哭闹不安，有安静如常的间歇期。伴有呕吐和果酱样血便。

(2)体征：腹部触诊可扪及腊肠形、表面光滑、稍可活动、具有压痛的肿块，常位于脐右上方，而右下腹扪诊有空虚感。

3. 辅助检查　空气或钡剂灌肠 X 线检查可见空气或钡剂在套叠处受阻，阻断钡剂呈“杯口状”，甚至呈“弹簧”状阴影。

【治疗要点】

1. 一般治疗　禁食水、补液、胃肠减压、营养支持；应用空气、氧气或钡剂灌肠，不仅是诊断方法，也是一种有效的治疗方法，适用于回盲型或结肠型的早期。

2. 药物治疗　预防感染治疗。

3. 手术治疗　如果套叠非手术治疗不能复位,或病期超过48小时,或怀疑有肠坏死,或灌肠复位后出现腹膜刺激征及全身情况恶化,都应行手术治疗。成人肠套叠多有引起套叠的病理因素,一般主张手术。

【处方】

抗感染治疗

| | | |
|---|---|---|
| 0.9%氯化钠 | 100ml | 静脉滴注,每天2次(需皮试) |
| 头孢唑林钠 | 50mg/kg | |

或

| | | |
|---|---|---|
| 0.9%氯化钠 | 100ml | 静脉滴注,每天1次 |
| 头孢曲松钠 | 20mg/kg | |

【注意事项】

1. 原发性肠套叠多见于小儿患者,多数由于食物性质改变所致,症状重,多有肠坏死,需要积极手术治疗。

2. 慢性复发性肠套叠多见于成人,其发生原因多与肠道疾病相关,多表现为不完全肠梗阻症状,症状较轻,血便少见,多可自行复位。

## 八、肠系膜血管缺血性疾病

肠系膜血管缺血性疾病是由各种原因引起肠道急性或慢性血流灌注不足、回流受阻所致的肠壁缺血坏死和肠管运动功能障碍的一种综合征。

【诊断要点】

1. 病史　患者多有心房颤动、风湿性心脏瓣膜病及下肢静脉血栓或外伤、长期卧床等病史。

2. 临床表现

(1)主要症状

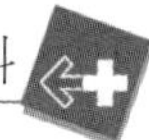

①肠系膜上动脉栓塞：一般发病急骤，早期表现为突然发生剧烈的腹部绞痛，难以用一般药物缓解，可以说全腹性或局限性。恶心呕吐频繁，呕吐物多为血性。部分病人有腹泻，并排除暗红色血便。也可较早地出现休克。

②肠系膜上动脉血栓形成：常先有慢性肠系膜上动脉缺血的征象。表现为饱餐后腹痛，以致病人不敢进食而日渐消瘦，和伴有慢性腹泻等肠道吸收不良症状。当血栓形成突然引起急性完全性血管阻塞时，则表现与肠系膜上动脉栓塞相似。

③肠系膜上静脉血栓形成的症状发展较慢，多有腹部不适、便秘或腹泻等前驱症状。数日至数周后突然剧烈的腹痛、持续性呕吐，但呕血和便血更为多见。

(2)体征：肠系膜上动脉栓塞和血栓形成查体时腹部平坦、柔软，可有轻度压痛，肠鸣音活跃或正常。其特点是严重的症状和轻微的体征不相称。肠系膜上静脉查体可有腹部压痛，肠鸣音减少。

3. 辅助检查

(1)血清学检查：血常规、血生化、血清淀粉酶等。

(2)CT检查：可使绝大多数患者获得诊断，但对早期门静脉内小的血栓的诊断准确性降低。

(3)选择性肠系膜血管造影、磁共振成像、诊断性腹腔穿刺、内镜超声检查和X线检查等。

【治疗要点】

1. 一般治疗　禁食水、胃肠减压、补液、营养支持等。

2. 药物治疗　抑酸治疗、抗感染治疗。

3. 手术治疗　应及早诊断，及早治疗。系膜上动脉栓塞可行取栓术，血栓形成则可行血栓内膜切除或肠系膜上动脉-腹主动脉“搭桥”手术，如果已有肠坏死，应做肠切除术。肠系膜上静脉血栓形成需施行肠切除术，切除范围应包括全部有静脉血栓形成的肠系膜，否则术后静脉血栓有继续发展的可能，术后应继续行抗凝治疗。

【处方】

1. 抑酸治疗

| | | |
|---|---|---|
| 0.9%氯化钠 | 100ml | 静脉滴注,每天2次 |
| 奥美拉唑 | 40mg | |

或

| | | |
|---|---|---|
| 0.9%氯化钠 | 100ml | 静脉滴注,每天2次 |
| 泮托拉唑 | 40mg | |

2. 抗感染治疗

| | | |
|---|---|---|
| 0.9%氯化钠 | 100ml | 静脉滴注,每天2次(需皮试) |
| 头孢唑林钠 | 1g | |

或

| | | |
|---|---|---|
| 0.9%氯化钠 | 100ml | 静脉滴注,每天1次 |
| 左氧氟沙星 | 0.4g | |

和

奥硝唑　0.5g　静脉滴注,每天1次

或

| | | |
|---|---|---|
| 0.9%氯化钠 | 100ml | 静脉滴注,每天1次 |
| 头孢曲松钠 | 2.0g | |

或 哌拉西林他唑巴坦　2.5g,静脉滴注,每8小时一次(需皮试)

【注意事项】

1. 急性肠系膜血管缺血性疾病,临床常因认识不足而误诊,一旦发生广泛性缺血坏死,预后凶险,死亡率很高。

2. 本病应及早诊断,及早手术治疗。

## 九、短肠综合征

短肠综合征是指大段小肠切除后,残存的功能性肠管不能维持病人营养需要的吸收不良综合征。本病常发生于广泛的肠切

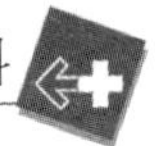

除后，常见病因有肠扭转、腹内外疝绞窄、肠系膜血管栓塞或血栓形成等。此外，较长肠段的功能损害如放射性肠炎，或不恰当的外科手术如空肠结肠吻合或胃回肠吻合，也可产生类似的临床综合征。

【诊断要点】

1. 病史　多数在肠切除术后发生。

2. 临床表现

(1)主要症状：大量腹泻，尚有乏力、少尿及脱水、电解质缺乏、酸碱平衡紊乱、低钙、低镁、抽搐等表现。胃酸高分泌状态是广泛小肠切除术后的一个重要特征，造成严重的消化性溃疡病。

(2)体征：体重下降，肌肉萎缩、营养不良。

3. 辅助检查　主要依靠病史及临床表现诊断，辅助实验室检查可以发现贫血、低钙血症、低镁血症。

【治疗要点】

1. 一般治疗　补充营养、补液纠正水电解质紊乱及防止营养支持的并发症。

2. 药物治疗　抑酸治疗、预防感染治疗。

3. 手术治疗　如经过非手术治疗仍不能奏效的短肠综合征，则需考虑手术治疗。

(1)减慢肠运输的有关手术方式：①小肠肠段倒置术。将一段小肠倒置吻合使倒置的肠管呈逆蠕动，能减慢肠运输和改变肌电活动，有利于营养物质的吸收。②结肠间置术。利用结肠蠕动减慢且肠段蠕动冲击少见的特点，将结肠间置于空肠或回肠间，延长肠运输时间。③小肠瓣或括约肌再造术。广泛切除小肠同时又切除了回盲部的病人预后极差，本术式主要为此类病例所设计。

(2)增加肠表面面积的手术方式：可采用小肠缩窄延长术。将一段小肠，沿长轴切开一分为二，并注意将肠系膜血管分开，以保持各自的血供，分别缝合成为两个细的肠管，其直径为原肠管的一半长度。该手术方式适合肠段扩张的病人特别是患儿，但有

潜在的并发症如吻合处多发粘连及狭窄。小肠移植是治疗短肠综合征最理想和最有效的方法，其适应于需要永久依赖 TPN 的患者。但由于较高的死亡率及排斥反应等并发症，使其尚不能在临床广泛开展。

【处方】

1. 抑酸治疗

|  |  |  |
| --- | --- | --- |
| 0.9%氯化钠 | 100ml | 静脉滴注，每天 2 次 |
| 奥美拉唑 | 40mg | |

或

|  |  |  |
| --- | --- | --- |
| 0.9%氯化钠 | 100ml | 静脉滴注，每天 2 次 |
| 泮托拉唑 | 40mg | |

2. 抗感染治疗

|  |  |  |
| --- | --- | --- |
| 0.9%氯化钠 | 100ml | 静脉滴注，每天 2 次(需皮试) |
| 头孢唑林钠 | 1g | |

或

|  |  |  |
| --- | --- | --- |
| 0.9%氯化钠 | 100ml | 静脉滴注，每天 1 次 |
| 左氧氟沙星 | 0.4g | |

和

奥硝唑　0.5g，静脉滴注，每天 1 次

3. 营养支持治疗

肠外营养制剂　1000～2000ml，静脉滴注，每天 1 次

【注意事项】

1. 肠切除一般经过术后 1 年左右时间功能才呈现稳定状态。由于残留的肠管已能最大限度的代偿，病情逐渐稳定，可维持相对正常的生活，但仍可能有脂溶性维生素钙和其他微量元素缺乏的表现，回肠切除过多，患者可出现维生素 $B_{12}$ 的缺乏症。部分病人不可能达到完全经口营养的阶段，需借助于家庭肠道外营养。

2. 炎性肠道病如 Crohn 病或放射性肠炎导致的肠间瘘、小肠狭窄、空回肠短路及回结肠切除术后，病人易出现细菌过度繁殖，

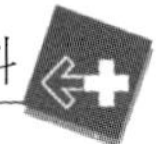

空回肠短路后由于盲襻内淤积增加，可引起细菌过度繁殖；回结肠切除病人则可能与回盲瓣功能丧失有关，可导致结肠细菌大量反流入小肠。

3. 当残存小肠功能已得到最大代偿，通常能耐受口服饮食，不需限制脂肪及液体与固体分开，但仍有30%的患者在该期出现吸收不良现象，需定期测定血浆维生素、矿物质、微量元素浓度，并予补充调节治疗。

## 十、小肠肿瘤

小肠肿瘤的发病率远较胃肠道其他部位者低，约占胃肠道肿瘤的2%，其中恶性肿瘤约占3/4。由于小肠肿瘤诊断比较困难，容易延误治疗。

【诊断要点】

1. 病史　无明显病史。

2. 临床表现

(1)主要症状：腹痛为最常见症状，可为隐痛、胀痛乃至剧烈绞痛，并发肠梗阻时尤为剧烈。肠道出血，常为柏油样便或血便或大出血。此外还有肠梗阻，肠穿孔，类癌综合征等表现。

(2)体征：可有腹部压痛，部分可触及肿块。

3. 辅助检查

(1)影像学检查中X线钡剂检查、腹部CT检查均为常用检查手段。必要时可行PET-CT检查。

(2)纤维十二指肠、纤维小肠镜、囊内镜检查及选择性动脉造影术，可提高诊断率。

(3)由于类癌病人血中5-羟色胺升高，对怀疑类癌的病例，测定病人尿中的5-羟色胺的降解物5-羟吲哚乙酸，有助于确定肿瘤的性质。

【治疗要点】

1. 一般治疗　禁食水，纠正水电解质及酸碱失衡。

2. 药物治疗　抑酸对症治疗。

3. 手术治疗　手术切除，术中根据病理类型做相应处理。

【处方】

1. 抑酸治疗

| | | |
|---|---|---|
| 0.9％氯化钠 | 100ml | 静脉滴注，每天2次 |
| 奥美拉唑 | 40mg | |

或

| | | |
|---|---|---|
| 0.9％氯化钠 | 100ml | 静脉滴注，每天2次 |
| 泮托拉唑 | 40mg | |

2. 营养支持治疗

肠外营养制剂　1000～2000ml，静脉滴注，每天1次

【注意事项】

小肠肿瘤发生率在胃肠道肿瘤中比例较低，可能与小肠内容物通过快，小肠黏膜细胞更新速度快等因素相关。术后根据病理结果，需要相应方案的化疗或放疗方案。

# 第四节　阑尾疾病

## 一、急性阑尾炎

急性阑尾炎是最常见的普通外科疾病。异物、炎性狭窄、食物残渣、蛔虫、肿瘤等导致的阑尾管腔堵塞是阑尾炎最常见的病因；阑尾与结肠相通，腔内本已存在很多微生物，远端又是盲端，当发生梗阻时，细菌很容易入侵阑尾肌层，造成阑尾梗死和坏疽。

【诊断要点】

1. 病史　多有饮食不洁病史。

2. 临床表现

(1)主要症状：转移性右下腹痛是急性阑尾炎典型的腹痛特点。患者腹痛始于上腹部，逐渐向脐周转移，最后固定并局限在

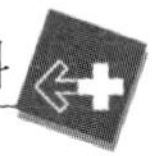

右下腹部。但部分患者一开始就表现为右下腹部的疼痛，早期患者可出现上腹部疼痛，如果阑尾出现化脓或坏疽时可有剧烈的腹痛，穿孔时可出现腹膜炎；胃肠道可有恶心呕吐症状，腹痛后可出现发热。

(2)体征：右下腹部麦氏点固定的压痛是急性阑尾炎最常见的体征；阑尾化脓、穿孔时可有腹膜刺激征。

3. 辅助检查

(1)实验室检查：多数患者可有白细胞计数升高，以中性粒细胞为主。

(2)CT检查：90%的急性阑尾炎患者可经CT检测发现。

(3)彩超检查：阑尾明显肿大时可经彩超诊断发现，但可靠性低于CT。

【治疗要点】

1. 一般治疗　暂禁食水、补液治疗。

2. 药物治疗　抗感染治疗，应用抑制厌氧菌及需氧菌的广谱抗生素。

3. 手术治疗　原则上一旦确诊，应尽早手术切除阑尾。非手术治疗仅适于不同意手术治疗的单纯性阑尾炎、接受手术治疗前后或阑尾炎诊断尚未明确，以及发病超过72小时或已形成阑尾肿块等有手术禁忌的患者。

【处方】

抗感染治疗

|  |  |  |
| --- | --- | --- |
| 0.9%氯化钠 | 100ml | 静脉滴注，每天2次(需皮试) |
| 头孢唑林钠 | 1g | |

或

|  |  |  |
| --- | --- | --- |
| 0.9%氯化钠 | 100ml | 静脉滴注，每天1次 |
| 左氧氟沙星 | 0.4g | |

和

奥硝唑　0.5g，静脉滴注，每天1次

或

| | | |
|---|---|---|
| 0.9%氯化钠 | 100ml | 静脉滴注，每天1次 |
| 头孢曲松钠 | 2.0g | |

或 哌拉西林他唑巴坦　2.5g，静脉滴注，每8小时一次(需皮试)

【注意事项】

1. 急性阑尾炎腹痛位置位于右下腹部，此部位解剖结构复杂，应与右侧输尿管结石、妇科疾病等相鉴别。胃十二指肠穿孔时穿孔溢出的液体可沿升结肠旁沟流至右下腹部，与急性阑尾炎的腹痛表现类似，CT检查有助于鉴别诊断。

2. 阑尾位置常有变异，一般位于右下腹部，但也有高达肝脏下方，低至盆腔内，甚至越过中线至左下腹部，阑尾尖端以其根部为中心，可在其周围的任何位置，所以临床上腹痛的位置也不一。临床诊断中需要注意。

## 二、特殊类型阑尾炎

特殊类型阑尾炎是指发生在婴幼儿、老年人、妊娠妇女及AIDS患者的急性阑尾炎。

【诊断要点】

1. 病史　患者多为婴幼儿、年老体弱或免疫力低下者。

2. 临床表现

(1)主要症状：新生儿阑尾炎很少见，因患者无法提供病史，早期表现为厌食、恶心、呕吐、腹泻等症状，因临床症状特异性，所以极易发生穿孔；小儿阑尾炎最常见的症状是全腹疼痛，早期即出现高热和呕吐症状；妊娠期阑尾炎较常见，妊娠期盲肠和阑尾被增大的子宫推挤，向右上腹移位，压痛部位也随之抬高，腹壁抬高，炎性阑尾刺激不到腹壁，所有腹膜刺激征并不典型；老年人急性阑尾炎的患者数量目前越来越多，因老年人对疼痛刺激的感觉减退，其阑尾炎表现为主诉不强烈、体征不明显、临床表现轻而病理变化却很重的特点；AIDS患者急性阑尾炎表现与免疫正常者

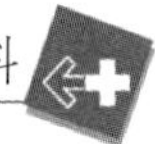

相似,但不典型。

(2)体征:多数特殊类型急性阑尾炎患者仍然以右下腹部压痛为主要体征。

3. 辅助检查

(1)实验室检查:白细胞升高不明显是特殊类型阑尾炎的实验室检查特点。

(2)CT 检查:除妊娠患者外,腹部 CT 有助于明确诊断。

(3)彩超检查:妊娠患者首选检查。

【治疗要点】

1. 一般治疗　暂禁食水、补液治疗。

2. 药物治疗　抗感染治疗,应用抑制厌氧菌及需氧菌的广谱抗生素。

3. 手术治疗　原则上一旦确诊,应尽早手术切除阑尾。

【处方】

抗感染治疗

| | | |
|---|---|---|
| 0.9%氯化钠 | 100ml | 静脉滴注,每天 2 次(需皮试) |
| 头孢唑林钠 | 1g | |

或

| | | |
|---|---|---|
| 0.9%氯化钠 | 100ml | 静脉滴注,每天 1 次 |
| 左氧氟沙星 | 0.4g | |

和

奥硝唑　0.5g,静脉滴注,每天 1 次

或

| | | |
|---|---|---|
| 0.9%氯化钠 | 100ml | 静脉滴注　每天 1 次 |
| 头孢曲松钠 | 2.0g | |

或 哌拉西林他唑巴坦　2.5g,静脉滴注,每 8 小时一次(需皮试)

【注意事项】

特殊类型阑尾炎因其患者特殊,阑尾坏死穿孔概率较高,所

以早期手术治疗是较为安全的措施。新生儿、小儿患者更应该注意观察患者病情变化，仔细查体，及早做出正确的诊断。

## 三、慢性阑尾炎

多数慢性阑尾炎是由急性阑尾炎转变而来，少数也可以开始即为慢性过程。多数慢性阑尾炎患者阑尾腔内有粪石，或者阑尾粘连扭曲、淋巴滤泡过度增生，使得阑尾管腔狭窄、不规则，甚至闭塞，妨碍了阑尾的排空，进而产生疼痛症状。

【诊断要点】

1. 病史　慢性腹痛病史，饮食不洁或不规律时可诱发。

2. 临床表现

(1)主要症状：发作性的右下方腹痛，部分患者可表现为隐痛或右下腹部不适，剧烈活动或进食可诱发。

(2)体征：右下腹部麦氏点压痛。

3. 辅助检查　CT 检查：可以发现肿胀的阑尾有助于诊断。

【治疗要点】

1. 一般治疗　暂禁食水、补液治疗。

2. 药物治疗　抗感染治疗，应用抑制厌氧菌及需氧菌的广谱抗生素。

3. 手术治疗　原则上一旦确诊，应尽早手术切除阑尾。

【处方】

抗感染治疗

| | | |
|---|---|---|
| 0.9%氯化钠 | 100ml | 静脉滴注，每天 2 次(需皮试) |
| 头孢唑林钠 | 1g | |

或

| | | |
|---|---|---|
| 0.9%氯化钠 | 100ml | 静脉滴注，每天 1 次 |
| 左氧氟沙星 | 0.4g | |

和

奥硝唑　0.5g，静脉滴注，每天 1 次

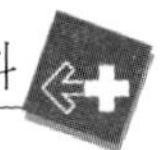

或 哌拉西林他唑巴坦　2.5g，静脉滴注，每8小时一次（需皮试）

【注意事项】

慢性阑尾炎炎症有可能进一步加重，阑尾有化脓穿孔的可能，原则上应控制炎症后择期手术切除治疗。

## 四、阑尾肿瘤

阑尾肿瘤不常见，多数在阑尾切除术中或术后的阑尾病理检查中发现，主要分为阑尾类癌、阑尾腺癌、阑尾囊性肿瘤。

【诊断要点】

1. 病史　多在阑尾切除术中或术后的阑尾病理检查中发现。

2. 临床表现

（1）主要症状：阑尾类癌多发生在阑尾尖端，所以临床无明显症状；阑尾腺癌、阑尾囊性肿瘤最常见的症状与急性阑尾炎相似。

（2）体征：阑尾类癌及腺癌并发炎症时可有右下腹麦氏点压痛；阑尾囊性肿瘤可有右下方无痛性包块。

3. 辅助检查

（1）CT检查：腹部CT检查可以偶然发现，但多数情况无法确诊。

（2）X线钡剂检查：可以显示末端回肠与盲肠之间的空隙增宽。

【治疗要点】

1. 一般治疗　调整饮食，忌烟酒、油腻食物。

2. 药物治疗　预防感染治疗。

3. 手术治疗　一般术前很难诊断，一旦手术确诊，应及早切除并行结肠癌根治术。

【处方】

抗感染治疗

|  |  |  |
|---|---|---|
| 0.9%氯化钠 | 100ml | 静脉滴注，每天2次（需皮试） |
| 头孢唑林钠 | 1g | |

或

| | | |
|---|---|---|
| 0.9%氯化钠 | 100ml | 静脉滴注，每天1次 |
| 左氧氟沙星 | 0.4g | |

和

奥硝唑　0.5g，静脉滴注，每天1次

【注意事项】

术中病理如发现阑尾肿瘤，如为良性或恶性小肿瘤，无转移，行单纯阑尾切除术即可。

# 第五节　结直肠与肛管疾病

## 一、乙状结肠扭转

乙状结肠扭转是指乙状结肠以其系膜为中轴发生扭转导致肠管部分或完全发生梗阻。乙状结肠的肠管具有较大的活动度，同时肠系膜较长、系膜根部较窄，当体位突然改变或强烈的肠蠕动时常可发生扭转。乙状结肠是结肠扭转最常见的发生部位，其次为盲肠及横结肠，60岁以上老人多见。

【诊断要点】

1. 病史　患者多有突然改变体位或剧烈活动病史。

2. 临床表现

(1)主要症状：腹痛和进行性腹胀是乙状结肠扭转最常见的症状。患者常有慢性便秘史，发病大多缓慢，主要表现为中下腹部的持续性隐痛、阵发性加剧和进行性腹胀。急性乙状结肠扭转时起病急，剧烈腹痛，频繁呕吐，腹胀反而较轻。

(2)体征：腹部明显膨隆、不对称，有时可触及压痛的囊性包块，急性乙状结肠扭转可出现腹膜刺激征。

3. 辅助检查

(1)腹部平片：可见巨大的乙状结肠肠襻，可见不同平面的液

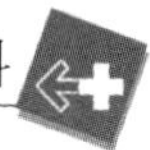

气平面。

(2)钡剂灌肠：钡剂在乙状结肠及直肠交界处受阻。

(3)纤维电子结肠镜：可以明确诊断。

【治疗要点】

1. 一般治疗　禁食、胃肠减压、补液治疗。

2. 非手术治疗　在无绞窄性肠梗阻时可试用非手术复位。具体方法有：①温盐水低压灌肠；②乙状结肠插管法；③纤维电子结肠镜复位。

3. 药物治疗　预防感染治疗。

4. 手术治疗　适应证：急性乙状结肠扭转有肠坏死及腹膜炎征象时；肠腔内出现血性内容物时；反复发作的乙状结肠扭转时。

【处方】

预防感染治疗

|  |  |  |
|---|---|---|
| 0.9%氯化钠 | 100ml | 静脉滴注，每天2次(需皮试) |
| 头孢唑林钠 | 1g | |

或

|  |  |  |
|---|---|---|
| 0.9%氯化钠 | 100ml | 静脉滴注，每天1次 |
| 左氧氟沙星 | 0.4g | |

和

奥硝唑　0.5g，静脉滴注，每天1次

【注意事项】

1. 乙状结肠扭转的临床表现常与其他的严重急腹症相混淆，术前不易区别，常须急诊手术探查。

2. 非手术复位的复发率较高，且一旦出现绞窄性乙状结肠扭转，死亡率更高达50%～70%，故复位后应尽早实行择期手术。

## 二、溃疡性结肠炎的外科治疗

溃疡性结肠炎是指发生在结直肠黏膜和黏膜下层的弥漫性炎症病变。溃疡性结肠炎可以发生在直肠和结肠的任何部位，其中以直肠和乙状结肠最为常见。溃疡性结肠炎的外科治疗主要包括中毒性巨结肠、穿孔、出血、难以忍受的结肠外症状（坏疽性脓皮病、结节性红斑、肝功能损害、眼的并发症和关节炎）及癌变。结直肠切除是治愈性治疗，当患者出现顽固性症状时，也可以考虑手术治疗。

【诊断要点】

1. 病史　慢性病程，长期发热，血便病史。

2. 临床表现

（1）主要症状：临床上以血性腹泻为最常见的早期症状，多为脓血便。腹痛多为痉挛性的疼痛，少数患者因直肠受累可引起里急后重。

（2）体征：腹部压痛。

3. 辅助检查

（1）实验室检查：可有白细胞计数的升高。

（2）CT 检查：可鉴别诊断其他急腹症。

（3）电子肠镜检查：常可以确诊。

【治疗要点】

1. 一般治疗　加强休息、给予流质食物、营养支持、补液治疗。

2. 药物治疗　氨基水杨酸控制病情；疗效不佳者加以糖皮质激素。合并感染给予广谱抗生素治疗。

3. 手术治疗　一般而言，外科手术主要包括以下三种术式：

（1）结直肠切除、回肠储袋肛管吻合术：该术式是将结肠、直肠上中段切除，直肠下端黏膜剥除，回肠经直肠肌鞘拖出与肛管吻合，该术式符合外科治愈溃疡性结肠炎的所有目标，是一种最理想的术式。

（2）全结直肠切除及回肠造口术：是最经典、最彻底的术式，该术式一般适用于老年人、合并直肠癌和不适宜做回肠储袋手术者。

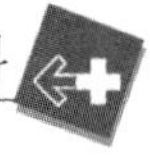

(3)结肠切除、回直肠吻合术:该术式使患者免于施行回肠造口,但该手术没有彻底消灭疾病复发的部位和解除癌变的危险,一般而言青年人慎行此手术。

【处方】

1. 柳氮磺吡啶　4g,口服,每天 4 次

2. 甲泼尼龙　40mg,口服,每天 1 次

【注意事项】

1. 溃疡性结肠炎的外科治疗包括急症手术和择期手术两种,急症手术的指征包括中毒性结肠炎、中毒性巨结肠、肠穿孔及大出血。

2. 溃疡性结肠炎的外科治疗具体选用哪种术式要依据以下几点:①病人的年龄和全身状况;②病变的范围和程度及缓急;③不典型增生和癌变情况;④肛门括约肌的功能。

## 三、结直肠息肉和息肉病

结直肠息肉是指结直肠黏膜上所有的隆起性病变,包括肿瘤性和非肿瘤性病变。在未确定其病理性质之前统称为息肉,明确病理性质后则直接冠以病理诊断学名称,如结肠管状腺瘤、直肠原位癌、结肠炎型息肉等。结直肠息肉病与结直肠息肉的区别在于息肉或腺瘤数目之分,临床上常用标准 100 枚以上。

【诊断要点】

1. 病史　部分患者有家族病史。

2. 临床表现

(1)主要症状:无特异性临床表现。有家族性、遗传性息肉或息肉病的病人可通过家庭随访和定期检查发现新病人。

(2)体征:无明显特异性体征,部分黑斑息肉病患者出现口腔黏膜、口周、唇周、口唇、肛周及指掌、足底和色素沉着。

3. 辅助检查

(1)直肠指诊:部分患者直肠指诊可以发现息肉。

(2)内镜检查:一般主张纤维全结肠镜检查。

【治疗要点】

1. 一般治疗　注意调节饮食,纠正水电解质平衡紊乱。

2. 药物治疗　当感染存在时可给予抗感染治疗。

3. 手术治疗　小息肉一般可以在结肠镜检查时予切除并送病理检查。直径>2cm 的非腺瘤性息肉可采用结肠镜下分块切除,直径>2cm 的腺瘤应手术切除。腹膜返折以下的经肛门局部切除,腹膜返折以上的需开腹切除或经腹腔镜切除。

【处方】

抗感染治疗

| | | |
|---|---|---|
| 0.9%氯化钠 | 100ml | 静脉滴注,每天 2 次(需皮试) |
| 头孢唑林钠 | 1g | |

或

| | | |
|---|---|---|
| 0.9%氯化钠 | 100ml | 静脉滴注,每天 1 次 |
| 左氧氟沙星 | 0.4g | |

和

奥硝唑　0.5g,静脉滴注,每天 1 次

【注意事项】

1. 家族性腺瘤性息肉病如不治疗最终将发生癌变,因此尽可能在青春期确诊并接受根治性手术。

2. 黑斑息肉病多发,散在息肉一般不癌变,难以全部切除。无症状可随访观察,若有症状可行息肉切除术或肠道切除术。

3. 炎性息肉以治疗原发肠道疾病为主。

## 四、结、直肠癌

结、直肠癌是常见的恶性肿瘤,在我国位于恶性肿瘤的第三位。直肠癌的发病率比结肠癌要高,中低位直肠癌所占的比例较高,因此大多数直肠癌可以经直肠指诊触及。近几十年来结肠癌的比例较高,发病率逐渐增加,结肠癌根治性切除术后五年生存率一般为 60%~

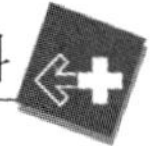

80%，直肠癌术后五年生存率一般为 50%～70%。

【诊断要点】

1. 病史　患者可能有家族史，部分患者可能存在肠息肉、炎症肠病病史。

2. 临床表现

(1)主要症状：右半结肠癌的临床表现为腹痛、贫血、腹部肿块；左半结肠癌的临床表现为便血、腹痛、腹部肿块；直肠癌的临床表现为直肠刺激征、大便变形、黏液脓血便。

(2)体征：多数患者可出现腹部的压痛，部分患者可触及腹部肿块。

3. 辅助检查

(1)实验室检查

①大便隐血试验：作为一种初筛手段。

②肿瘤标志物癌胚抗原(CEA)：可用于诊断早期结肠癌，但价值不大。

③直肠指诊：是诊断直肠癌最重要的方法，多数患者都可以在直肠触诊中触及肿物。

④内镜检查。

(2)CT 检查：是术前常用的检查方法。

(3)核磁检查：可以判定肿瘤有无扩散及转移。

【治疗要点】

1. 一般治疗　营养支持、补液。

2. 药物治疗　预防感染治疗。

3. 手术治疗　手术切除仍然是结、直肠癌的主要治疗方法。

【处方】

抗感染治疗

　　左氧氟沙星　0.4g，静脉滴注，每天一次

　　奥硝唑　0.5g，静脉滴注，每天一次

或 头孢唑林钠　1.0g，静脉滴注，每 8 小时一次(需皮试)

或 头孢孟多钠　2.0g,静脉滴注,每 8 小时一次(需皮试)

【注意事项】

结肠癌手术切除的范围应该包括肿瘤在内的足够的两端肠段,一般要求距肿瘤边缘 10cm,还应包括切除区域的全部系膜。直肠癌切除的范围包括肿瘤在内的两端足够的肠段、全部的直肠系膜或至少包括肿瘤下缘 5cm 的直肠系膜、周围淋巴结和受浸润的组织。

## 五、肛裂

肛裂是指齿状线以下肛管皮肤层裂伤后形成的缺血性溃疡,多见于青中年人,绝大多数肛裂位于肛管的后正中线上,侧方出现极少。长期的便秘、粪便干结引起的排便时机械性损伤是多数肛裂形成的直接原因。

【诊断要点】

1. 病史　长期的便秘病史。

2. 临床表现

(1)主要症状:疼痛、便秘、出血是肛裂患者典型的症状。患者排便时可出现肛周剧烈的疼痛,便后数分钟可自行缓解。部分患者可有肛门瘙痒。

(2)体征:体征典型,肛裂、前哨痔、乳头肌肥大。

3. 辅助检查　一般视、触诊即可诊断,直肠镜有助于发现隐匿病变。

【治疗要点】

1. 一般治疗　一般采取温水坐浴、通肠润便。

2. 药物治疗　疼痛剧烈时可给予解除括约肌痉挛、止痛治疗;排便后应用 1∶5000 高锰酸钾温水坐浴;口服泻剂通便。抗感染治疗。

3. 手术治疗　症状严重且非手术治疗无效者可采用手术治疗。肛管内括约肌切断术是目前常用的手术方式。

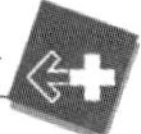

【处方】

1. 解痉止痛

阿托品　0.01mg/kg,肌内注射,每6小时一次

或山莨菪碱　0.01mg/kg,肌内注射,每6小时一次

或哌替啶　0.5mg/kg,肌内注射,每6小时一次

2. 抗感染治疗

左氧氟沙星　0.4g,静脉滴注,每天1次

奥硝唑　0.5g,静脉滴注,每天1次

或头孢唑林钠　1.0g,静脉滴注,每8小时一次(需皮试)

或头孢曲松钠　2.0g,静脉滴注,每天1次

【注意事项】

肛裂一般经对症治疗,症状均可以得到控制,临床治疗应以非手术治疗为主。症状严重且非手术治疗无效者可采用手术治疗。

## 六、痔

痔是最常见的肛门良性疾病。长期饮酒和食入大量刺激性食物可使局部充血;肛周感染可引起静脉周围炎使肛垫肥厚,营养不良使局部萎缩无力均可以诱发痔。根据痔所在部位不同分为3类,内痔、外痔、混合痔。内痔临床上最常见,位于齿状线上方,表面被直肠黏膜覆盖,外痔位于齿状线下方,表面被肛管皮肤黏膜覆盖。内痔发展到一定程度,多形成混合痔。

【诊断要点】

1. 病史　患者多有长期饮酒和食入大量刺激性食物或长期坐位工作因素。

2. 临床表现

(1)主要症状:便血,无痛性间歇性便后出鲜血,是内痔的早期症状。肛门区可有疼痛不适及瘙痒感。

(2)体征:肛门直肠检查时可见到痔脱出。

3. 辅助检查　肛门镜检查,可以确诊。不仅可见看见痔的情况，还可以观察到直肠黏膜有无充血、水肿、溃疡、肿块。

【治疗要点】

1. 一般治疗　一般早期可无特殊治疗，仅需要增加纤维食物，改变不良的大便习惯，保持大便通畅即可。

2. 药物治疗　可给予消炎镇痛药物，部分内痔患者可给予注射硬化剂。

3. 手术治疗　当非手术治疗不满意、痔脱出严重时可给予手术切除。

【处方】

抗感染治疗

| | | |
|---|---|---|
| 0.9%氯化钠 | 100ml | 静脉滴注，每天 2 次(需皮试) |
| 头孢唑林钠 | 1g | |

或

| | | |
|---|---|---|
| 0.9%氯化钠 | 100ml | 静脉滴注，每天 1 次 |
| 左氧氟沙星 | 0.4g | |

和

奥硝唑　0.5g，静脉滴注，每天 1 次

【注意事项】

1. 无症状的痔不需要治疗。有症状的痔无需根治，以非手术治疗为主。

2. 痔的治疗方法很多，非手术治疗对大多数痔有效，注射疗法和胶圈套扎疗法成为痔的主要治疗方法。

## 第六节　肝脏疾病

### 一、细菌性肝脓肿

细菌性肝脓肿由化脓性细菌引起，肝脏有门静脉及肝动脉双重血供，由于胆道系统与肠道相通，因而增加了肝内感染的可能性。引起细菌性肝脓肿最常见的致病菌是大肠埃希菌和金黄色

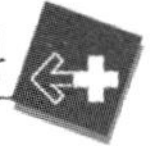

葡萄球菌,胆管源性门静脉波散者以大肠埃希菌最常见,肝动脉波散或隐源性波散以金黄色葡萄球菌最为常见。

【诊断要点】

1. 病史　患者多有消化道感染性疾病病史。

2. 临床表现

(1)主要症状:寒战高热是最常见的症状,体温可高达 40℃,伴有大量出汗、脉率加快;肝区可呈持续性钝痛或胀痛;消化道症状主要有恶心、呕吐、乏力、食欲减退等症状。

(2)体征:肝区的压痛和肝大最为常见,右下胸部和肝区可有叩击痛。

3. 辅助检查

(1)实验室检查

①白细胞计数和中性粒细胞百分比明显升高。

②肝功能检查示转氨酶明显升高。

(2)CT 检查:CT 平扫可呈圆形低密度影,脓液密度稍高,边缘多不清楚。强化扫描可见脓肿壁环形强化,脓液不强化。

(3)彩超检查:可作为首选的检查方法。其诊断符合率可高达 96%以上。

【治疗要点】

1. 一般治疗　给予充分的营养和能量,纠正水、电解质紊乱。

2. 药物治疗　积极治疗原发病灶,选用广谱抗生素。

3. 手术治疗　单个较大的脓肿可在 B 超引导下经皮肝穿刺引流,并反复冲洗后注入抗生素。较大的脓肿估计有穿破可能或引起并发症,可予以脓肿切开引流。慢性后壁肝脓肿和肝脓肿切开引流效果不佳可考虑切除累及的肝叶或段。

【处方】

抗感染治疗

| | | |
|---|---|---|
| 0.9%氯化钠 | 100ml | 静脉滴注,每天 2 次(需皮试) |
| 头孢唑林钠 | 1g | |

或

| | | |
|---|---|---|
| 0.9%氯化钠 | 100ml | 静脉滴注,每天1次 |
| 左氧氟沙星 | 0.4g | |

和

奥硝唑 0.5g,静脉滴注,每天1次

或

| | | |
|---|---|---|
| 0.9%氯化钠 | 100ml | 静脉滴注,每天1次 |
| 头孢曲松钠 | 2.0g | |

或 哌拉西林他唑巴坦 2.5g,静脉滴注,每8小时一次(需皮试)

【注意事项】

1. 对急性期肝局部炎症、脓肿尚未形成或多发性小脓肿,应非手术治疗。

2. 未明确致病菌前,先根据肝脓肿的常见致病菌选用广谱抗生素,然后再根据细菌培养和药敏试验的结果及时调整用药。

## 二、阿米巴性肝脓肿

阿米巴性肝脓肿是由于溶组织阿米巴滋养体从肠道病变处经血流进入肝脏,使肝发生坏死而形成。阿米巴肝脓肿是阿米巴结肠炎的并发症,回盲部和升结肠为阿米巴结肠炎的好发部位,该处原虫可随肠系膜上静脉回流至肝右叶,故肝右叶性阿米巴肝脓肿最为常见。

【诊断要点】

1. 病史 多有肠阿米巴感染病史。

2. 临床表现

(1)主要症状:常有食欲缺乏、恶心、呕吐、腹胀等症状,肝区疼痛为本病的主要症状,常为持续性钝痛。以午后高热为主要表现。

(2)体征:肝区的压痛为本病的主要体征。

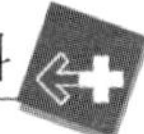

3. 辅助检查

(1)实验室检查:急性期白细胞总数可升高,但病程较长时白细胞大多正常或减少。贫血较明显,血沉增快,肝功能检查常有转氨酶升高。粪便检查可检出溶组织阿米巴。血清学检查抗体阳性率在90%以上,阴性者可基本上排除此病。

(2)CT检查:表现为类圆形低密度灶,边缘不清晰,增强后脓肿壁环形强化,若其内存在气体则有助于诊断本病。

(3)彩超检查:敏感度高,但与其他液性病灶鉴别较困难,需动态观察。

【治疗要点】

1. 一般治疗　营养支持、补液纠正水电解质平衡紊乱。

2. 药物治疗　目前大多选用甲硝唑,治愈率非常高。

3. 手术治疗　肝脓肿穿刺对于药物治疗改善不明显者,可应用肝引流穿刺。肝脓肿因破溃风险多可选用外科手术切除。

【处方】

甲硝唑　每次0.6～0.8g,每日3次,疗程20日

【注意事项】

1. 抗阿米巴治疗宜选用组织内阿米巴药为主,辅以肠内杀阿米巴药物以根治。无并发症者服药后72小时内肝痛、发热等临床症状明显改善,体温于6～9天内消退,肝大、压痛、白细胞数增多在治疗后2周左右恢复,脓腔吸收则迟至4个月左右。

2. 肝脓肿的治愈标准尚不一致,一般以症状及体征消失为临床治愈。肝脓肿的充盈、缺损大多在6个月内完全吸收,少数可持续至1年。病灶较大者可残留肝囊肿。

## 三、肝棘球蚴病

肝棘球蚴病即肝包虫病,常见于畜牧业地区,是人畜共患性寄生虫病。肝包虫病的终末宿主是犬,中间宿主是羊、牛、人。细粒棘球绦虫寄生在犬的小肠内,虫卵随粪便排出,污染环境。人

误食虫卵，经消化道孵出幼虫，随静脉血流汇入门静脉系统，在肝脏滞留寄生，此类型约占棘球蚴病的70%，多数患者早期无特殊症状，多数在出现梗阻性黄疸时才到医院就诊，预后较差。

【诊断要点】

1. 病史　患者多有接触家畜或到过牧区史。

2. 临床表现

(1)主要症状：早期可无明显症状，随着包虫囊肿增大产生压迫综合征，即肝区受压，胀痛，影响呼吸。压迫胆道和门静脉时可出现梗阻性黄疸，脾大、腹水。

(2)体征：典型的包虫囊肿查体可触及右上腹部肿块，触之光滑，压之有弹性，叩之有包虫震颤，并随呼吸上下移动。

3. 辅助检查

(1)实验室检查：常用的方法有酶联免疫吸附试验、间接血凝法、斑点免疫胶体金渗滤法，其中夹心酶联免疫吸附试验检测人体循环抗原，补体结合试验检测包虫特异性抗原具有一定的应用价值。

(2)CT检查：在棘球蚴病的定位、分型及与周围脏器血管的关系中具有重要的诊断价值。

(3)彩超检查：典型的包虫可显示双层壁囊肿结构，囊壁粗糙或周边出现弧形钙化影，呈强回声，内囊壁塌陷呈水上浮莲征，多子囊呈蜂窝征。

【治疗要点】

1. 一般治疗　注意个人卫生，勤洗手，避免接触和食用未充分煮熟的肉类食物。

2. 药物治疗　抗过敏治疗；抗包虫治疗。常用的抗包虫药物有阿苯达唑。

3. 手术治疗　手术摘除包虫是主要的治疗方法。药物治疗是手术治疗前后重要的辅助治疗手段。常用的手术方法如下。

(1)肝包虫囊肿内摘除术：是治疗肝囊型包虫病最常用的手

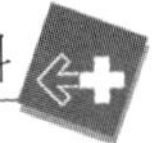

术方法，手术简单、创伤较小，但存在残腔胆漏、复发、播种扩散的可能。

(2)肝包虫囊肿外囊完整剥除术：是避免囊液外溢和术后胆瘘的理想手术方法，常用于原发性包虫囊肿部分突出于肝表面者。

(3)肝部分切除术：适用于包虫囊肿局限在肝脏边缘或复发的厚壁及合并感染或血性肉芽肿的包虫囊肿；或者外壁残腔内胆瘘长期带管或反复清创不愈者。

【处方】

1. 抗包虫治疗

阿苯达唑　20mg/kg，每天2次，疗程1个月，一般需要5个疗程。

2. 抗过敏治疗

苯海拉明　20mg，口服，每天3次

地氯雷他定　20mg，口服，每天3次

地塞米松　10mg，静脉注射

或 甲泼尼龙　40mg，静脉注射

【注意事项】

棘球蚴病囊液外溢常会引起过敏反应，甚至是严重的过敏性休克，因此临床上肝包虫病患者出现过敏反应时应考虑到囊液外溢。

# 第七节　胆道疾病

## 一、胆道蛔虫病

蛔虫寄生在人体小肠的中下段，由于饥饿、胃酸降低或驱虫不当等因素，蛔虫上扰可钻入胆道引起症状。

【诊断要点】

1. 病史　多见青少年和儿童，卫生条件差的农村地区，多有肠道蛔虫感染。

2. 临床表现

(1)主要症状:突发剑突下钻顶样疼痛,伴右肩或左肩放射样疼痛。可以突发突止,无一定规律。

(2)体征:一般没有明显的体征。当胆绞痛发作时,患者可有剑突下方深压痛。

3. 辅助检查　彩超检查可显示胆道内蛔虫影像。

【治疗要点】

1. 一般治疗　禁食、补液、防止并发症的发生。

2. 药物治疗　解痉止痛,利胆、驱虫治疗、抗感染治疗。

3. 手术治疗　手术切口胆总管探查、取虫和引流;取出蛔虫后也可以直接缝合胆总管。术中或术后驱虫治疗,防止胆道蛔虫复发。

【处方】

1. 解痉止痛

阿托品　0.01mg/kg,肌内注射,每6小时一次

山莨菪碱　0.01mg/kg,肌内注射,每6小时一次

哌替啶　0.5mg/kg,肌内注射,每6小时一次

2. 利胆驱虫

食醋　口服

左旋咪唑　2.5mg/kg,睡前一次顿服

噻嘧啶　10mg/kg,一次顿服

复发甲苯达唑　2片,一次顿服

3. 抗感染治疗

左氧氟沙星　0.4g,静脉滴注,每天1次

奥硝唑　0.5g,静脉滴注,每天1次

或 头孢唑林钠　1.0g,静脉滴注,每8小时一次(需皮试)

或 头孢孟多钠　2.0g,静脉滴注,每8小时一次(需皮试)

或 头孢曲松钠　2.0g,静脉滴注,每天1次

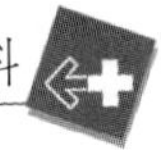

【注意事项】

胆道蛔虫来源于肠道，因此蛔虫病处理的重点在于肠道蛔虫病。胆道蛔虫的首选治疗方法应以非手术治疗方法为主。

## 二、急性胆囊炎

急性胆囊炎是一种常见的急腹症，女性较多见。急性胆囊炎可分为急性结石性胆囊炎和急性非结石性胆囊炎两种，多数患者为结石性胆囊炎。急性结石性胆囊炎主要病因是由胆囊结石引起的胆管梗阻、细菌入侵诱发的胆囊急性炎症；非结石性胆囊炎多见于老年体弱多病者，胆囊胆汁淤积和缺血可能是本病的原因，此类胆囊炎常发生胆囊坏死、积脓、穿孔。

【诊断要点】

1. 病史　多有胆结石和胆囊息肉病史。

2. 临床表现

(1)主要症状：右上腹部的发作性、剧烈的绞痛或胀痛，常放射至右肩或右背部，常于饱餐后或夜间发作，伴恶心呕吐，合并感染时常伴高热。部分合并梗阻性黄疸。

(2)体征：右上腹部压痛或叩痛，胆囊化脓坏疽时可以出现反跳痛、肌紧张。用手按压右上腹部肋下缘，嘱患者用力呼吸，如触及肿大的胆囊，患者常会突然停止吸气，称之为 Murphy 征阳性，是急性胆囊炎的典型体征。

3. 辅助检查

(1)实验室检查：血白细胞明显升高，血清转氨酶、胆红素升高。

(2)CT 检查：有助于显示周围脏器的情况。

(3)彩超检查：超声检查为首选的检查方法，可显示肿大的胆囊、囊壁增厚、胆囊内结石。

【治疗要点】

1. 一般治疗　禁食、输液纠正电解质酸碱平衡紊乱及全身营养支持治疗。

2. 药物治疗　解痉止痛、抗感染治疗。

3. 手术治疗　开腹胆囊切除术是急性胆囊炎、胆囊结石治疗的常规术式。手术方法有顺行性切除和逆行性切除两种方式。在极其特殊的情况下，包括患者情况级差、不能耐受手术的情况下，也可以行胆囊切开造瘘术。目前腹腔镜胆囊切除术已成为胆囊切除的常规方法。

【处方】

1. 解痉止痛

山莨菪碱 10mg，肌内注射，即刻

或 酮咯酸氨丁三醇　30mg，肌内注射，即刻

或 哌替啶　50mg，肌内注射，即刻

或 25%硫酸镁　10ml，静脉滴注，即刻

2. 抗感染治疗

头孢曲松钠　2.0g，静脉滴注，每天 2 次

甲硝唑　0.5g，静脉滴注，每天 2 次

【注意事项】

1. 急性胆囊炎经保守治疗无效时可考虑手术治疗。

2. 胆囊炎症状较轻者可应用腹腔镜胆囊切除术，但是急性化脓性坏疽性胆囊炎不宜使用腹腔镜切除，即使在腹腔镜手术实施过程中发现胆囊周围水肿明显、周围组织粘连等情况时应转为开腹手术以保手术安全。胆囊切除困难时，也可先切开胆囊、吸去胆汁、取出结石、切除大部分胆囊壁，然后用电刀处理胆囊床。

## 三、慢性胆囊炎

慢性胆囊炎多数是由于急性胆囊炎多次反复发作或长期存在胆囊结石的后果，其胆囊大多萎缩、囊壁增厚、胆囊功能不良。慢性胆囊炎胆囊黏膜萎缩、胆囊壁各层有明显的结缔组织增生、淋巴细胞和单核细胞浸润，黏膜上皮向囊壁内凹陷生长，有时可

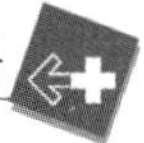

达肌层。

【诊断要点】

1. 病史　慢性腹痛病史，饮酒和油腻进食可加重。

2. 临床表现

(1)主要症状：多数有胆绞痛的病史，右上腹部隐痛。

(2)体征：右上腹部轻压痛，Murphy 征阳性。

3. 辅助检查

(1)实验室检查：一般无特殊异常指标。

(2)CT 检查：可以发现胆囊萎缩、胆囊结石、囊壁增厚。

(3)彩超检查：首选检查方法，除了可以发现胆囊萎缩、胆囊结石、囊壁增厚外，还可以发现胆囊收缩功能。

【治疗要点】

1. 一般治疗　限制脂肪饮食。

2. 药物治疗　口服胆汁酸和利胆药物。

3. 手术治疗　临床明显同时合并胆囊结石者可考虑胆囊切除术。

【处方】

熊去氧胆酸　10mg/kg，口服，每天 1 次

利胆消炎片　每次 3 片，口服，每天 3 次

【注意事项】

1. 慢性胆囊炎要与以下疾病相鉴别。

(1)胆囊胆固醇沉积症：胆囊内胆固醇代谢紊乱造成的胆囊内胆固醇沉积并胆固醇结石形成。

(2)胆囊腺肌增生症：胆囊黏膜内腺体和肌层组织明显增生，胆囊壁明显增厚。

(3)胆囊神经瘤病：少见，胆囊组织内有大量神经纤维的增生。

2. 对年老体弱或伴有重要器官严重者可采取非手术治疗。

## 四、胆囊结石

胆囊结石系胆囊内形成结石所致，胆囊结石成分按化学成分可分为胆固醇结石和胆色素结石两大类。随着生活水平的提高，我国胆结石以由以往的胆色素结石为主转变为胆固醇结石为主。

【诊断要点】

1. 病史　多有脂肪代谢异常，女性较男性多见，可能与雌激素相关。

2. 临床表现

(1)主要症状：早期可无明显症状。胆绞痛是典型的首发症状，右上腹部持续剧烈绞痛，向右肩、右后背部放射，常伴恶心呕吐；如胆囊结石嵌顿不缓解，则症状持续加重；如胆囊结石较小，通过胆囊管排入胆总管，则症状可暂时缓解。

(2)体征：右上腹部压痛，有时可触及肿大的胆囊。

3. 辅助检查

(1)实验室检查：炎症明显时可有白细胞计数明显升高；胆道梗阻时可有胆红素指标、转氨酶升高。

(2)彩超检查：B超可以发现胆囊内有结石光团和声影，并随体位改变而移动则可确诊。

【治疗要点】

1. 一般治疗　低脂肪饮食。

2. 药物治疗　保肝利胆药物。

3. 手术治疗　胆囊切除术是胆囊结石治疗的最佳选择。胆囊结石反复发作引起临床症状；嵌顿在胆囊管或胆总管的结石可引起急性胆囊炎；慢性胆囊炎胆囊无功能、长期炎症刺激易引起胆囊癌；结石充满胆囊，虽无明显症状，但实际上胆囊已无功能。上述情况均为胆囊结石行胆囊切除术的手术适应证。

【处方】

熊去氧胆酸　10mg/kg，口服，每天1次

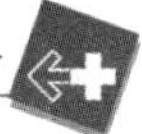

利胆消炎片　每次 3 片,口服,每天 3 次

【注意事项】

1. 胆囊结石的非手术治疗方法

(1)口服溶石药物。

(2)灌注药物溶石治疗。

(3)体外冲击波碎石。

(4)经皮胆囊碎石及溶石、胆囊闭腔术;上述各种方法风险大,效果不确切,无使用和发展前途。

2. 胆囊结石与胆囊癌发病密切相关,所以对无症状的胆囊结石患者应定期随访复查,并择期手术治疗。

## 五、肝外胆管结石

肝外胆管结石分为原发性和继发性胆总管结石。原发性胆总管结石绝大多数为胆色素混合性结石,部分结石核心中有蛔虫残体。少数病人的结石是由胆囊坠入胆总管,其结石与胆囊结石相同,称为继发性胆总管结石。然而,其临床表现与原发性胆管结石相同。

【诊断要点】

1. 病史　多有胆囊结石病史。

2. 临床表现

(1)主要症状:最常见为胆管炎,典型表现为反复发作的腹痛、寒战高热和黄疸,称为 Charcot 三联症。

①腹痛:多局限在剑突下和右上腹部,呈持续性剧痛,常向右肩部放射,伴恶心、呕吐。

②寒战高热:是合并感染时的表现。

③黄疸:首先为尿黄,接着出现巩膜黄染,然后出现皮肤黄染伴瘙痒。部分病人可呈间歇性黄疸,是肝外胆管结石的主要表现。

(2)体征:巩膜及皮肤黄染,剑突下或右上腹部深压痛。

3. 辅助检查

(1)实验室检查:血清总胆红素升高,直接胆红素升高明显,碱性磷酸酶升高,尿胆红素升高,尿胆原下降或消失。血白细胞升高。

(2)超声检查:首选的诊断方法。可见肝内外胆管扩张,胆囊增大,胆总管内结石。

(3)CT 检查:诊断困难时可选用。

【治疗要点】

1. 一般治疗　利胆、保肝、避免使用损害肝功能药物。

2. 药物治疗　利胆保肝治疗。

3. 手术治疗　积极外科手术治疗。术式包括:①胆总管切开取石 T 形管引流术;②Oddi 括约肌切开成形术;③胆总管与空肠 Roux-en-Y 吻合术。

【处方】

1. 利胆治疗

熊去氧胆酸　10mg/kg,口服,每天 1 次

利胆消炎片　每次 3 片,口服,每天 3 次

2. 保肝治疗

| | | |
|---|---|---|
| 5%葡萄糖 | 250ml | 静脉滴注,每天 1 次 |
| 还原型谷胱甘肽 | 1.8g | |

和(或)

| | | |
|---|---|---|
| 10%葡萄糖 | 250ml | 静脉滴注,每天 1 次 |
| 异甘草酸镁 | 0.1g | |

和(或)

| | | |
|---|---|---|
| 5%葡萄糖 | 250ml | 静脉滴注,每天 1 次 |
| 多烯磷脂酰胆碱 | 10ml | |

【注意事项】

1. 因为长期存在胆管结石,即使无黄疸发生也可导致胆汁性肝硬化。待出现胆道感染、休克时再急诊手术,对病人更无好处,危险性

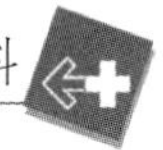

增大,增加手术死亡率。因此肝外胆管结石应积极手术治疗。

2. 术后注意调整水、电解质及酸碱失衡,合理应用抗生素,注意保护肝功能。

3. 术后应保持 T 管引流通畅,术后 2 周左右,病人黄疸消退,无发热,胆汁清,可行 T 管造影,证实无胆石残留且胆总管下管通畅,再连续闭管 3～5 天后无不适,可拔出 T 管。

## 六、肝内胆管结石

肝内胆管结石是指左、右肝管汇合部以上的胆管结石。在我国是常见疾病。结石呈黑色或棕黄色、易碎、结石剖面常呈分层状,成分主要以胆色素为主,多含有细菌。

【诊断要点】

1. 病史　多存在肝内感染、胆汁淤积、胆道蛔虫等病史。

2. 临床表现

(1)主要症状:与结石部位有关。

①周围胆管结石:可无症状,如合并感染出现胆管炎表现。

②肝管汇合处结石:黄疸,严重炎症时全身感染重。

③肝段或一侧肝叶结石:常因感染致肝脓肿表现。可出现腹壁水肿、甚至形成胆管支气管瘘。

(2)体征:合并感染时可有胆管炎或肝脓肿表现。

3. 辅助检查

(1)实验室检查:部分表现为血清转氨酶升高。胆管梗阻时出现碱性磷酸酶升高。感染时有白细胞升高及核左移。如 CA19-9 升高时需进一步排除胆管癌。

(2)CT 检查:可以明确肝内结石分布。

(3)彩超检查:可确诊。

【治疗要点】

1. 一般治疗　利胆、保肝、避免使用损害肝功能药物。

2. 药物治疗　利胆保肝治疗。

3. 手术治疗　肝切除术是最常用、最有效的手术方法。如合并胆管狭窄、需恢复胆汁通畅的有效方法。胆管切开取石是最基本方法。

【处方】

1. 利胆治疗

熊去氧胆酸　10mg/kg，口服，每天1次

利胆消炎片　每次3片，口服，每天3次

2. 保肝治疗

| | | |
|---|---|---|
| 5%葡萄糖 | 250ml | 静脉滴注，每天1次 |
| 还原型谷胱甘肽 | 1.8g | |

和(或)

| | | |
|---|---|---|
| 10%葡萄糖 | 250ml | 静脉滴注，每天1次 |
| 异甘草酸镁 | 0.1g | |

和(或)

| | | |
|---|---|---|
| 5%葡萄糖 | 250ml | 静脉滴注，每天1次 |
| 多烯磷脂酰胆碱 | 10ml | |

【注意事项】

1. 无症状、无局限性胆管扩张的三级胆管以上的结石，一般可不做治疗。

2. 反复发作胆管炎的肝内胆管结石，主要采用手术治疗。

3. 长期胆管结石可致胆管炎、肝脓肿、全身脓毒症、胆道出血，长期慢性炎症可诱发胆管癌，也可致肝叶纤维化、肝硬化、门静脉高压。

## 七、急性梗阻性化脓性胆管炎

急性梗阻性化脓性胆管炎(AOSC)是胆道感染疾病中的严重类型，亦称急性重症胆管炎(ACST)，系因急性胆管梗阻并继发化脓性感染所致。胆总管结石是最常见梗阻原因，最多见部位是胆总管下端。常见细菌是肠道细菌逆行进入胆管，革兰阴性杆菌检

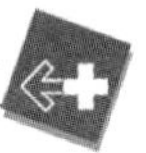

出率最高，其中大肠埃希菌最常见，铜绿假单胞菌、变形杆菌和克雷伯杆菌次之，厌氧菌亦常见，也可混合感染。

【诊断要点】

1. 病史　多合并胆总管结石病史。

2. 临床表现

（1）主要症状：多数患者既往有反复发作的胆道病史，部分患者可能有胆道手术史。临床主要表现为上腹部剧烈的疼痛、寒战高热、黄疸是本病典型的症状，称之为 Charcot 三联症，是急性胆管炎的基本表现和早期症状。当胆道梗阻和感染进一步加重时，出现低血压和神志改变，与前三项症状称之为 Reynolds 五联症，是诊断 AOCS 的必要诊断依据。

（2）体征：右上腹部压痛、反跳痛、肌紧张及全身黄疸。

3. 辅助检查

（1）实验室检查：白细胞计数升高、血胆红素、尿胆红素、转氨酶升高。

（2）CT 检查：可见肝内外胆管的扩张，不仅可以看到肝胆管扩张、结石、肿瘤、肝脏增大、萎缩等征象，对于明确梗阻原因及部位的诊断极为重要。

（3）彩超检查：可发现肝内外胆管扩张。

【治疗要点】

1. 一般治疗　抑酸、补液纠正水电解质酸碱平衡紊乱。

2. 药物治疗　抗休克、抗感染治疗。

3. 手术治疗　原则上紧急手术、胆总管切开减压、胆结石取出解除梗阻、通畅引流胆道。

【处方】

1. 抗感染治疗

| | | |
|---|---|---|
| 0.9%氯化钠 | 100ml | 静脉滴注，每天2次（需皮试） |
| 头孢唑林钠 | 1g | |

或

0.9%氯化钠　100ml
左氧氟沙星　0.4g　静脉滴注,每天1次

和

奥硝唑　0.5g,静脉滴注,每天1次

或

0.9%氯化钠　100ml
头孢曲松钠　2.0g　静脉滴注,每天1次

或 哌拉西林他唑巴坦　2.5g,静脉滴注,每8小时一次(需皮试)

2. 抗休克治疗

0.9%氯化钠　1000～2000ml,静脉滴注

或 平衡盐溶液　1000～2000ml,静脉滴注

如上述治疗,效果不佳时加用胶体液

羟乙基淀粉　500～1000ml,静脉滴注

3. 抑酸治疗

0.9%氯化钠　100ml
奥美拉唑　40mg　静脉滴注,每天2次

或

0.9%氯化钠　100ml
泮托拉唑　40mg　静脉滴注,每天2次

【注意事项】

1. 急性梗阻性化脓性胆管炎病情危重,死亡率高,应边抗休克边手术,首选建立通畅的静脉通路,加快补充水、电解质,补充有效循环血容量,同时大剂量应用有效抗生素抗感染。手术力求简单有效,以胆总管切开减压引流为主,尽量取清胆总管内结石,充分冲洗引流。

2. 患者病情危重,不适宜外科手术者,也可行经皮肝穿刺胆道外引流术。但此处理胆道引流并不充分,应密切观察患者病情变化,随时手术治疗。

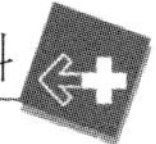

## 八、原发性硬化性胆管炎

原发性硬化性胆管炎是一种以肝内、外胆管慢性纤维化管壁增厚致管腔狭窄或闭塞的炎症性疾病，又称之为狭窄性胆管炎。此病较罕见，由于其进行性发病导致肝硬化、门脉高压和肝衰竭而死亡。缺乏有效的治疗方法，病人的预后极差。其发病机制尚未完全阐明，可能与自身免疫相关。

【诊断要点】

1. 病史　患者可有自身免疫性疾病、慢性肠源性感染、中毒等病史。

2. 临床表现

(1)主要症状：持续性无痛性黄疸、瘙痒、发热、乏力、神志淡漠等，可有寒战高热等胆管炎症状，间歇性发作，晚期出现肝硬化症状。

(2)体征：早期无明显异常体征，发作时可有胆管炎体征。

3. 辅助检查

(1)实验室检查：血清总胆红素升高，以直接胆红素升高为主；转氨酶升高；血浆铜、铜蛋白、尿铜升高。

(2)直接胆道造影：ERCP 或 PTC 是诊断此病的有效方法。

(3)MRCP：目前已成为此病的最有效诊断方法，最终确诊有赖于病理检查。

【治疗要点】

1. 一般治疗　抑酸、补液纠正水电解质酸碱平衡紊乱。

2. 药物治疗　效果不理想，熊去氧胆酸可降低胆红素水平；合并胆管炎时应用抗生素治疗。

3. 手术治疗　根据患者个体胆道狭窄的部位和范围区别对待。肝外胆管狭窄的患者可植入支撑管获得短暂的疗效。

【处方】

熊去氧胆酸　10mg/kg，口服，每天 1 次

利胆消炎片　每次3片，口服，每天3次

【注意事项】

1. 手术的目的在于缓解梗阻，胆道引流，缓解黄疸和感染，延缓病情的进展，但不适用于弥漫性狭窄。由于手术效果不满意，因对药物治疗深入研究。

2. 肝移植术是此病终末期治疗的最好办法，5年生存率可达85%。

## 九、胆囊穿孔

胆囊穿孔很少见，穿孔部位多见于胆囊底部或胆囊颈部、胆总管或肝总管。病因多由于胆道的梗阻、感染等因素造成。

【诊断要点】

1. 病史　多由胆道梗阻、感染等病导致。

2. 临床表现

(1)主要症状：急性穿孔多表现为急性胆汁性腹膜炎，剧烈的腹痛、伴恶心、呕吐。如穿孔过程缓慢，可以形成胆囊周围脓肿，表现为腹痛、发热。

(2)体征：急性穿孔表现为典型的腹膜刺激征，慢性穿孔可仅有右上腹的局部压痛。

3. 辅助检查

(1)实验室检查：可有白细胞计数升高及转氨酶、胆红素的升高。

(2)CT检查：可发现肝周的积液、腹腔内游离气体等消化道穿孔的表现。

(3)彩超检查：有助于发现胆囊周围积液。

【治疗要点】

1. 一般治疗　暂禁食水，抑酸，纠正水、电解质平衡紊乱。

2. 药物治疗　抗感染治疗。

3. 手术治疗　一旦发生穿孔需急诊手术，切除胆囊，修补胆

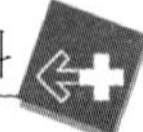

管的漏口,胆道引流,冲洗并引流腹腔。

【处方】

抗感染治疗

| | | |
|---|---|---|
| 0.9%氯化钠 | 100ml | 静脉滴注,每天 2 次(需皮试) |
| 头孢唑林钠 | 1g | |

或

| | | |
|---|---|---|
| 0.9%氯化钠 | 100ml | 静脉滴注,每天 1 次 |
| 左氧氟沙星 | 0.4g | |

和

奥硝唑　0.5g,静脉滴注,每天 1 次

或

| | | |
|---|---|---|
| 0.9%氯化钠 | 100ml | 静脉滴注,每天 1 次 |
| 头孢曲松钠 | 2.0g | |

或 哌拉西林他唑巴坦　2.5g,静脉滴注,每 8 小时一次(需皮试)

【注意事项】

胆囊穿孔需要注意胆囊慢性穿孔,与周围组织形成瘘道,如胆囊十二指肠瘘、胆囊结肠瘘、胆囊腹壁瘘,临床表现不明显,易于误诊和漏诊。

## 十、胆道出血

由于损伤或感染等因素导致肝内外胆管与毗邻血管之间形成病理性内瘘,血液经胆管流入十二指肠,称之为胆道出血。胆道感染或结石是造成胆道出血的首位原因,外伤或医源性因素损伤胆道也可引起胆道出血。

【诊断要点】

1. 病史　多有胆道感染或结石、外伤或医源性因素损伤因素。

2. 临床表现

(1)主要症状

①消化道出血:便血或呕血。

②胆绞痛。

③黄疸:胆道出血具有周期性发作的特点。

(2)体征:右上腹的压痛。

3. 辅助检查

(1)实验室检查:红细胞计数进行性降低,血红蛋白下降。

(2)选择性肝动脉造影或肠系膜上动脉造影:是了解胆道出血最有价值的和定位的诊断方法。

(3)内镜检查:可排除其他来源的上消化道出血,并观察十二指肠乳头有无出血。

【治疗要点】

1. 一般治疗　暂禁食水,抑酸,纠正水、电解质平衡紊乱。

2. 药物及非手术治疗　指征:出血量少;无寒战高热、黄疸或感染性休克;病人的状况不能耐受手术。上述情况的治疗方法主要给予止血药或输血。

3. 手术治疗

(1)适应证:反复出血;出血量大、发生休克;非手术治疗无法止血者。

(2)手术方法

①放射介入法行肝动脉栓塞术:适用于肝内动脉出血,对门静脉出血无效。

②肝动脉结扎术:适用于肝动脉破裂出血。

③胆总管探查T管引流术。

④肝叶切除术:适用于门静脉分支出血。

【处方】

1. 抑酸治疗

|  |  |  |
| --- | --- | --- |
| 0.9%氯化钠 | 100ml | 静脉滴注,每天2次 |
| 奥美拉唑 | 40mg | |

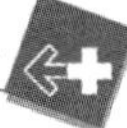

2. 抗感染治疗

| | | |
|---|---|---|
| 0.9%氯化钠　100ml | | 静脉滴注，每天 2 次（需皮试） |
| 头孢唑林钠　1g | | |

或

| | | |
|---|---|---|
| 0.9%氯化钠　100ml | | 静脉滴注，每天 1 次 |
| 左氧氟沙星　0.4g | | |

和

奥硝唑　0.5g，静脉滴注，每天 1 次

或

| | | |
|---|---|---|
| 0.9%氯化钠　100ml | | 静脉滴注，每天 1 次 |
| 头孢曲松钠　2.0g | | |

或 哌拉西林他唑巴坦　2.5g，静脉滴注，每 8 小时一次（需皮试）

3. 止血治疗

氨甲环酸　0.5g，静脉滴注，每 6 小时一次

凝血酶　1kU，肌内注射，即刻

【注意事项】

胆道出血是胆道疾病和手术后严重的并发症，也是上消化道出血的常见病因，一般情况下，医源性胆管损伤是可以预防的，预防比处理更重要。关键在于养成细致的手术作风，仔细解剖，操作规范精准。

## 十一、胆管损伤

胆管损伤是指各种创伤因素或医源性因素造成的肝外胆管和或胆囊的伤害。损伤的最常见部位为右肝管及肝总管。

【诊断要点】

1. 病史　多有外伤或外科手术病史。

2. 临床表现

(1)主要症状：患者外伤或手术后出现高热、黄疸、腹胀、或腹腔引流管中有胆汁引出，均怀疑胆管损伤。

(2)体征：腹痛、腹胀或黄疸。

3. 辅助检查　术中胆管造影、术后超声胆管造影、MRCP、ERCP对确诊胆管损伤的部位及性质很有帮助。

【治疗要点】

1. 一般治疗　暂禁食水，抑酸，纠正水、电解质平衡紊乱。

2. 药物治疗　抗感染治疗、非手术治疗，经内镜扩张、胆管狭窄并置入支撑管或经皮经肝扩张狭窄段胆管。

3. 手术治疗　手术治疗的效果明显优于非手术治疗。目前常用的手术处理方案为建立大口、无张力、黏膜，对黏膜的近端扩张胆管与空肠端侧吻合，同时取出结石，冲洗出脓液。

【处方】

1. 抑酸治疗

|  |  |  |
|---|---|---|
| 0.9%氯化钠 | 100ml | 静脉滴注，每天2次 |
| 奥美拉唑 | 40mg | |

或

|  |  |  |
|---|---|---|
| 0.9%氯化钠 | 100ml | 静脉滴注，每天2次 |
| 泮托拉唑 | 40mg | |

2. 抗感染治疗

|  |  |  |
|---|---|---|
| 0.9%氯化钠 | 100ml | 静脉滴注，每天2次(需皮试) |
| 头孢唑林钠 | 1g | |

或

|  |  |  |
|---|---|---|
| 0.9%氯化钠 | 100ml | 静脉滴注，每天1次 |
| 左氧氟沙星 | 0.4g | |

和

奥硝唑　0.5g，静脉滴注，每天1次

或 哌拉西林他唑巴坦　2.5g，静脉滴注，每8小时一次(需皮试)

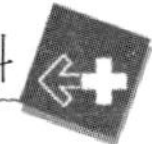

【注意事项】

1. 一般情况下,医源性胆管损伤是可以预防的,预防比处理更重要。关键在于养成细致的手术作风,仔细解剖,操作规范精准。

2. 胆囊损伤经妥善处理预后较好。肝外胆管损伤即使经过适当的修补或吻合处理,也容易致使胆管狭窄甚至完全闭塞,诱发反复发作的胆管炎或梗阻性黄疸,预后不良。

## 十二、胆囊息肉样病变

胆囊息肉样病变是指来源于胆囊壁并向胆囊腔内突出隆起的病变,是术前影像学或形态学诊断的概念。从病理学角度主要包括胆囊息肉和胆囊良性肿瘤。

【诊断要点】

1. 病史　一般无明显既往病史。

2. 临床表现

(1)主要症状:患儿一般无明显临床症状,部分患者可有腹胀、恶心、呕吐等消化不良的表现。

(2)体征:无明显异常体征,部分患者可有右上部压痛不适。

3. 辅助检查　临床诊断主要依靠超声和 CT 检查。确定诊断要依靠病理学诊断进行鉴别。

【治疗要点】

1. 一般治疗　低脂肪饮食。

2. 药物治疗　消炎利胆治疗。

3. 外科治疗　指征:①胆囊多发息肉样病变有症状者;②单发息肉直径＞1cm 者;③胆囊颈部息肉;④合并胆囊结石者;⑤年龄＞60 岁者。

【处方】

熊去氧胆酸　10mg/kg,口服,每天 1 次

利胆消炎片　每次 3 片,口服,每天 3 次

【注意事项】

胆囊息肉多数非手术治疗即可,外科治疗单纯胆囊切除术即可。

## 十三、胆囊癌

胆囊癌较少见,却是最常见的胆道系统恶性肿瘤。病因尚不十分清楚。胆囊癌与胆囊结石关系密切。

【诊断要点】

1. 病史　患者可有胆囊结石病史。

2. 临床表现

(1)主要症状:缺乏特异临床症状,合并胆囊结石者早期多表现为胆囊结石和胆囊炎的症状,右上腹痛、消瘦、黄疸、腹部包块是最常见的主诉和表现。

(2)体征:右上腹痛、黄疸、腹部包块。

3. 辅助检查

(1)超声检查:超声可以发现向胆囊内突出的肿块,胆囊壁不规则明显增厚,周围淋巴结常伴肿大。

(2)CT 检查:可显示肝内胆管扩张、肝总管狭窄及胆囊肿块。

【治疗要点】

1. 一般治疗　低脂肪饮食。

2. 药物治疗　消炎利胆对症治疗。

3. 手术治疗　外科根治治疗是治愈的唯一机会。统计资料显示,一旦肿瘤超过黏膜,其治愈的机会很小,主要的手术方式包括:①单纯胆囊切除术,癌肿仅限于黏膜及黏膜下层;②胆囊癌根治切除术或扩大的胆囊切除术,肿瘤侵及胆囊肌层或全层伴区域性淋巴结转移。

【处方】

熊去氧胆酸　10mg/kg,口服,每天 1 次

利胆消炎片　每次 3 片,口服,每天 3 次

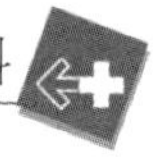

【注意事项】

胆道癌原则上早期发现早期诊断，及早进行根治性切除，其疗效与治疗的时机和肿瘤的分期密切相关，术后的放化疗效果很差。因此，早期切除合并胆囊结石或慢性炎症或腺瘤样息肉的胆囊，对于预防胆囊癌的发生是必要的。

## 十四、胆管癌

胆管癌包括肝内胆管细胞癌、肝门胆管癌和胆总管癌 3 种。病因尚不清楚，与胆囊癌的病因很相似。

【诊断要点】

1. 病史　多数患者既往合并肝胆疾病病史。

2. 临床表现

(1)主要症状：进行性无痛性黄疸。

(2)体征：黄疸、陶土样大便。

3. 辅助检查

(1)实验室检查：血总胆红素和质检胆红素明显升高，尿胆红素阳性。

(2)彩超检查：是首选的诊断方法。

(3)CT 检查：增强 CT 可提供有效的诊断信息。

(4)MRCP：能清楚地显示肝内外胆管的影像，病变的部位。

【治疗要点】

1. 一般治疗　暂禁食水，抑酸，纠正水、电解质平衡紊乱。

2. 药物治疗　减黄治疗。

3. 手术治疗　手术治疗是本病治愈的唯一机会和治疗手段。根据肿瘤存在的部位和分期采取不同的治疗方法：①肝门胆管癌根治切除术：包括手术切除十二指肠以上的肝外胆管、胆囊和肿瘤在内的左右肝管，清除肝十二指肠韧带内淋巴结和脂肪组织；必要时切除患侧半肝和尾状叶，再施行肝门部胆管和空肠 Roux-en-Y 吻合术。②中上段胆总管癌宜切除肿瘤，淋巴结清扫，肝十二指肠韧带骨骼化，再行肝总管和空肠 Roux-en-Y 吻合术。③中下段胆总管癌宜施行胰头十二指肠切除术。

【处方】

熊去氧胆酸　10mg/kg，口服，每天 1 次

利胆消炎片　每次 3 片，口服，每天 3 次

【注意事项】

1. 胆管癌扩散方式有局部浸润以及淋巴结、腹腔种植转移等方式。

2. 胆管癌化学治疗和放射治疗效果不肯定，主要采取手术治疗。

## 第八节　胰腺疾病

### 一、急性胰腺炎

急性胰腺炎是指胰腺消化酶被胰酶激活后被胰腺自身及周围脏器产生消化作用而产生的炎症性疾病。正常状态下胰腺有一系列保护机制，以避免胰腺实质被自身的酶所损害，胰腺细胞中大部分消化酶均以未活化的酶原形式存在。任何原因造成酶原提前激活就是诱发急性胰腺炎的始动因素。胆汁反流、高脂血症、酒精中毒是诱发急性胰腺炎的重要原因，其他因素如暴饮暴食、创伤、感染、妊娠、药物也可诱发急性胰腺炎。

【诊断要点】

1. 病史　患者多有暴饮暴食、创伤、感染、妊娠、药物因素。

2. 临床表现

(1)主要症状

①急性腹痛：突然发生的腹痛，性质剧烈，一般在暴饮暴食后发生，以上腹部明显，可以向左肩、左腰背部放射。

②腹胀，患者一般具有严重的腹胀，个别患者只有腹胀感。

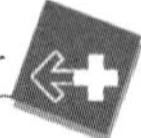

③恶心呕吐，频繁的呕吐，呕吐不能使腹痛缓解。

④发热，急性胰腺炎患者常伴发热。

⑤黄疸。

⑥休克和脏器功能障碍。

(2)体征：腹胀，上腹部正中有压痛。重症患者可出现腹膜刺激征，肠鸣音减弱，大多数患者可有移动性浊音阳性；左侧胸腔可有反应性渗出液；腰部、胁腹部皮肤可见片状青紫斑，称为 Grey-Turner 征；脐周皮肤出现灰紫色改变，称为 Cullen 征。

3. 辅助检查

(1)实验室检查

①血尿淀粉酶升高：血清淀粉酶发病 2 小时后升高，24 小时达到高峰；尿淀粉酶发病 24 小时后升高，一般认为淀粉酶超过正常值 3 倍以上才有诊断价值。

②血钙：＜2.0mmol/L 提示病情严重。

③血糖：长期禁食状态下，血糖＞11mmol/L 提示胰腺广泛坏死，预后不良。

④动脉血气分析：早期可发现呼吸功能不全。

(2)CT 检查：可以清晰地显示胰腺弥漫性肿大，周围水肿，边缘模糊，液体渗出。

(3)彩超检查：B 超可显示胰腺弥漫性肿大，轮廓线呈弧形膨出。

【治疗要点】

1. 一般治疗　禁食、胃肠减压、补液、营养支持治疗。

2. 药物治疗　镇痛、解痉，抑制胰酶分泌及抗胰酶药物，预防感染。

3. 手术治疗　有胆道梗阻情况存在时应早期或急诊手术解除胆道梗阻。

【处方】

1. 抑酸治疗

奥美拉唑　40mg，静脉滴注，每天 2 次

或 泮托拉唑 40mg,静脉滴注,每天2次

2. 抗感染治疗

左氧氟沙星 0.4g,静脉滴注,每天1次

奥硝唑 0.5g,静脉滴注,每天1次

或 头孢唑林钠 1.0g,静脉滴注,每8小时一次(需皮试)

或 头孢孟多钠 2.0g,静脉滴注,每8小时一次(需皮试)

或 头孢曲松钠 2.0g,静脉滴注,每天1次

或 哌拉西林他唑巴坦 2.5g,静脉滴注,每8小时一次(需皮试)

3. 解痉止痛

阿托品 0.01mg/kg,肌内注射,每6小时一次

或 山莨菪碱 0.01mg/kg,肌内注射,每6小时一次

或 哌替啶 0.5mg/kg,肌内注射,每6小时一次

4. 抗炎治疗

乌司他丁 30U,静脉滴注,每8小时一次

5. 抑制胰液分泌

奥曲肽 0.1mg,皮下注射 每8小时一次

或 生长抑素 静脉滴注,250μg/h

【注意事项】

1. 发病后72小时内,虽经充分的液体复苏,仍然迅速出现进行性脏器功能障碍的急性胰腺炎,属于暴发性胰腺炎。急性反应期,先行非手术治疗,要重点监测循环和脏器功能变化,纠正血流动力学变化,防止休克、肺水肿、ARDS、急性肾功能不全、胰性脑病。

2. 胰腺感染坏死和全身脓毒症是重症胰腺炎后期主要的问题,应选用敏感、能透过血胰屏障的抗生素,结合临床征象做动态CT监测,明确感染灶所在的部位,积极手术引流处理。警惕深部真菌感染。

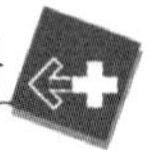

## 二、慢性胰腺炎

慢性胰腺炎是由于多种原因引起的胰腺实质节段性或弥漫性渐进性炎症与纤维性病变，常伴胰管的狭窄或扩张，以及胰腺结石或钙化。西方国家因酗酒导致的慢性胰腺炎多见，在我国，胆道疾病是其主要病因。

【诊断要点】

1. 病史　多有胰腺炎反复发作、迁延不愈所致。

2. 临床表现

(1)主要症状

①腹痛：平时为隐痛，发作时疼痛剧烈，向腰背部放射，呈束带状。

②消瘦：患者体重常明显减轻。

③腹泻：患者常不耐受油腻进食，出现脂肪泄。

④糖尿病。

⑤黄疸。

(2)体征：上腹部或剑突下压痛，部分患者可触及肿块。

3. 辅助检查

(1)实验室检查

①血尿淀粉酶：急性加重时可升高，一般升高不明显。

②粪便脂肪球检查。

③胰腺功能检查：包括胰泌素试验、促胰酶素-胰泌素联合试验、Lund 试验等，用于评价胰腺的功能状态。

(2)CT、MRI 检查：CT 能够清晰地显示胰腺腺体的形态改变、有无钙化点、胰管有无扩张。MRI 能更清楚地显示胰腺内部的囊肿和胆胰管的形态和结构。

(3)彩超检查：可以显示胰腺外形的改变，纤维组织的增生、胰腺结石的情况。

【治疗要点】

1. 一般治疗　改变不良的生活习惯:戒酒;饮食控制,低脂肪饮食,避免暴饮暴食;治疗糖尿病;营养支持。

2. 药物治疗

(1)胰酶可以治疗因消化不良引起的营养缓解疼痛:可应用长效抗胆碱能药。

(2)胰酶治疗:消化功能障碍,对脂肪泄患者特别有益。

3. 手术治疗　外科手术不能从根本上治愈本病,仅能解决明显胰腺炎所造成的后果,即解除或缓解疼痛症状。在外科治疗的同时,还应采取一系列非手术治疗方法来补充胰腺功能不全和扩张疾病的进展。外科手术治疗的方法主要有以下4种:①胆道内有结石或Oddi括约肌狭窄者,施行胆总管切开取石。胆总管空肠吻合术;②胰管多处狭窄者应行胰管空肠侧侧吻合术;③胰腺纤维化严重而胰管未扩张者行胰腺切除术;④其他手术方法无效时可辅助施行内脏神经破坏手术。

【处方】

1. 长效抗胆碱能药　噻托溴铵　1粒,口服,每天1次

2. 胰酶肠溶胶囊　2～4粒,口服,每天3次

【注意事项】

1. 慢性胰腺炎的间歇期要与胃或十二指肠溃疡、慢性结肠炎、胆道疾病、胰腺癌等相鉴别。

2. 手术治疗的原则:①治疗原发疾病,对于胆道并存的疾病,如胆石症,应在发作间歇期,或者处理胰腺疾病的同时治疗;②解除胰管梗阻,可以改善胰腺的病情,并减轻患者的疼痛;③解除或缓解疼痛,疼痛明显者,除了解除胰管梗阻外,可考虑做支配胰腺的神经或破坏手术。

## 三、胰腺假性囊肿

胰腺假性囊肿是继发于急性胰腺炎、慢性胰腺炎或胰腺损伤

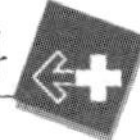

后的并发症。急性胰腺炎或胰腺损伤后，胰腺实质或胰管破裂，胰液外漏，伴随血性渗液和炎性渗液，刺激炎性周围腹膜，引起纤维组织增生逐渐形成囊壁将其包裹，因囊壁上没有上皮细胞，所以称之为假性囊肿。囊肿形成的时间一般在疾病发生后的2周以上，囊壁成熟则需要4～6周以上或长达3个月之久。囊液中淀粉酶含量一般很高。

【诊断要点】

1. 病史　多在急性胰腺炎或胰腺损伤后形成。

2. 临床表现

(1)主要症状：上腹部胀满感、持续性疼痛；患者可有消瘦，当囊内感染时可有发热，囊肿破溃时可出现弥漫性腹膜炎症状。

(2)体征：上腹部可触及边界清晰、表面光滑、移动度小、有囊性感，深压有疼痛感的包块。

3. 辅助检查

(1)实验室检查：一般无特殊异常指标。

(2)CT检查：可以显示囊肿的大小，与邻近器官的关系，而且可以定性。

(3)彩超检查：不仅可以定位，还可以定性。

【治疗要点】

1. 一般治疗　对症营养支持、补液治疗，避免诱发胰腺炎的因素。

2. 药物治疗　继发囊内感染时可给予抗感染治疗。

3. 手术治疗　手术治疗的方法主要有以下两种。

(1)外引流术：适用于胰腺假性囊肿继发感染，或患者全身情况衰竭等情况。手术简单、安全、易行，但是容易形成胰瘘假性囊肿复发。

(2)内引流术：是目前常用的引流方法，假性囊肿与肠道做吻合处理。

【处方】

抗感染治疗

左氧氟沙星　0.4g,静脉滴注,每天1次

奥硝唑　0.5g,静脉滴注,每天1次

或 头孢唑林钠　1.0g,静脉滴注　每8小时一次(需皮试)

或 头孢孟多钠　2.0g,静脉滴注,每天一次(需皮试)

或 头孢曲松钠　2.0g,静脉滴注,每天1次

或 哌拉西林他唑巴坦　2.5g,静脉滴注,每8小时一次(需皮试)

【注意事项】

1. 胰腺假性囊肿需要与胰腺脓肿、胰腺坏死液化包裹性病灶鉴别,还需要与胰腺囊性肿瘤鉴别。

2. 在囊壁未成熟之前,如无严重感染、全身无中毒症状及囊肿较小、增大不明显时可以选择超声检查随诊,多数可自行吸收。对于囊壁已成熟,随访观察不吸收的胰腺假性囊肿需要手术治疗。

## 四、胰腺癌

胰腺癌是一种恶性程度很高的消化道肿瘤。本病早期确诊率不高,而中晚期胰腺癌的手术切除率低,预后较差。本病多发于40—70岁的中老年人,男性多于女性,多见于胰头癌,全胰癌少见。病理类型多样,其中导管腺癌最常见。

【诊断要点】

1. 病史　病史隐匿,多数无明确病史。

2. 临床表现

(1)主要症状

①上腹部饱胀不适和疼痛:是最早出现的症状。

②恶心呕吐、食欲减退、消化不良、腹泻等消化道症状。

③进行性加重的黄疸,是胰腺癌的主要症状。

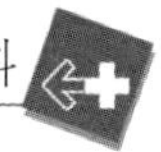

④晚期可出现腹部肿块。

(2)体征:早期无特异性体征,可有上腹部的轻压痛,晚期可触及肿块。

3. 辅助检查

(1)实验室检查:转氨酶升高,胆红素指标升高,以直接胆红素为主;血清淀粉酶和脂肪酶一过性升高也是早期胰腺癌的一个提示;肿瘤相关抗原CA19-9对胰腺癌的诊断比较敏感,特异性好。

(2)CT与PET检查:是诊断胰腺癌较为可靠的方法,可以显示胰腺的形态、肿瘤的位置、肿瘤与邻近血管的关系及后腹膜淋巴结转移的情况。PET可发现早期的胰腺癌,并可显示肝脏及远处器官转移情况。

(3)彩超检查:B超检查是怀疑胰腺癌的首选检查方法,可检出直径大于2cm的胰腺癌。

【治疗要点】

1. 一般治疗　对症营养支持、补液治疗。

2. 药物治疗　镇痛、解痉,抑制胰酶分泌及抗胰酶药物,预防感染。

3. 手术治疗　手术治疗是最有效的方法。术前评估肿瘤侵犯门静脉、肠系膜上动静脉、腹腔干的程度,除远处转移外,一般认为广泛的淋巴结转移和重要血管的广泛侵犯,侵及血管内膜或血管内癌栓,均无法达到根治性切除。根治性手术包括以下3种。

(1)胰头癌可施行胰十二指肠切除术,手术范围包括胰头、肝总管以下胆管、远端胃、十二指肠和部分空肠,同时清除肝十二指肠韧带内、腹腔动脉旁、胰头周围及肠系膜血管根部的淋巴结,然后做胆、胰、胃、肠吻合。改良的PDDD术式即保留幽门的胰十二指肠切除术。

(2)胰体尾部癌可做胰体尾部切除。

(3)姑息性手术：对无法切除的胰腺癌，可以行胆-肠内引流术，或内镜下放置内支架以解除黄疸。

【处方】

1. 解痉止痛

阿托品　0.01mg/kg，肌内注射，每6小时一次

或 哌替啶　0.5mg/kg，肌内注射，每6小时一次

2. 抑酸治疗

| | | |
|---|---|---|
| 0.9%氯化钠 | 100ml | 静脉滴注，每天2次 |
| 奥美拉唑 | 40mg | |

或

| | | |
|---|---|---|
| 0.9%氯化钠 | 100ml | 静脉滴注，每天2次 |
| 泮托拉唑 | 40mg | |

3. 抗感染治疗

| | | |
|---|---|---|
| 0.9%氯化钠 | 100ml | 静脉滴注，每天2次(需皮试) |
| 头孢唑林钠 | 1g | |

或

| | | |
|---|---|---|
| 0.9%氯化钠 | 100ml | 静脉滴注，每天1次 |
| 左氧氟沙星 | 0.4g | |

和

奥硝唑　0.5g　静脉滴注，每天1次

或

| | | |
|---|---|---|
| 0.9%氯化钠 | 100ml | 静脉滴注，每天1次 |
| 头孢曲松钠 | 2.0g | |

或 哌拉西林他唑巴坦　2.5g，静脉滴注，每8小时一次(需皮试)

4. 抑制胰液分泌

奥曲肽　0.1mg，皮下注射，每8小时一次

或 生长抑素　静脉滴注，250μg/h

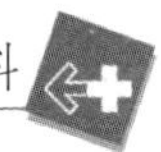

【注意事项】

胰腺癌早期无特殊症状，需要与慢性胆囊炎、胆道结石、慢性胰腺炎、胰腺假性囊肿、胰腺良性肿瘤等相鉴别。对于近期出现的不明原因的上腹部饱胀不适、隐痛，或有消化道症状如食欲缺乏、腹泻伴消瘦乏力者，在排除胃十二指肠、肝胆疾病后应高度怀疑胰腺病变，并做进一步检查。

## 五、壶腹周围癌

壶腹周围癌是指胆总管末端、Vater 壶腹部和十二指肠乳头的恶性肿瘤，临床表现与胰头癌相似，该病多见于 40－70 岁的男性，由于临床症状出现早，易于及时发现和诊断。壶腹部癌的恶性程度明显低于胰头癌，手术后 5 年生存率明显高于胰头癌。

【诊断要点】

1. 病史　同胰腺癌相似，病史隐匿，多数无明确病史。

2. 临床表现

(1)主要症状

①黄疸：早期即可出现黄疸，黄疸深浅呈现波浪式变化是本病的特点。

②胃肠道出血：多数患者大便潜血阳性，少数有黑粪，常伴有贫血。

③腹痛：患者常有右上腹痛和上腹部饱胀感。

④食欲减退、乏力、腰背部疼痛等。

(2)体征：右上腹轻压痛、腹胀，黄疸。

3. 辅助检查

(1)实验室检查：转氨酶升高，胆红素指标升高，以直接胆红素为主；血清淀粉酶和脂肪酶一过性升高；肿瘤相关抗原 CA19-9 同样对壶腹周围癌有诊断价值。

(2)CT 与 PET 检查：是诊断壶腹周围癌较为可靠的方法，可以显示胰腺的形态、肿瘤的位置、肿瘤与邻近血管的关系及后腹膜淋巴结转移的情况。PET可发现早期的壶腹周围癌及胰腺癌，并可显示肝脏及远处器官转移情况。

(3)彩超检查：可用于早期筛查。

【治疗要点】

1. 一般治疗　低脂饮食，戒烟戒酒。

2. 药物治疗　镇痛、解痉，抑制胰酶分泌及抗胰酶药物，预防感染。

3. 手术治疗　手术治疗可行胰十二指肠切除术或PDDD，如无法切除时可以经内镜放置内支架或行胆肠吻合术以解除黄疸。

【处方】

1. 解痉止痛

阿托品　0.01mg/kg，肌内注射，每6小时一次

或 山莨菪碱　0.01mg/kg，肌内注射，每6小时一次

或 哌替啶　0.5mg/kg，肌内注射，每6小时一次

2. 抑酸治疗

0.9%氯化钠　100ml
奥美拉唑　40mg
静脉滴注，每天2次

或

0.9%氯化钠　100ml
泮托拉唑　40mg
静脉滴注，每天2次

3. 抗感染治疗

0.9%氯化钠　100ml
头孢唑林钠　1g
静脉滴注，每天2次(需皮试)

或

0.9%氯化钠　100ml
左氧氟沙星　0.4g
静脉滴注，每天1次

和

奥硝唑　0.5g，静脉滴注，每天1次

或

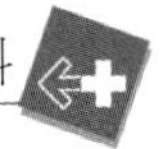

| | | |
|---|---|---|
| 0.9%氯化钠 | 100ml | 静脉滴注，每天1次 |
| 头孢曲松钠 | 2.0g | |

或 哌拉西林他唑巴坦　2.5g，静脉滴注，每8小时一次（需皮试）

4. 抑制胰液分泌

奥曲肽 0.1mg，皮下注射，每8小时一次

或 生长抑素，静脉滴注　250μg/h

【注意事项】

壶腹周围癌早期诊断、早期治疗对于挽救患者生命，提高患者手术后5年生存率具有重要的意义，临床上出现梗阻性黄疸，特别是黄疸深浅出现波浪式变化、胆囊肿大、上消化道出血的患者时应警惕壶腹周围癌。

## 六、胰岛素瘤

胰岛素瘤占胰岛细胞瘤的70%以上，多见于青壮年，90%以上为单发良性。

【诊断要点】

1. 病史　低血糖症状反复发作出现时要高度怀疑此病。

2. 临床表现

(1)主要症状：低血糖症状，其临床表现主要取决于低血糖的程度。早期出现低血糖时可以出现大汗、心慌、面色苍白、脉搏细速，进一步发展可出现神经系统症状体征，如头痛头晕、精神行为异常、视力障碍、偏瘫失语、抽搐、昏迷等。

(2)体征：无特异性体征。低血糖影响脑功能时可出现神经系统阳性体征。

3. 辅助检查

(1)实验室检查

①血清胰岛素水平测定：空腹时或症状发作时测定免疫活性胰岛素和血糖，并计算比值：大于0.3比较有诊断意义。

②饥饿试验是最简单可靠的诊断试验。多数胰岛素瘤患者可在饥饿72小时内出现低血糖发作，当症状出现时应立即采血测定血糖和胰岛素，同时立即给予高糖后终止试验。

(2)非侵入性检查：超声、CT/MRI均属于非侵入性检查，对于发现直径大于2.0cm的肿瘤阳性率较高；但多数胰岛素瘤直径小于2.0cm且位于胰腺实质内、密度与胰腺相近，所以常规影像学检查阳性率较低。

(3)侵入性检查

①选择性动脉造影。

②动脉刺激静脉取血试验。

【治疗要点】

1. 一般治疗　监测血糖情况，注意避免低血糖的发作。

2. 药物治疗　低血糖发作时高糖治疗。

3. 手术治疗　胰岛素瘤确诊后应尽早手术切除治疗。

【处方】

50%葡萄糖　20～40ml，静脉注射，即刻

【注意事项】

1. 临床上低血糖症状首先确定是否由低血糖引起，经典的Whipple三联症对诊断有意义，即①空腹时发生低血糖；②空腹或发作时血糖低于2.8mmol/L；③进食或补充葡萄糖可迅速缓解症状。

2. 胰岛素瘤患者由于胰岛素瘤体细胞不断分泌大量胰岛素造成的胰岛细胞长期处于抑制状态，一旦瘤体切除，抑制状态解除，术后势必会反应性的引起高血糖，在2周以内应常规应用胰岛素，将血糖控制在正常范围内。

## 七、胃泌素瘤

胃泌素瘤的发病率仅次于胰岛素瘤，多见于30－50岁的人群，肿瘤除见于胰腺外，还好发于十二指肠、胃、空肠等部位。本

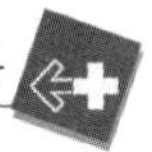

病60%的病理类型为恶性肿瘤，多数患者发现时已有转移，但肿瘤生长缓慢。

【诊断要点】

1. 病史 消化道溃疡病史。

2. 临床表现

(1)主要症状：主要是由于胃酸过多引起的消化道溃疡和腹泻症状。

(2)体征：无特异性体征，主要表现为消化道溃疡的体征。

3. 辅助检查 实验室检查：①胃液分析，基础胃酸大量分泌，多数患者＞15mmol/h；②血清胃泌素测定，＞500pg/ml可诊断此病。

【治疗要点】

1. 一般治疗 避免食用过度酸性食物。

2. 药物治疗 抑酸治疗。

3. 手术治疗 手术方式可采取肿瘤切除、胰体尾切除和胰十二指肠切除等。胃泌素瘤生长缓慢，姑息性切除可以缓解症状，延长寿命。手术应尽量切除原发病灶和多数转移病灶，术后行腹主动脉化疗；无法找到肿瘤或广泛转移且药物效果不佳者，可行靶器官切除，即全胃切除术。

【处方】

抑酸治疗

| | | |
|---|---|---|
| 0.9%氯化钠 | 100ml | 静脉滴注，每天2次 |
| 奥美拉唑 | 40mg | |

或

| | | |
|---|---|---|
| 0.9%氯化钠 | 100ml | 静脉滴注，每天2次 |
| 泮托拉唑 | 40mg | |

【注意事项】

1. 胃泌素瘤临床表现主要是消化道溃疡和腹泻，有以下症状时应怀疑存在胃泌素的可能：①溃疡病手术后复发；②消化道溃疡伴腹泻，大量胃酸分泌；③消化道多发溃疡；④溃疡伴有高钙血症；⑤存在多发性内分泌肿瘤家族史。

2. 高胃泌素分泌应与下列疾病相鉴别：①无胃酸或低胃酸引起的高胃泌素分泌，如萎缩性胃炎、应用奥美拉唑后胃酸缺乏；②胃窦部G细胞增生；③胃出口梗阻；④残胃窦综合征；⑤非胃泌素胰岛细胞引起的溃疡病。

# 第九节　血管疾病

## 一、急性动脉栓塞

动脉栓塞是指来自于心脏、近端动脉壁或其他来源的栓子，随动脉血流冲入并栓塞远端动脉，引起受累供血器官或肢体的急性缺血。70％以上的急性动脉栓塞的栓子来源于心脏，部分患者属于医源性植入器械易引起动脉栓塞并发症。其他少见病因包括创伤后脂肪栓塞、羊水栓塞、空气栓塞等。

【诊断要点】

1. 病史　多有房颤及手术、外伤病史。

2. 临床表现

(1)主要症状

①疼痛：急性动脉栓塞以远平面的患肢剧烈疼痛，活动后加重。

②动脉搏动消失或减弱。

③苍白：由于动脉缺血，远端皮肤颜色可出现苍白。

④感觉异常、运动障碍。

(2)体征：体格检查可发现患肢苍白、厥冷，动脉远端搏动减弱或消失。

3. 辅助检查

(1)实验室检查：急性动脉栓塞可以出现氮质血症、高血钾、

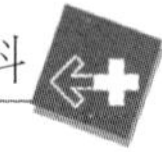

代谢性酸中毒、肾功能不全等异常。

(2)CTA 检查：可以明确血管有无栓塞及栓塞部位，远端供血情况。

(3)彩超检查：可用于怀疑动脉栓塞患者的初步检查。

【治疗要点】

1. 一般治疗　镇痛对症治疗、补液治疗。

2. 药物治疗　抗凝血和溶栓治疗。

3. 手术治疗　取栓术是治疗急性动脉栓塞的主要治疗手段，应越早越好。取栓术包括动脉切开直接取栓和 Fogarty 导管取栓术，其中后者最为常用，即局部动脉切开，插入头端带有球囊的导管，穿过血栓后，充盈球囊，然后向外缓慢拉出，反复进行直到动脉近远端喷血满意。

【处方】

1. 抗凝治疗

低分子肝素钙　4100U，皮下注射，每日 1～2 次

华法林钠片　首日剂量 7.5～10mg，次日 5mg，开始服药后监测凝血指标，使得国际标准化比值(INR)在 1.5～2.5。可以达到预防血栓的目的，连续 3 次(每周 2 次)以上 INR 维持在 2.0～3.0 之间达到理想抗凝状态。

2. 溶栓治疗　必须在发病 48 小时内才可以考虑溶栓治疗。

重组人体组织型纤溶酶原激活物(r-tPA) 首剂 10mg，于 1～2 分钟内静脉推注，然后 60 分钟内静脉滴注 50mg；其余 40mg 在 120 分钟内静脉滴注。

【注意事项】

1. 临床上遇到任何突发肢体剧烈疼痛或腹部剧烈疼痛的患者，都需要考虑急性动脉栓塞的可能。

2. 急性动脉栓塞非手术治疗仅适用于不能耐受手术的患者，必须强调非手术治疗不可以代替手术治疗。手术治疗后要注意观察患者肢体的远端血供情况，警惕再灌注损伤，尤其注意患者

整体的情况：肾功能不全及代谢酸中毒、高血钾的纠正。

## 二、血栓闭塞性脉管炎

血栓闭塞性脉管炎是一种主要累及远端四肢动静脉的慢性、节段性、周期性发作的血管炎性疾病。好发于青壮年，亚洲人多见，与吸烟密切相关。

【诊断要点】

1. 病史　本病起病隐匿，进展缓慢，常呈周期性发作。

2. 临床表现

(1)主要症状：早期患肢出现苍白、酸胀感、乏力，接着出现间歇性跛行、反复发作的游走性血栓性静脉炎，即浅表静脉发红、发热、呈条索样、有压痛；后期可出现静息痛，皮肤松弛、肌肉萎缩的表现；晚期可出现肢体远端发黑、坏死。

(2)体征：体格检查可有患肢皮温降低、肌张力增加、水肿的表现。

3. 辅助检查

(1)实验室检查：早期无明显异常指标。

(2)CTA 检查：可以明确患肢血管的节段、狭窄程度。

(3)彩超检查：多普勒超声可以评价缺血程度，检查动静脉是否狭窄或闭塞。

【治疗要点】

1. 一般治疗　戒烟戒酒；注意保暖，防止受凉，同时避免局部过度热敷加重组织缺氧；加强步行锻炼。

2. 药物治疗　扩张血管和抑制血小板聚集药物。

3. 手术治疗

(1)腰交感神经节切除术：主要适用于早期患肢，尤其是神经阻滞试验阳性者，近期可解除皮肤血管痉挛，缓解疼痛，远期疗效不确切。

(2)动静脉转流术：可缓解静息痛，并不能降低截肢率。

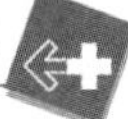

(3)截肢术:晚期患肢坏疽无法控制时只能截肢。

【处方】

扩张血管和抑制血小板聚集治疗

| | |
|---|---|
| 5%葡萄糖　500ml<br>前列腺素E　200μg | 静脉滴注,每天1次 |

和(或)

2.5%硫酸镁注射液　100ml,静脉滴注,每天1次

和(或)

低分子右旋糖酐250ml,静脉滴注,每天1次

【注意事项】

1. 40岁以下吸烟男性,肢体远端出现苍白、皮温下降、感觉异常、乏力、营养障碍、间歇性跛行、静息痛,远端动脉搏动减弱或消失时,应考虑到血栓闭塞性脉管炎的可能。

2. 脉管炎的诊断要结合病史,患肢抬高及下垂试验只能说明肢体有无缺血。Buerger Test:患者平卧位,患肢抬高45°持续3分钟,阳性者足部苍白、麻木、疼痛;患者坐起,下肢下垂后足部潮红或局部紫斑,提示供血不足。

## 三、下肢动脉硬化性闭塞症

下肢动脉硬化性闭塞症(ASO)是属于全身动脉硬化病变的一部分,患者多见于50岁以上的老年男性,以大中动脉受累最为常见,后期可累及远端动脉。病因目前仍尚不十分清楚,可能有血管内皮损伤、脂肪代谢异常等相关,发病率持续升高,已成为血管外科的常见疾病。

【诊断要点】

1. 病史　多见于老年男性,可能合并血管内皮损伤、脂肪代谢异常。

2. 临床表现

(1)主要症状:与脉管炎症状相似。早期患肢出现苍白、酸胀

感、乏力，接着出现间歇性跛行；后期可出现静息痛，皮肤松弛、肌肉萎缩的表现；晚期可出现肢体远端发黑、坏死。

(2)体征：体格检查可有患肢皮温降低、肌张力增加、水肿的表现。

3. 辅助检查

(1)实验室检查：一般无特殊异常指标。

(2)CTA 检查：首选的确诊方法。

(3)彩超检查：多普勒超声可以显示血管的形态、内膜斑块的位置和厚度。

【治疗要点】

1. 一般治疗　严格戒烟；进行适当的步行锻炼；注意足部护理，避免损伤；降低血压和血脂，控制糖尿病，改善血液高凝状态。

2. 药物治疗　血管扩张药物、抑制血小板聚集药物、降脂药物。

3. 手术治疗　临床上根据患者动脉硬化的部位、范围、血管情况及全身状况，选择不同的手术方法，主要的手术方法有以下几种。

(1)经皮腔内血管成形术合并支架术：此手术是目前治疗 ASO 的主要手术方法。手术创伤小，术后恢复快，单个或多个狭窄或闭塞病变均可应用此手术。

(2)动脉旁路手术：利用人工血管或自体血管做旁路转流。

(3)血栓内膜切除术：适用于短段的 ASO 患者。

(4)静脉动脉化。

(5)截肢术。

【处方】

1. 扩张血管和抑制血小板聚集治疗

| 5%葡萄糖　500ml<br>前列腺素 E　200μg | 静脉滴注，每天 1 次 |
|---|---|

和(或)

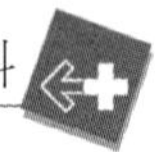

2.5%硫酸镁注射液　100ml，静脉滴注，每天1次

和（或）

低分子右旋糖酐　250ml，静脉滴注，每天1次

2. 降脂药物

阿托伐他汀钙片　10mg，口服，每天1次

【注意事项】

1. 下肢动脉硬化性闭塞症症状的轻重与病变进展的速度、侧支循环的多寡有密切关系。

2. 对本病的易患因素加以控制和处理，具有积极的预防作用。

## 四、多发性大动脉炎

多发性大动脉炎是一种主要累及主动脉及其重要分支的慢性、多发性、非特异性炎症，造成管腔狭窄、闭塞，引起病变动脉供血组织的临床缺血性表现，好发于青年女性，病因不明。

【诊断要点】

1. 病史　多数认为本病可能是与链球菌、结核菌，病毒等感染有关的自身免疫性疾病。

2. 临床表现

（1）主要症状：因受累血管的位置不同，本病临床表现多样，主要分为以下四型。

①头臂型：主要表现为脑供血不足及上臂缺血的症状。

②胸腹主动脉型：主要表现为上半身高血压及下肢供血不足症状。

③肾动脉型：肾性高血压表现。

④混合型：病变累及多个部位，患者有高血压及受累动脉缺血表现。

（2）体征：主要是相应器官缺血的体征。

3. 辅助检查

（1）实验室检查：活动期血沉增快，C反应蛋白增高，类风湿因子、抗主动脉抗体、Combs 抗体阳性。

(2)脑血流图和节段性肢体血压测定及脉波扫描可以发现相应器官的缺血和肢体缺血。

(3)彩色多普勒超声、CTA、DSA 可以发现主动脉及分支处的狭窄情况。

【治疗要点】

1. 一般治疗　低盐低脂饮食、控制高血压。

2. 药物治疗　活动期原则上采取非手术治疗,应用糖皮质激素抑制炎症反应,改善症状,效果不佳联合应用免疫抑制药。

3. 手术治疗　手术的目的是尽量改善重要脏器组织的供血,控制顽固性高血压,手术应该在炎症活动得到控制、器官缺血未失去功能前进行。手术方式主要有:自体静脉补片成形术、血管重建旁路移植术等,但总体效果不佳,应严格掌握适应证。

【处方】

1. 甲泼尼龙　40～80mg,静脉注射/口服,每天 1 次

2. 环磷酰胺　0.5g,静脉注射,每天 1 次

3. 阿司匹林　100mg,口服,每天 1 次

【注意事项】

1. 年轻人尤其是年轻女性,曾有低热、乏力、关节酸痛病史,出现下列症状时应考虑多发性大动脉炎的可能:①脑部缺血症状伴颈动脉搏动异常,或上肢缺血症状伴血压降低;②持续性上肢高血压而两下肢动脉搏动减弱,胸腹部主动脉闻及杂音;③持续性高血压、服用一般降压药无效,上腹部可闻及血管杂音。

2. 应用糖皮质激素及抑免疫抑制药一定要结合患者病情个体化治疗。

## 五、雷诺综合征

雷诺综合征是一种肢端动脉痉挛性疾病。寒冷或情绪激动时肢端动脉阵发性痉挛,手足指颜色间歇性苍白、发绀和潮红。

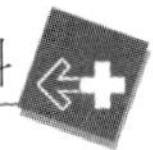

本病多见于30岁以下的女青年。

【诊断要点】

1. 病史　多有寒冷刺激及情绪激动等诱因。

2. 临床表现

(1)主要症状:受冷或情绪激动后出现,发作时以单纯皮肤颜色苍白或发绀多见,从指尖开始扩散到掌部,局部发凉、麻木、针刺感和感觉减退。解除诱发因素后症状常自行恢复。

(2)体征:肢端皮肤颜色苍白、发绀,末梢动脉搏动良好。

3. 辅助检查　主要依据病史诊断,相关的血管超声检查一般没有阳性结果。

【治疗要点】

1. 一般治疗　避免寒冷刺激和情绪激动,禁忌烟酒,避免应用一些诱发药物,如麦角胺、避孕药等。职业因素导致者应考虑更换工作。

2. 药物治疗　应用交感神经阻滞药和直接扩张血管药物。

3. 手术治疗　一般不采取手术治疗。

【处方】

1. 胍乙啶　10mg,口服,每天1次

2. 5%葡萄糖　500ml
　前列腺素E　200μg　静脉滴注,每天1次

【注意事项】

雷诺综合征的主要诊断依据是肢端皮肤颜色在寒冷或情绪激动后出现间歇性改变诊断。同时应注意患者有无全身结缔组织病和动脉硬化、血栓性疾病等病史;有无血管外伤史;有无长期应用麦角胺、避孕药等病史。

## 六、腹主动脉瘤

腹主动脉瘤是指腹主动脉局限或弥漫性扩张、膨出,临床上常见的累及部位为肾动脉水平以下的腹主动脉及髂动脉。动脉

硬化是腹主动脉瘤的主要病因，多见于60岁以上的男性，多数无明显症状、体征。

【诊断要点】

1. 病史　多有长期高血压病史。

2. 临床表现

(1)症状：腹部、腰背部的疼痛，多为胀痛。

(2)体征：腹部搏动性肿块。

3. 辅助检查

(1)CT检查：能发现很小的腹主动脉瘤，而CTA能立体显示动脉瘤的改变，可以对手术提供相关的形态学信息。

(2)彩超检查：多普勒超声可以明确有无腹主动脉瘤及瘤的部位、大小，可以作为筛选和随访的主要方法。

【治疗要点】

1. 一般治疗　禁忌烟酒、避免过度活动和情绪激动；控制体重，低脂肪饮食。

2. 药物治疗　控制血压治疗。

3. 手术治疗　原则上所有腹主动脉瘤患者都应该接受手术治疗。没有绝对的手术禁忌证，直径＞5cm的腹主动脉瘤均应尽早手术。目前采用的手术方法主要为血管腔内治疗法。

【处方】

控制血压治疗

　硝酸甘油　5mg，口服，每天1次

或 硝普钠　50mg，静脉滴注，即刻

【注意事项】

1. 腹主动脉瘤需要与后腹膜肿瘤和来源于胃肠道、胰腺和肠系膜的肿瘤相鉴别。

2. 破裂是腹主动脉瘤最严重的并发症。破裂使患者出现剧烈的腹痛和严重的低血压。破裂一般先形成腹膜后血肿，继而破溃进入腹腔，患者因失血性休克而死亡。

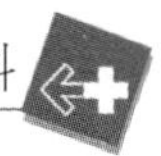

## 七、下肢慢性静脉功能不全

下肢慢性静脉功能不全是指无深静脉血栓形成的下肢深静脉瓣膜关闭不全，出现深静脉血流倒流至膝部以下乃至踝部静脉的病理改变。

【诊断要点】

1. 病史　多有长期站立活动病史。

2. 临床表现

(1)症状：早期表现为大隐静脉曲张：浅静脉曲张，站立久时可出现下肢肿胀明显、皮色发紫；病变后期可以出现下肢皮肤色素沉着、脱屑、湿疹、溃疡，以足靴部常见。

(2)体征：下肢浅静脉曲张，肿胀，皮肤色素沉着、脱屑、湿疹、溃疡。

3. 辅助检查

(1)多普勒超声：可以观察静脉瓣的关闭情况及有无反流。

(2)静脉压力测定：可间接了解瓣膜功能。

(3)静脉造影：是目前诊断下肢静脉曲张最可靠的方法。

【治疗要点】

1. 一般治疗　适当运动；穿弹力袜或弹力绷带包扎。

2. 药物治疗　硬化剂注射。

3. 手术治疗　手术治疗的目的是修复瓣膜和处理继发性病变，主要有大隐静脉剥脱术、静脉瓣膜修复术或移植术。

【处方】

聚桂醇泡沫硬化剂　0.5ml，静脉注射，即刻

【注意事项】

1. 下肢慢性静脉功能不全导致的静脉曲张药物保守治疗效果不佳，应以手术治疗为主。

2. 硬化剂注射治疗方法效果不佳，只能适用于少量、局限的病变，对临床医师技术要求高，只能作为上市的辅助治疗方法。

## 八、下肢深静脉血栓形成

下肢深静脉血栓形成三个主要的因素为血流缓慢、血管壁损伤和凝血功能异常。血流滞缓是诱发下肢深静脉血栓形成的最常见原因，长期绝对卧床、麻醉时肌肉松弛均可以使血流缓慢；各种药物导致的静脉炎、手术或外伤导致的血管损伤也可诱发血栓形成；各种手术、外伤、药物等引起的血液高凝状态也易导致血栓形成。

【诊断要点】

1. 病史　多有长期卧床、外伤、手术及口服药物等病史。

2. 临床表现

(1)主要症状：典型急性期症状为突发性单侧肢体肿胀，以左下肢最多见，常伴疼痛、压痛、发热。后期可出现浅静脉曲张。

(2)体征：患者肿胀、张力增高，皮温升高，皮色发红。

3. 辅助检查

(1)实验室检查：$D_2$ 聚体升高。

(2)下肢血管造影：能显示静脉形态，做出确定诊断。

(3)彩超检查：彩色多普勒超声可先显示有无血栓和血栓部位。

【治疗要点】

1. 一般治疗　卧床休息，抬高患肢；使用弹力袜。

2. 药物治疗　抗凝、溶栓治疗。

3. 手术治疗　下肢深静脉血栓一般不必手术取栓，髂-股静脉血栓发病 48 小时内可尝试做导管取栓术，效果比较好；股青肿常需要手术取栓。

【处方】

1. 抗凝治疗

低分子肝素钙　4100U，皮下注射，每日 1～2 次

华法林钠片　首日剂量 7.5～10mg，次日 5mg，开始服药

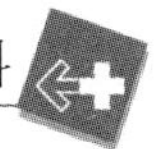

后监测凝血指标，使得国际标准化比值(INR)在1.5～2.5，可以达到预防血栓的目的，连续3次(每周2次)以上INR维持在2.0～3.0即达到理想抗凝状态。

2. 溶栓治疗　必须在发病48小时内才可以考虑溶栓治疗。

重组人体组织型纤溶酶原激活物(r-tPA)首剂10mg，于1～2分钟内静脉推注，然后60分钟内静脉滴注50mg；其余40mg在120分钟内静脉滴注。

【注意事项】

1. 下肢静脉血栓最严重的情况是股青肿：当整个下肢静脉系统回流严重受阻时，组织张力极度升高，致使下肢动脉痉挛，肢体缺血甚至坏死。临床表现为肢体剧烈疼痛，患肢皮肤发亮，伴有水疱或血疱，皮色发紫，皮温低，动脉搏动不能触及，患肢全身反应强烈，常伴高热、休克。

2. 慢性期主要保守治疗，如穿弹力袜等。

## 九、淋巴水肿

淋巴水肿是有先天性发育不良或继发性淋巴液回流不畅引起的肢体浅层组织内淋巴液积聚导致的组织水肿。

【诊断要点】

1. 病史　多有皮肤外伤、长期慢性感染或先天性疾病。

2. 临床表现

(1)主要症状：肢体水肿。继发感染时常伴红肿热痛。

(2)体征：早期指凹性水肿，皮肤光滑；后期非指凹性水肿，皮肤粗糙，象皮肿。

3. 辅助检查　放射性核素扫描淋巴造影是目前诊断淋巴水肿最有价值的方法。

【治疗要点】

1. 一般治疗　抬高患肢，皮肤护理，避免外伤；应用弹力袜，手法按摩。

2. 药物治疗　苯吡喃酮类药物有助于水肿吸收；抗感染治疗。

3. 手术治疗　目前仍没有理想的根治性手术。

【处方】

1. 苯吡喃酮　200mg，口服，每天2次

2. 抗感染治疗

| | | |
|---|---|---|
| 0.9%氯化钠 | 100ml | 静脉滴注，每天1次 |
| 左氧氟沙星 | 0.4g | |

和

奥硝唑　0.5g，静脉滴注，每天1次

或

| | | |
|---|---|---|
| 0.9%氯化钠 | 100ml | 静脉滴注，每天1次 |
| 头孢曲松钠 | 2.0g | |

【注意事项】

1. 晚期淋巴水肿脂肪增厚和纤维增生易于诊断，早期水肿需要与其他病因引起的水肿相鉴别。

2. 目前淋巴水肿药物和手术治疗均不理想，还需进一步临床研究。

# 第6章

# 泌尿外科

## 第一节　泌尿、男性生殖系统先天性畸形

### 一、单纯性肾囊肿

该病属于非遗传性先天性疾病，是最常见的肾囊性疾病，任何年龄均可发病，通常为单侧和单发。肾囊肿的发病原因还没有找到，囊肿增长速度也不一样。其可生长于肾脏各个部位，多向肾表面生长，呈球形或卵圆形，光滑，轮廓清楚，囊肿较大时，可压迫邻近正常组织，造成不适症状。亦有可能囊内出血或感染，突受外力时可破裂。

【诊断要点】

患者多无症状，多于健康体检或患有其他疾病时行B超、CT检查而诊断。

1. B超　首选检查方法，典型超声下表现为：一般为圆形或椭圆形，囊肿轮廓清晰，囊内无回声，远侧囊壁光滑，边界清楚，该处回声增强，并明显大于邻近正常肾实质的传导。

2. CT　显像为囊肿壁光滑、呈均匀的圆形或椭圆形，同邻近肾实质有明显的分界，囊肿的CT值接近于零，其范围在－10～＋20HU。

3. 磁共振(MRI)　能确定囊液性质，其优势在于能清楚地显

示囊肿的位置和肾组织关系，在判断高密度囊肿的良、恶性时较CT准确性高。

【治疗要点】

1. 没有症状者，无肾实质或肾盂肾盏明显受压，无感染，无出血，无高血压等，一般不予治疗。

2. 囊肿直径＞4cm，且患者有腰痛等不适症状者，可行经后腹腔镜下肾囊肿去顶术，为首选治疗方法。

3. 对年老体弱，不能耐受手术，或不愿手术的患者，可行B超引导下肾囊肿穿刺硬化治疗，一般应用无水乙醇作为硬化剂。

【处方】

在囊肿合并感染时，或行穿刺硬化治疗及手术前后，可选用广谱抗生素防治感染。

|  |  |  |
| --- | --- | --- |
| 0.9％氯化钠 | 100ml | 静脉滴注，每天2次 |
| 头孢唑林钠 | 1g | |

或

|  |  |  |
| --- | --- | --- |
| 0.9％氯化钠 | 100ml | 静脉滴注，每天2次 |
| 左氧氟沙星 | 0.2g | |

【注意事项】

当影像学提示囊肿内有分隔，或囊肿壁有不均匀增厚表现，要警惕为囊性肾癌的可能。

## 二、肾盂输尿管连接部狭窄

该病多见于儿童和少年，是引起肾积水的一种常见的尿路梗阻性疾病，病因尚不十分明确。

1. 管腔内在因素　主要有肾盂输尿管连接部狭窄、瓣膜或息肉。其中，狭窄是肾盂输尿管连接部梗阻的常见原因，主要表现为该处肌层肥厚、纤维组织增生或缺失。瓣膜为一先天性黏膜皱襞，可含有肌肉。息肉多呈水草状。

2. 管腔外在因素　最常见原因为来自肾动脉主干或腹主动

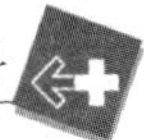

脉供应肾下极的迷走血管或副血管，跨越肾盂输尿管连接部，使之受压，还有纤维索带压迫或粘连等致使肾盂输尿管连接部扭曲、成角。

3. 功能性梗阻　表现为肾盂输尿管连接部处动力性功能失调。其特点为肾盂输尿管连接部无明显的腔内狭窄及腔外压迫因素，逆行尿路造影时输尿管导管能顺利通过，但却有明显的肾积水。

【诊断要点】

患者临床表现因年龄而异，疼痛、血尿或感染多见于儿童，婴儿则以腹部肿物为主。腹痛类似胃肠道症状，有间断性疼痛并有恶心、呕吐症状。多数肾积水经超声检查发现，大龄儿童可行静脉肾盂造影检查进一步确诊，螺旋 CT 扫描及 MRU 可显示尿路扩张情况，有时需行逆行肾盂造影检查，进一步确诊狭窄段位置及长度，肾动态显像可了解分肾功能情况。

【治疗要点】

绝大多数患者需行肾盂成形术，可选择开放手术及经腹腔镜手术；近年有应用球囊扩张及输尿管镜下内切开的方式，创伤更小，但复发率较开放或腹腔镜手术要高。

【处方】

在积水合并感染时，或行手术治疗前后，可选用广谱抗生素防治感染。

| | | |
|---|---|---|
| 0.9％氯化钠 | 100ml | 静脉滴注，每天 2 次 |
| 头孢唑林钠 | 1g | |

【注意事项】

小儿需按照千克体重计算具体药物用量，且不适合应用喹诺酮类药物。

## 三、尿道下裂

尿道下裂是小儿泌尿系统中的常见畸形，是前尿道发育不全而导致尿道口位于正常尿道口近端至会阴部的途径上，多伴有阴茎下弯。

1. 尿道下裂可有以下表现

(1)异位尿道。

(2)阴茎下弯。

(3)包皮的异常分布。

2. 尿道下裂依尿道口解剖位置可分为4型

(1)阴茎头型:尿道口位于冠状沟的腹侧,多呈裂隙状,多不影响性生活及生育。

(2)阴茎型:尿道口位于阴茎腹侧从冠状沟到阴囊阴茎交接处之间,伴有阴茎弯曲。

(3)阴囊型:尿道口位于阴囊部,常伴有阴囊分裂,阴茎弯曲严重。

(4)会阴型:尿道外口位于会阴部,阴囊分裂,发育不全,阴茎短小而弯曲,常误诊为女性阴蒂。

【诊断要点】

尿道下裂是外生殖器畸形,根据典型临床表现和体格检查很容易确诊。

1. 体格检查:观察患者的体形、身体发育、第二性征,外生殖器检查有无阴道,触摸双侧睾丸表面质地、体积。

2. 腹部超声。

3. 染色体检查。

4. 尿17酮类固醇测定。

5. 腹腔镜检查及性腺活检。

【治疗要点】

由于尿道下裂已致尿道口位置异常,阴茎弯曲,不能正常排尿和性生活者,均需手术治疗。手术治疗是为了恢复阴茎的排尿和性交功能。目标:①阴茎下弯完全矫正;②尿道口位于阴茎头正位;③排尿时形成向前的正常尿流;④阴茎外观接近正常,成年后能进行正常的性生活。

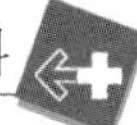

已发表的手术方法有百余种，至今仍无一种理想的适用于各种类型尿道下裂的手术，目前，多依据尿道下裂的严重程度及有无合并阴茎下弯来选择手术方法。

可分为一期修复法和分期修复法，能够一次手术修复的病例多选择一次修复法，当尿道下裂较严重或伴有畸形和阴茎下弯或一次手术无法修复的病例，可选用分期修复法。

一期修复法包括：尿道延伸一期修复尿道下裂法，阴囊纵隔血管丛轴型皮瓣重建尿道法，阴茎背侧皮管重建尿道法，包皮皮瓣转移重建尿道法。分期修复法第一期手术为矫正阴茎弯曲畸形，第二期手术为尿道重建术，主要按重建尿道的材料来源分为埋藏皮条重建尿道法，局部皮瓣重建尿道法，皮片移植重建尿道法，膀胱黏膜片移植重建尿道法，口腔黏膜片移植重建尿道法。

【处方】

行手术治疗前后，可选用广谱抗生素防治感染，增加手术成功率。

| 0.9%氯化钠 | 100ml | 静脉滴注，每天 2 次 |
|---|---|---|
| 头孢唑林钠 | 0.5g | |

【注意事项】

术后需较长期留置尿管，应注意会阴护理，防治感染。小儿需按照千克体重计算具体药物用量。

## 四、隐睾

隐睾是指睾丸未下降至正常的阴囊位置。

引起睾丸下降异常的因素有很多，常见的有如下几种。

1. 将睾丸引入阴囊的睾丸引带异常或缺如，致使睾丸不能由原来的位置降至阴囊。

2. 先天性睾丸发育不全使睾丸对促性腺激素不敏感，失去下降动力。

3. 下丘脑产生的黄体生成素释放激素使脑垂体分泌的 LH

和卵泡刺激素 FSH 缺乏，也可影响睾丸下降的动力。

临床上可分为 5 类：①腹腔内型；②腹股沟管型；③阴囊高位型；④异位型；⑤回缩睾。

【诊断要点】

诊断依靠查体发现阴囊内睾丸位置异常或缺如，进一步行 B 超检查，查找睾丸位置，CT 等检查对隐睾的查找无明显优势，可行腹腔镜探查，视为金标准，查找、诊断明确隐睾的同时，可行治疗。

【治疗要点】

1. 激素治疗　隐睾可伴有下丘脑-垂体-性腺轴异常，激素治疗采用 hCG、LHRH 或两者合用。指南推荐 βhCG 用于不可触及隐睾或一些重做病例的术前准备，可增加睾丸血供，便于手术。

2. 手术治疗　对于出生后 12 个月，睾丸仍未下降至阴囊者，应及早手术。对于青春期隐睾患者，一经发现及时行睾丸下降固定术，术中如发现睾丸已萎缩或不能下降引入阴囊，必要时可施行睾丸切除术。

【处方】

激素治疗

1. 人绒毛膜促性腺激素(hCG)　1500U，肌内注射，每周 2～3 次，共 9 次，总量 13 500U。

2. 黄体生成素释放激素(LHRH)　400μg，喷鼻，每天 3 次，共 4 周，总量 1.2mg。

【注意事项】

注意隐睾和睾丸缺如的鉴别。

## 第二节　泌尿及男性生殖系统损伤

### 一、肾损伤

肾脏位于腹腔后，在解剖关系上受周围组织的保护，对于暴

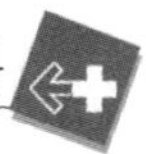

力具有一定的缓冲作用，因此不易受伤。

肾损伤可分为闭合性和开放性损伤两大类，以闭合性损伤最为常见。其在临床上分为：肾挫伤、肾部分裂伤、肾全层破裂、肾蒂断裂伤，以肾蒂断裂伤最为凶险。

【诊断要点】

1. 病史、体检　有外伤史，尤其腰部外伤史，查体可及腰部淤血斑或皮肤损伤，有肾区压痛，严重者可有肾区包块，尿色为血性。

2. 化验室检查　尿常规、血常规，尽早收集尿液送检，必要时留置导尿。

3. 辅助检查　多普勒超声、CT平扫及增强。CT检查是首选的检查。它不仅可以准确了解肾实质损伤的程度、范围及血、尿外渗的情况，还可同时明确有无其他腹腔脏器的损伤。

【治疗要点】

1. 非手术治疗　适用于肾挫伤或部分肾裂伤病人。紧急处理：有休克表现者迅速给予输血、复苏，并确定有无其他脏器损伤，做好手术准备。

(1)绝对卧床：休息2～4周，3个月内不宜参加体力劳动。以免过早活动发生继发性出血。

(2)药物治疗

①止痛、止血：根据病情选择合适的止血药，如酚磺乙胺，白眉蛇毒血凝酶。

②补充血容量：给予输液输血等支持治疗，可以选用代血浆扩容，必要时输全血，以补充有效循环血量。

③抗感染：应用广谱抗生素类药物预防和治疗感染。

2. 手术治疗的适应证

(1)经积极抗休克后生命体征未见改善。

(2)血尿逐渐加重，血红蛋白和血细胞比容继续降低。

(3)腰、腹部肿块明显增大。

(4)有腹腔脏器损伤可能。

(5)严重肾裂伤、肾蒂损伤及肾开放性损伤。

【处方】

1. 合并休克者,积极抗休克治疗。

2. 一般治疗为防治感染,减少感染所致的二次损害。

|  |  |  |
|---|---|---|
| 0.9%氯化钠 | 100ml | 静脉滴注,每天2次 |
| 头孢唑林钠 | 2g | |

或

|  |  |  |
|---|---|---|
| 0.9%氯化钠 | 100ml | 静脉滴注,每天2次 |
| 左氧氟沙星 | 0.2g | |

3. 积极镇痛、镇静,可使患者减轻痛苦,能配合绝对卧床。

酮洛酸氨丁三醇　30mg,肌内注射,每天2次

4. 应用止血药物

白眉蛇毒凝血酶　1kU,肌内注射,即刻

【注意事项】

1. 尿色与肾外伤的严重程度不成正比。

2. 长期卧床患者,注意预防下肢静脉血栓。

3. 出现寒战高热后,要行血培养+药敏试验,同时更换上一级抗生素。

## 二、输尿管损伤

输尿管位于腹膜后间隙,受到周围组织的良好保护,且有相当的活动范围。因此外界暴力所致的输尿管损伤很少见,多为医源性损伤。损伤后易被忽视,多在出现症状时才被发现,延误诊治。

【诊断要点】

临床表现根据损伤的性质和类型,其临床表现不尽相同,如有其他重要脏器同时损伤,常可掩盖输尿管损伤的症状。

1. 血尿　常见于器械损伤输尿管黏膜,一般血尿会自身缓解

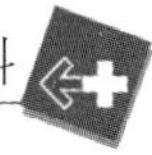

和消失。输尿管完全断离者,不一定有血尿出现。故损伤后血尿有无或轻重,并不与输尿管损伤程度一致。

2. 尿外渗 可发生于损伤时或数日后,尿液由输尿管损伤处渗入后腹膜间隙,引起腰痛、腹痛、腹胀、局部肿胀、包块及触痛。如腹膜破裂,尿液漏入腹腔,则会产生腹膜刺激症状。一旦继发感染,可出现脓毒症如寒战、高热。

3. 尿瘘 如尿液与腹壁创口或与阴道、肠道创口相通,形成尿瘘,经久不愈。

4. 梗阻症状 输尿管被缝扎、结扎后可引起完全性梗阻,因肾盂压力增高,可有患侧腰部胀痛、腰肌紧张、肾区叩痛及发热等。如孤立肾或双侧输尿管被结扎,则可发生无尿。输尿管狭窄者可致不完全性梗阻,也会产生腰部胀痛及发热等症状。

手术中怀疑输尿管损伤时,由静脉注射靛胭脂,可见蓝色尿液从输尿管裂口流出。术中或术后做膀胱镜检查,并做靛胭脂静脉注射时,发现伤侧输尿管口无蓝色尿液喷出,输尿管插管至损伤部位受阻,逆行肾盂造影显示梗阻或造影剂外溢。排泄性尿路造影和CT均可显示输尿管损伤处的尿外渗、尿漏或梗阻。B超可发现尿外渗和梗阻所致的肾积水。

【治疗要点】

外伤性输尿管损伤的处理原则应先抗休克,处理其他严重的合并损伤,而后处理输尿管损伤。只要病情允许,输尿管损伤应尽早修复,以利尿液通畅,保护肾功能。尿外渗应彻底引流,避免继发感染。输尿管挫伤和逆行性插管所致的小穿刺伤可不做特殊处理。术中和术后早期发现输尿管损伤,在清除外渗尿液后,按具体情况进行处理。

1. 钳夹伤或小穿孔 宜从输尿管切口插入双J形输尿管支架引流管(F6),其近端插入肾盂,远端进入膀胱,留置7～10天后,经膀胱镜拔除。

2. 输尿管被结扎 一旦发现结扎有误,立即去除结扎线,除大块组织结扎外，一般都会引起该处缺血坏死，需切除该处输尿管缺血段，做对端吻合，并留置输尿管支架引流管3～4周。

3. 输尿管断离、部分缺损　输尿管断离部位较高，两断端对合后无张力者可施行对端吻合术。下1/3段损伤，部分缺损宜做输尿管膀胱再吻合或膀胱壁瓣输尿管下段成形术。对输尿管中段或下段部分缺损难以施行上述手术者，也可将断离的输尿管与对侧输尿管做端侧吻合。输尿管缺损较长时，游离并下移患侧肾，右侧还可将肾静脉切断并吻合于较低部位，以缩短肾和膀胱距离。若输尿管缺损过多，按具体情况做输尿管皮肤造口术、自体肾移植术或回肠代输尿管术。

【处方】

| | | |
|---|---|---|
| 0.9%氯化钠 | 100ml | 静脉滴注，每天2次 |
| 头孢唑林钠 | 2g | |

或

| | | |
|---|---|---|
| 0.9%氯化钠 | 100ml | 静脉滴注，每天2次 |
| 左氧氟沙星 | 0.2g | |

【注意事项】

输尿管损伤的早期诊断十分重要，在处理外伤或施行腹部、盆腔手术时，注意检查有无尿外溢、外伤创口是否经过输尿管行径、手术野有无渗尿，或直接见到输尿管损伤的情况。

## 三、膀胱损伤

膀胱空虚时位于骨盆深处，受到骨盆、筋膜、肌肉及其他软组织的保护，不易受到损伤。膀胱损伤多发生于膀胱充盈时，此时膀胱高出于耻骨联合以上，与前腹壁相贴，体积增大，壁薄，张力增加，又失去了骨盆的保护，容易受到损伤。

【诊断要点】

1. 病史与体检　有下腹部外伤史、外伤性骨盆骨折史、膀胱尿道内器械操作史、难产或放疗后出现腹痛、排尿困难或血尿。

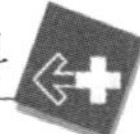

体检发现下腹部耻骨上区压痛，直肠指检触及直肠前壁有饱胀感，提示腹膜外膀胱破裂；如全腹胀痛，有压痛、反跳痛、肌紧张，并有移动性浊音，提示腹膜内膀胱破裂。

2. 导尿检查　怀疑有膀胱破裂时应行导尿检查。如果导尿管可顺利插入膀胱，但不能导出尿液或仅导出少量血尿，再经导尿管注入生理盐水 300ml，5 分钟后放出，如果导出量明显少于注入量，提示可能存在膀胱破裂。

3. X 线检查　骨盆平片可以发现骨盆骨折。膀胱造影对诊断膀胱破裂很有价值：自导尿管注入 15%～30%造影剂 300ml，行前后位、左斜位、右斜位摄片，放出造影剂，用生理盐水冲洗膀胱，再次摄片，如果显示造影剂外溢，则为膀胱破裂。还有学者应用膀胱注气造影法：经导尿管注入大量空气，如果有腹膜内膀胱破裂，可发生气腹，膈下可见游离气体。排泄性尿路造影：对怀疑同时存在上尿路损伤者，可行此检查。

4. 腹腔穿刺　发生腹膜内膀胱破裂，当大量尿液流入腹腔后，腹腔穿刺可抽出淡血性尿液。

5. 超声检查　可以明确膀胱破裂的部位、范围及尿外渗的程度。操作简便，无创伤，正确诊断率高，可在床旁进行，不影响抢救时机，可重复检查，动态观察病情变化，能同时检查有无腹部其他脏器损伤，为及时手术提供有价值的依据。

6. CT 检查　可见膀胱壁连续性中断，破裂处膀胱壁结构不清。膀胱周围可见液体阴影，提示尿外渗。少数患者由于血块堵塞膀胱破裂口，影响检查结果，或合并邻近脏器损伤者，应提倡 CT 检查。

【治疗要点】

1. 抗休克治疗　输液、输血、镇痛、镇静。尽早使用广谱抗生素预防感染。

2. 保守治疗　膀胱挫伤或膀胱造影仅有少量造影剂外渗，症状轻的膀胱破裂，可留置导尿管持续引流尿液 7～10 天，并使用抗生素预防感染,小的膀胱裂口可以愈合。但需严密观察病情变化。

3. 手术治疗　膀胱破裂伴有明显的尿外渗和出血,需尽早手术治疗。要求:闭合膀胱裂口,膀胱及尿外渗部位充分引流。

【处方】

| | | |
|---|---|---|
| 0.9%氯化钠 | 100ml | 静脉滴注,每天2次 |
| 头孢唑林钠 | 2g | |

或

| | | |
|---|---|---|
| 0.9%氯化钠 | 100ml | 静脉滴注,每天2次 |
| 左氧氟沙星 | 0.2g | |

【注意事项】

注意手术时盆腔血肿的处理需谨慎。

## 四、尿道损伤

尿道损伤在泌尿系损伤中最常见。几乎全部发生于男性尿道,尤其是较固定的球部或膜部。前者多因骑跨式下跌,会阴部撞击硬物(巨石、树木),使球部尿道受压于耻骨弓部而损伤;后者常由于骨盆骨折,断端碎片刺破或撕裂尿生膈所致。此外,也见于尿道器械使用不当、产钳或贯通伤等。

单纯尿道损伤,全身症状较轻,如伴有骨盆骨折,可发生休克。急性尿道损伤的局部表现主要有:①伤处疼痛,尿时尤重,疼痛可牵涉会阴、阴茎、下腹部等处,有时向尿道外口放射。②尿道出血,前尿道损伤时,可由尿道外口滴血;后尿道损伤,由于尿道括约肌的作用,血液有时不从尿道流出而进入膀胱,出现血尿。③排尿困难与尿潴留,因疼痛、尿道外括约肌反射性痉挛、尿道黏膜水肿或血肿压迫,以及尿道完全断裂所致。④伤部皮下淤血、青紫或肿胀,以会阴部和阴囊最为明显。⑤尿外渗,尿液浸润周围组织,可引起组织坏死、感染,病人情况恶化,影响预后。

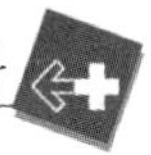

【诊断要点】

会阴部损伤或骨盆骨折时应考虑尿道损伤的可能性。在插入导尿管之前应仔细地进行尿道检查,尿道有血是尿道损伤的最好征象。逆行尿道造影用于诊断和分类:挫伤表现为尿道伸展,无造影剂外渗;部分破裂者表现为尿道周围造影剂外渗,有部分造影剂进入膀胱;完全破裂者的特征性表现为尿道中断,导致膀胱或近端尿道不充盈。

【治疗要点】

一般性治疗原则如下。

1. 引流尿液,解除尿潴留。

2. 做多个皮肤切口,彻底引流尿外渗部位。

3. 恢复尿道的连续性。

4. 防止并发症如尿道狭窄、尿瘘(最根本的措施是一次处理好新鲜的尿道损伤)。

5. 注意防治休克及合并伤的处理。治疗方法依损伤部位、程度和时间而定。

6. 合并休克者,积极抗休克治疗。

7. 一般治疗为防治感染,减少感染所致的二次损害。

尽管尿道损伤常常表现为复杂的问题,但仔细地检查及在识别和正确地分类之后选择适当的治疗,可达到理想的结果。尿道挫伤插入 Foley 导尿管留置 2～4 周。对尿道破裂的治疗有些争议,耻骨上膀胱引流是最简单的选择,可放心地应用。对尿道球部损伤,在患者身体状况允许的情况下,建议一期缝合;对于尿道膜部损伤,则更倾向于行尿道会师术或单纯膀胱造瘘术,3 个月后再行尿道修复。

【处方】

|  |  |  |
| --- | --- | --- |
| 0.9%氯化钠 | 100ml | 静脉滴注,每天 2 次 |
| 头孢唑林钠 | 2g | |

或

| | | |
|---|---|---|
| 0.9%氯化钠 | 100ml | 静脉滴注，每天2次 |
| 左氧氟沙星 | 0.2g | |

【注意事项】

尿道损伤一般有合并伤的存在，一定注意要全面检查。

## 第三节　泌尿及男性生殖系统感染

### 一、包皮龟头炎

包皮龟头炎是指包皮内板与阴茎头的炎症。本病发生原因可分为两类。

1. 单纯性或非感染因素　即生理性包茎，包皮过长、性成熟以后包皮垢刺激或少数机械性损伤因素而发生龟头炎症改变。

2. 感染性或可传染性疾病　由病原微生物为主导因素所引起的包皮龟头炎，其中以细菌性与真菌性感染为最常见。

【诊断要点】

1. 查体可见包皮龟头红肿，或伴有分泌物。

2. 病原学检查可见细菌、病毒及真菌。

3. 患者一般有龟头瘙痒或疼痛不适症状。

【治疗要点】

1. 保持局部清洁，局部可用碘伏溶液涂抹或用消炎软膏。过敏性包皮龟头炎须口服抗过敏药物及外用激素类软膏。

2. 渗液糜烂可选用3%硼酸水或0.1%雷夫奴尔湿敷。

3. 非感染性亚急性期者可用皮质类固醇霜。

4. 慢性期或干燥脱屑可用四环素考的松软膏。

5. 感染明显，发热和淋巴结肿大，可全身应用抗生素，如头孢氨苄等。

6. 包皮环切术：如因包茎或包皮水肿不能翻转浸洗、引流不畅，经一般治疗炎症仍不能消退时，可行包皮背切开术，以利引

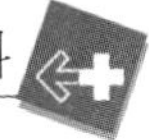

流。待炎症完全消退后再行包皮环切术。

【处方】

高锰酸钾液　1∶5000，泡浴，每天2次，每次5～10分钟

头孢氨苄　0.5g，口服，每天3次

或 左氧氟沙星　0.2g，口服，每天2次

【注意事项】

糖尿病患者可无诱因致反复发作的包皮龟头炎，在临床中需注意，甚至有的患者因反复发作包皮龟头炎就诊而确诊为糖尿病患者，临床需重视反复发作者。

## 二、肾盂肾炎

肾盂肾炎是常见病，女性多于男性，可分为上行性感染和血行性播散两类。肾实质和肾盂先后都会发生炎症，所以称为肾盂肾炎。引起肾盂肾炎的致病菌多为移居在会阴部的肠道细菌，经尿道、膀胱、输尿管逆行感染至肾脏。最常见的致病菌为革兰阴性杆菌，约占70%，以大肠埃希菌最为常见；革兰阳性细菌约占20%，常见的为链球菌和葡萄球菌。肾盂肾炎又分为急性肾盂肾炎与慢性肾盂肾炎，慢性肾盂肾炎是由于急性感染期治疗不当或者不彻底而转入慢性阶段，特征是有肾实质瘢痕形成。

【诊断要点】

1. 症状

(1)泌尿系统症状：尿频、尿急、尿痛，腰痛，肾区叩击痛。

(2)全身感染症状：寒战、发热、头痛、恶心、呕吐等。

2. 辅助检查

(1)实验室检查：血常规中白细胞及中性粒细胞升高，血沉增快，尿中可见红细胞、白细胞、白细胞团，尿细菌培养阳性，当患者有脓毒血症时，需做血细菌培养＋药敏试验。

(2)B超检查：显示肾皮髓质界限不清，并有比正常回声偏低的区域。

(3)CT扫描:显示患侧肾外形肿大,增强扫描可见楔形强化降低区,从集合系统向肾包膜放散。

【治疗要点】

1. 全身支持治疗　卧床休息,补充营养及水分,保证每日尿量＞1500ml。

2. 抗菌药物治疗　首先收集尿液行尿沉渣涂片、尿细菌培养＋药敏试验,因培养及药敏结果需要较长时间,可先依据尿沉渣涂片染色结果,选用广谱抗生素,待尿培养＋药敏结果回报后,若治疗效果不佳,可更换更敏感的抗生素,若效果较好,则继续应用。当患者同时存在寒战高热时,需行血细菌培养＋药敏试验。症状较重者,可联合应用几种抗生素。

【处方】

处方1　革兰阴性杆菌,可选用:

| | | |
|---|---|---|
| 0.9%氯化钠 | 100ml | 静脉滴注,每天2次 |
| 头孢唑林钠 | 2g | |

或

| | | |
|---|---|---|
| 0.9%氯化钠 | 100ml | 静脉滴注,每天2次 |
| 左氧氟沙星 | 0.2g | |

处方2　革兰阳性球菌,可选用:

| | | |
|---|---|---|
| 0.9%氯化钠 | 100ml | 静脉滴注,每6小时一次 |
| 万古霉素 | 500mg | 滴注时间＞60分钟 |

处方3　可联合应用抗厌氧菌药物

甲硝唑　250ml,静脉滴注,每天1次

处方4　可加用碳酸氢钠碱化尿液

碳酸氢钠　7.5～12.5g,静脉滴注,每天1次

【注意事项】

1. 小儿用药需注意调整剂量。

2. 饮食差者要注意补液及营养支持。

3. 使用抗菌药物,需持续到体温正常、全身症状消失、细菌培

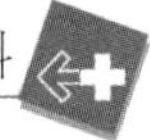

养阴性后2周。

## 三、膀胱炎

膀胱炎常伴有尿道炎,统称为下尿路感染。女性多见,好发人群为学龄期少女、育龄妇女、男性前列腺增生者、老年人。膀胱炎感染的途径以上行性感染多见,常见的感染菌为大肠埃希菌、葡萄球菌、变形杆菌等。其临床表现为发病突然,排尿时有烧灼感,并在尿道区有疼痛。有时有尿急和严重的尿频。终末血尿常见,严重时有肉眼血尿和血块排出。

【诊断要点】

1. 症状　以泌尿系统症状为主:尿频、尿急、尿痛,尿道口烧灼感,个别病人有发热。

2. 辅助检查

(1)中段尿行尿常规检查:尿中可见红细胞、白细胞、白细胞团。

(2)尿沉渣涂片革兰染色检查:可初步明确细菌性质,指导用药。

(3)尿细菌培养+药敏试验为以后治疗提供更准确的依据。

【治疗要点】

1. 卧床休息,多饮水,避免刺激性食物。

2. 应用碳酸氢钠或枸橼酸钾碱性药物,降低尿液酸度,缓解膀胱痉挛。黄酮哌酯盐(泌尿灵)可解除痉挛,减轻排尿刺激症状。

3. 选用合适的抗菌药物,喹诺酮类药物为广谱抗菌药,对多种革兰阴性和阳性菌均有效,是目前治疗单纯性膀胱炎的首选药物。

【处方】

处方1　成人单纯性膀胱炎,服用3天

　　左氧氟沙星　0.2g,口服,每天2次

处方2　青少年或儿童单纯性膀胱炎,服用3天

头孢他啶　0.25g,口服,每天3次

处方3　缓解膀胱刺激症状

碳酸氢钠　0.5～1.0g,口服,每天3次

泌尿灵　0.2g,口服,每天3次

【注意事项】

1. 若3日短程疗法症状不消失,尿脓细胞持续存在,需按照尿培养结果,选用敏感药物继续治疗。

2. 对迁延不愈者,需继续查找诱因。

## 四、前列腺炎

前列腺炎是泌尿外科的常见病,在1995年NIH制定了一种新的前列腺炎分类方法。Ⅰ型:急性细菌性前列腺炎;Ⅱ型:慢性细菌性前列腺炎;Ⅲ型:慢性前列腺炎/慢性盆腔疼痛综合征;Ⅳ型:无症状性前列腺炎。其中非细菌性前列腺炎更多见。

Ⅰ型常发病突然,表现为寒战,发热,疲乏无力等全身症状,伴有会阴部和耻骨上疼痛,甚至急性尿潴留。Ⅱ型和Ⅲ型临床症状相似,统称为前列腺炎症候群,包括盆骶疼痛,排尿异常和性功能障碍。盆骶疼痛表现一般位于耻骨上、腰骶部及会阴部,放射痛可表现为尿道、精索、睾丸、腹股沟、腹内侧部疼痛,向腹部放射酷似急腹症,沿尿路放射酷似肾绞痛,往往导致误诊。排尿异常表现为尿频、尿急、尿痛、排尿不畅、尿线分叉、尿后沥滴、夜尿次数增多,尿后或大便时尿道流出乳白色分泌物等。偶尔并发性功能障碍,包括性欲减退、早泄、射精痛、勃起减弱及阳痿。Ⅳ型无临床症状。

【诊断要点】

Ⅰ型急性细菌性前列腺炎由于临床表现明显和典型,容易做出诊断;Ⅱ型Ⅲ型症状复杂,不易依靠症状做出诊断,通常靠前列腺液常规、前列腺液细菌培养、尿常规、尿三杯实验、精液常规、泌

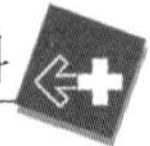

尿系彩超等检查综合判断；Ⅳ型一般不易诊断。

【治疗要点】

1. 一般治疗　健康教育、心理和行为辅导有积极作用。患者应戒酒，忌辛辣刺激食物；避免憋尿、久坐，注意保暖，加强体育锻炼。热水坐浴有助于缓解疼痛症状。

2. 分类治疗

(1)Ⅰ型主要是广谱抗生素，对症治疗和支持治疗。

(2)Ⅱ型推荐以口服抗生素为主，选择敏感性药物，疗程为4～6周，期间应对患者进行疗效阶段性评价。

(3)Ⅲ型可先口服抗生素2～4周，再评估疗效。同时辅以非甾体抗炎药，α受体拮抗药，M受体拮抗药等改善排尿症状和疼痛。

(4)Ⅳ型无需治疗。

3. 临床治疗

(1)抗菌治疗：前列腺液培养发现致病病原体是选择抗菌药物治疗的依据。非细菌性前列腺炎患者若有细菌感染征象，经一般疗法治疗无效，适当采用抗菌药物治疗亦有一定效果。

(2)消炎、镇痛药：非甾体抗炎药在临床应用较广泛，可改善不适症状，一般使用吲哚美辛内服或栓剂，亦可应用中药的消炎、清热、解毒、软坚药物，可有一定效果。

(3)物理治疗：前列腺按摩时可排空前列腺腺管内的分泌物以及引流腺体梗阻区域的感染灶，因此对顽固病例可在使用抗生素的同时每3～7天做前列腺按摩。亦可应用前列腺理疗，如微波、射频、超短波、中波和热水坐浴，对松弛前列腺、后尿道平滑肌及盆底肌肉，缓解疼痛症状有一定好处。

(4)M受体拮抗药：伴有膀胱功能过度活动症表现如尿急，尿频，夜尿增多但无尿路梗阻的患者，可以使用M受体拮抗药治疗。但有引起尿潴留的风险。

(5)α受体拮抗药：应用α受体拮抗药有效地改善前列腺痛及

排尿症状,宜用较长疗程,使有足够时间调整平滑肌功能,巩固疗效。

(6)其他治疗:心理治疗,中医中药治疗等。

【处方】

处方1　对于Ⅰ型患者

| | | |
|---|---|---|
| 0.9%氯化钠 | 100ml | 静脉滴注　每8～12小时一次 |
| 头孢噻肟钠 | 2～4g | |

或

| | | |
|---|---|---|
| 0.9%氯化钠 | 100ml | 静脉滴注,每天2次 |
| 左氧氟沙星 | 0.2g | |

症状好转后可改为口服药物

左氧氟沙星　0.2g,口服,每天2次,连续服用28天

或

环丙沙星　0.5g,口服,每天2次,连续服用28天

处方2　对于Ⅱ、Ⅲ型患者

左氧氟沙星　0.2g,口服,每天2次,连续服用28天

或

环丙沙星　0.5g,口服　每天2次　连续服用28天

处方3　α受体拮抗药

坦索罗辛　0.2mg,口服,每晚1次

处方4　M受体拮抗药

托特罗定　2mg,口服,每天2次

处方5　植物制剂

舍尼通　1片,口服,每天2次

处方6　中药制剂

翁沥通　3粒,口服,每天2次,饭后服

【注意事项】

1. 前列腺炎应用药物治疗时间较长,治疗期间注意复查,注意肝肾功能情况。

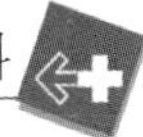

2. 心理疏导亦十分重要，部分患者有焦虑状态，可给予抗焦虑药物。

## 五、附睾炎

附睾炎是常见的男性生殖系统疾病之一，多由邻近器官感染蔓延所致。表现为阴囊部位突然性疼痛，附睾肿胀，触痛明显，可伴有发热，附睾硬结等。

该病多发生在青年或中年人。按病程可分为急性附睾炎和慢性附睾炎两种。急性附睾炎多继发于尿道、前列腺或精囊感染，慢性附睾炎常由急性期治疗不彻底而引起。常见的致病菌以大肠埃希菌多见，其次是变形杆菌、葡萄球菌、肠球菌及铜绿假单胞菌等，衣原体也可引起急性附睾炎。致病菌多经输精管逆行进入附睾。

【诊断要点】

1. 急性附睾炎发病较急，表现为患侧阴囊坠胀不适，病人可触及阴囊内有一肿块，附睾增厚并增大，有或无压痛，触诊极易将附睾与睾丸区分开，精索往往增粗，有时输精管直径增大，局部疼痛严重，甚至影响行动，疼痛可向同侧腹股沟区及下腹部放射，并伴有全身不适及高热。查体：患侧附睾肿大，触痛明显。炎症较重时，可波及睾丸，阴囊皮肤可发生红肿。

2. 慢性附睾炎：病人症状较轻，可有阴囊坠胀感，疼痛可放散至下腹部及同侧大腿内侧；患侧附睾轻度肿大、变硬，有硬结，局部压痛不明显；同侧输精管可增粗，偶有急性发作史。如果是双侧慢性附睾炎，可以出现少精引起不育。

3. 实验室检查：外周血白细胞可达$(2\sim3)\times10^9/L$。尿液分析也是一项重要的检查手段。

4. 超声波检查：可将附睾与睾丸的肿胀和炎症范围显示出来。

【治疗要点】

1. 一般处理：卧床休息，应用阴囊托或自制的软垫托起阴囊可减轻症状。疼痛重者可用镇痛药，局部热疗可缓解症状，并可促进炎症消退。

2. 抗感染治疗及镇痛对症治疗。

【处方】

处方1　抗生素应用

| | | |
|---|---|---|
| 0.9%氯化钠 | 100ml | 静脉滴注，每天2次 |
| 头孢唑林钠 | 2g | |

或

| | | |
|---|---|---|
| 0.9%氯化钠 | 100ml | 静脉滴注，每天2次 |
| 左氧氟沙星 | 0.2g | |

处方2　止痛药物应用

酮洛酸氨丁三醇　30mg，肌内注射，即刻

【注意事项】

1. 注意生活规律化，劳逸结合，忌烟酒及辛辣刺激；保持大便通畅；避免长时间久坐；性生活不宜过频。

2. 慢性附睾炎常与慢性前列腺炎常同时存在。

## 六、肾结核

结核病是由结核菌引起的慢性进行性破坏性疾病。泌尿男性生殖系统结核是全身结核病的一部分，以肾结核最常见。结核菌自原发病灶血行播散引起肾结核，也可通过尿液引起泌尿系其他器官及生殖系统结核。肾结核为成年人疾病，多发生于20—40岁青壮年。

病理性肾结核：早期肾结核病主要在双侧肾皮质内，由于该处血供丰富，修复力较强，病人免疫状况良好，也可自愈。此时临床上无症状，也没有影像学改变。

临床肾结核：若结核病灶逐渐扩大至髓质称为肾髓质结核，病变在肾髓质继续发展，穿破肾乳头达肾盏肾盂，肾盂发生结核性肾盂肾炎出现临床症状及影像学改变。

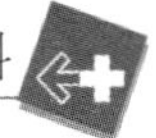

【诊断要点】

1. 症状　早期：往往无任何临床症状，只在尿检时发现异常(酸性尿，少量蛋白，红细胞，白细胞)。典型症状为尿频，同时伴有尿痛、尿急、血尿。尿频开始由于含有脓细胞及结核杆菌的尿液刺激。以后为结核性膀胱炎引起。

因无特异性症状，诊断较困难。详细的病史采集是诊断最重要的步骤。结核菌素试验(推荐)，迟发型变态反应，PPD 试验阳性支持结核病的诊断，但阴性不能完全排除泌尿生殖系统结核。

2. 辅助检查

(1)尿液检查及其他检查方法

①尿常规及尿沉渣涂片，尿液中可见红细胞、白细胞、少量蛋白等，尿液一般呈酸性，典型无菌性脓尿。尿沉渣涂片抗酸染色，检查前一周停用抗结核药物及抗生素，清晨第一次新鲜尿液，连续检查 3～5 次，或留取 24 小时尿液送检，但尿沉渣涂片染色并不可靠。

②尿结核杆菌培养：准确，但阳性率低，操作复杂，耗时长 4～8 周。

③尿结核菌 DNA 检测。

④免疫学及其他分子生物学检查。

(2)影像学检查

①彩超(推荐)：

a. 原因不明肾积水，肾盏扩张，集合系统不规整，合并强回声钙化灶。

b. 肾实质出现形态异常无回声区，局限一极或累及整个肾脏，而难以用肾囊肿解释。

c. 输尿管增粗，管壁回升增强，内径轻度扩大，也可以不显示管腔，与肾积水不成比例。

d. 膀胱体积正常或缩小，壁厚呈毛糙态，常伴有对侧输尿管扩张肾积水。

②KUB+IVU(推荐):腹部平片非常重要,可显示肾区及下尿路钙化灶。尿路钙化灶是最常见的KUB表现,肾结核钙化灶位于肾实质内,表现为干酪样坏死病灶上形成的点状钙化和围绕干酪样空洞形成的圆形钙化灶,晚期肾结核平片可见分叶状钙化,肾输尿管全程钙化可诊断肾结核。

③IVU:是早期肾结核最敏感的检查方法。典型表现为肾盏破坏,边缘不整如虫蚀样,或由于肾盏颈部狭窄肾盏变形,严重形成空洞者,肾盏完全消失。中晚期肾输尿管结核典型IVU表现:

a.一个或多个肾盏变形、消失,或脓肿空腔形成。

b.肾盂纤维化,变小,形态不规则,肾盏扩张积水。

c.输尿管强直多段狭窄,典型的串珠样狭窄及其上段输尿管扩张,狭窄最常见于膀胱输尿管连接部。

④CT(推荐,临床诊断金标准)对于肾内异常空洞的清晰显示是CT的突出优点,增厚的肾盂壁和输尿管壁是肾结核的病理特点,CT可清晰地显示。

⑤MRU:分辨率不高,对肾实质及输尿管壁的改变不如CT,不能明确肾功能状态,对小钙化及小病灶,显示不理想。

⑥膀胱镜:膀胱容量<100ml时不宜行此项检查。

【治疗要点】

肾结核是全身结核病的一部分,治疗时应注意全身治疗,包括营养、休息、环境、避免劳累等。

1. 药物治疗　早期、联合、适量、规律、全程。

单纯药物治疗:主要用于早期肾结核,如尿中有结核杆菌而影像学上肾盏、肾盂无明显改变,或仅见1~2个肾盏呈不规则虫蛀状。

2. 手术治疗　凡药物治疗6~9个月无效,肾结核破坏严重者,应在药物治疗的配合下行手术治疗。

(1)围术期:一般用药2~4周。

(2)首选杀菌药物有吡嗪酰胺、异烟肼、利福平和链霉素等。

(3)二线药物为抑菌药,如乙胺丁醇、环丝氨酸、乙硫异烟胺等。

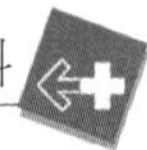

(4)国际防结核和肺病联合会推荐的化疗方案：前两个月为强化阶段，每日口服异烟肼、利福平、吡嗪酰胺，后 4 个月每日口服异烟肼、利福平。复发性结核，巩固阶段为 6 个月。成人异烟肼 300mg，利福平 450mg，吡嗪酰胺 1500mg，少数复杂病例可延长巩固阶段为 9～12 个月。

【处方】

处方 1　治疗时①＋②＋③或④，维持时①＋②

①异烟肼　300mg，口服，每天 1 次

②利福平　450mg，口服，每天 1 次

③乙胺丁醇　750mg，口服，每天 1 次

④比嗪酰胺　1000mg，口服，每天 1 次

处方 2　辅助用药

维生素 C　1000mg，口服，每天 3 次

维生素 $B_6$　100mg，口服，每天 3 次

【注意事项】

用药期间每周复查肝功能。

停药标准：

1. 症状完全消失。
2. 血沉和尿常规连续多次正常。
3. 细菌学检查多次阴性。
4. 影像学检查，病灶治愈或无进展。
5. 无其他活动性结核病灶。

## 第四节　泌尿系统结石及肾绞痛

泌尿结石是泌尿系的常见病。结石可见泌尿系统的任何部位。但以肾与输尿管结石为常见。

肾与输尿管结石的典型表现为肾绞痛与血尿，在结石引起绞痛发作以前，病人没有任何感觉，由于某种诱因，突然出现一侧腰

部剧烈的绞痛，并向下腹及会阴部放射，伴有腹胀、恶心、呕吐、程度不同的血尿。

膀胱结石主要表现是排尿困难和排尿疼痛。

已经查明，泌尿结石的成分有32种，按占比例高低为草酸盐、磷酸酯、尿酸盐、碳酸盐、胱氨酸。它们是：一水草酸钙，二水草酸钙，二水草酸铁，羟基磷灰石，碳酸磷灰石，磷酸三钙，磷酸八钙，磷酸氢钙，二水磷酸氢钙，Collophane[Ca(po4)2]3Co3(oh)2F2nh2，磷酸二铵钙，六水磷酸镁铵(鸟粪石)，一水磷酸镁铵，八水磷酸镁铵，八水磷酸镁，黄嘌呤，二羟腺嘌呤，二水硫酸钙，二氧化硅，二十二水磷酸镁，五水磷酸镁，碳酸钙，三水磷酸氢镁，六水磷酸锌，无水尿酸，二水尿酸，尿酸铵，尿酸钾，尿酸钙，一水尿酸钠，L-胱氨酸等。

【诊断要点】

1. 影像学检查　对所有具有泌尿系结石临床症状的患者都应该做影像学检查，其结果对于结石的进一步检查和治疗具有重要的价值。

(1)B超(推荐)：超声波检查简便、经济、无创伤，可以发现2mm以上X线阳性及阴性结石。超声可作为泌尿系结石的常规检查方法，尤其是在肾绞痛时作为首选方法。

(2)尿路平片(KUB平片)(推荐)：尿路平片可以发现90%左右X线阳性结石，能够大致地确定结石的位置、形态、大小和数量，并且初步地提示结石的化学性质。因此，可以作为结石检查的常规方法。在尿路平片上，不同成分的结石显影程度依次为：草酸钙、磷酸钙和磷酸镁铵、胱氨酸、含尿酸盐结石。单纯性尿酸结石和黄嘌呤结石能够透过X线(X线阴性)，胱氨酸结石的密度低，后者在尿路平片上的显影比较淡。

(3)静脉尿路造影(IVU)(推荐)：静脉尿路造影应该在尿路平片的基础上进行，其价值在于了解尿路的解剖，确定结石在尿路的位置，发现尿路平片上不能显示的X线阴性结石，鉴别平片

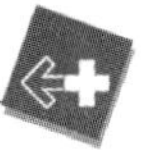

上可疑的钙化灶。此外，还可以了解分侧肾脏的功能，确定肾积水程度。在一侧肾脏功能严重受损或者使用普通剂量造影剂而肾脏不显影的情况下，采用加大造影剂剂量（双剂量或大剂量）或者延迟拍片的方法往往可以达到肾脏显影的目的。肾绞痛发作时，由于急性尿路梗阻往往会导致尿路不显影或显影不良，因此对结石的诊断会带来困难。

（4）CT扫描（推荐）：CT在泌尿系结石的诊断中起到越来越重要的地位。CT扫描不受结石成分、肾功能和呼吸运动的影响，而且螺旋CT还能够同时对所获取的图像进行二维及三维重建，因此，能够检出其他常规影像学检查中容易遗漏的小结石。CT诊断结石的敏感性比尿路平片及静脉尿路造影高，尤其适用于急性肾绞痛患者的诊断，可以作为X线检查的重要补充。另外，结石的成分及脆性可以通过不同的CT值改变来进行初步的评估，从而对治疗方法的选择提供参考。增强CT能够显示肾脏积水的程度和肾实质的厚度，从而反映了肾功能的改变情况。

（5）逆行或经皮肾穿刺造影（可选择）：属于创伤的检查方法，不作为常规检查手段，仅在静脉尿路造影不显影或显影不良及怀疑是X线阴性结石、需要做进一步的鉴别诊断时应用。

（6）磁共振水成像（MRU）（可选择）：磁共振对尿路结石的诊断效果极差，因而一般不用于结石的检查。但是，磁共振水成像（MRU）能够了解上尿路梗阻的情况，而且不需要造影剂即可获得与静脉尿路造影同样的效果，不受肾功能改变的影响。因此，对于不适合做静脉尿路造影的患者（例如造影剂过敏、严重肾功能损害、儿童和孕妇等）可考虑采用。

2. 实验室检查　结石患者的实验室检查应包括血液分析、尿液分析和结石分析。

【治疗要点】

1. 肾绞痛的治疗

（1）药物治疗：肾绞痛是泌尿外科的常见急症，需紧急处理，应用药物前注意与其他急腹症仔细鉴别。目前缓解肾绞痛的药物较多,可以根据自身条件和经验灵活地应用药物。

①非甾体类镇痛抗炎药物:常用药物有双氯芬酸钠(扶他林)和吲哚美辛(消炎痛)等,能够抑制体内前列腺素的生物合成,降低痛觉神经末梢对致痛物质的敏感性,具有中等程度的镇痛作用。双氯芬酸钠还能够减轻输尿管水肿,减少疼痛复发率,常用方法为50mg,肌内注射。吲哚美辛也可以直接作用于输尿管,用法为25mg,口服,或者吲哚美辛栓剂100mg,肛塞。双氯芬酸钠会影响肾功能不良患者肾小球滤过率,但对肾功能正常者不会产生影响。

②阿片类镇痛药:为阿片受体激动药,作用于中枢神经系统的阿片受体,能缓解疼痛感,具有较强的镇痛和镇静作用,常用药物有氢吗啡酮(5～10mg,肌内注射)、哌替啶(50～100mg,肌内注射)、布桂嗪(50～100mg,肌内注射)和曲马朵(100mg,肌内注射)等。阿片类药物在治疗肾绞痛时不应单独使用,一般需要配合阿托品、654-2等解痉类药物一起使用。

③解痉药

a. M型胆碱受体阻断药,常用药物有硫酸阿托品和654-2,可以松弛输尿管平滑肌,缓解痉挛。通常剂量为20mg,肌内注射。

b. 黄体酮可以抑制平滑肌的收缩而缓解痉挛,对镇痛和排石有一定的疗效。

c. 钙离子阻滞药,硝苯地平10mg,口服或舌下含化,对缓解肾绞痛有一定的作用。

d. α受体阻滞药(坦索罗辛),近期国内外的一些临床报道显示,α受体阻滞药在缓解输尿管平滑肌痉挛,治疗肾绞痛中具有一定的效果。但是,其确切的疗效还有待于更多的临床观察。

对首次发作的肾绞痛治疗应该从非甾体抗炎药开始,如果疼痛持续,可换用其他药物。吗啡和其他阿片类药物应该与阿托品等解痉药一起联合使用。

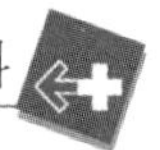

当预计输尿管结石有自行排出的可能时，可给予双氯芬酸钠片剂或栓剂50mg，每天2次，3～10天。此外，针灸刺激肾俞、京门、三阴交或阿是穴也有解痉止痛的效果。

(2)外科治疗：当疼痛不能被药物缓解或结石直径＞6mm时，应考虑采取外科治疗措施。其中包括：

①体外冲击波碎石治疗(extracorporeal shock-wave lithotripsy，ESWL)，将ESWL作急症处置的措施，通过碎石不但能控制肾绞痛，而且还可以迅速解除梗阻。

②输尿管内放置支架，还可以配合ESWL治疗。

③经输尿管镜碎石取石术。

④经皮肾造瘘引流术，特别适用于结石梗阻合并严重感染的肾绞痛病例。

治疗过程中注意有无合并感染，有无双侧梗阻或孤立肾梗阻造成的少尿，如果出现这些情况需要积极的外科治疗，以尽快解除梗阻。

2. *排石治疗* 临床上绝大多数尿路结石可以通过微创的治疗方法将结石粉碎并排出体外，只有少数比较小的尿路结石可以选择药物排石。

(1)排石治疗的适应证

①结石直径＜0.6cm。

②结石表面光滑。

③结石以下尿路无梗阻。

④结石未引起尿路完全梗阻，停留于局部少于2周。

⑤特殊成分的结石，对尿酸结石和胱氨酸结石推荐采用排石疗法。

⑥经皮肾镜、输尿管镜碎石及ESWL术后的辅助治疗。

(2)排石方法包括一般方法、中医中药、溶石疗法和中西医结合等方法。

①每日饮水2000～3000ml，昼夜均匀。

②双氯芬酸钠栓剂肛塞：双氯芬酸钠能够减轻输尿管水肿，减少疼痛发作风险，促进结石排出，推荐应用于输尿管结石。（推荐级别 A）

③口服 α 受体阻滞药（坦索罗辛）或钙离子拮抗药：坦索罗辛是一种高选择性肾上腺素能受体阻滞药，使输尿管下段平滑肌松弛，促进输尿管结石排出。（推荐级别 B）

④中医中药：治疗以清热利湿，通淋排石为主，佐以理气活血、软坚散结。常用的成药有尿石通等；常用的方剂如八正散、三金排石汤和四逆散等。针灸疗法无循证医学的证据，可以作为辅助疗法。包括体针、电针、穴位注射等。常用穴位有肾俞、中腕、京门、三阴交和足三里等。

⑤溶石疗法：推荐应用于尿酸结石和胱氨酸结石。尿酸结石，口服别嘌醇，根据血、尿的尿酸值调整药量；口服枸橼酸氢钾钠或碳酸氢钠片，以碱化尿液维持尿液 pH 在 6.5～6.8。胱氨酸结石，口服枸橼酸氢钾钠或碳酸氢钠片，以碱化尿液，维持尿液 pH 在 7.0 以上。治疗无效者，应用青霉胺，注意药物不良反应。

⑥适度运动：根据结石部位的不同选择体位排石。

【处方】

处方 1　非甾体类镇痛抗炎药物

双氯芬酸钠　50mg，肌内注射，即刻

吲哚美辛栓　100mg，肛塞，即刻

处方 2　阿片类镇痛药物

氢吗啡酮　5～10mg，肌内注射，即刻

哌替啶　50～100mg，肌内注射，即刻

布桂嗪　50～100mg，肌内注射，即刻

曲马朵　100mg，肌内注射，即刻

处方 3　解痉药

654-2　10mg，肌内注射，即刻

黄体酮　20mg，肌内注射，即刻

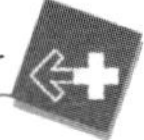

硝苯地平 10mg，口服，即刻

坦索罗辛 0.2mg，口服，即刻

【注意事项】

1. 疼痛缓解不代表结石已排出，需复查影像学检查来确定。

2. 首次发作的肾绞痛治疗应该从非甾体抗炎药开始，如果疼痛持续，可换用其他药物。

3. 吗啡和其他阿片类药物应该与阿托品等解痉药一起联合使用。

## 第五节 泌尿系统梗阻

### 一、肾积水

由于尿液从肾脏排出受阻，蓄积，造成尿液潴留而引起肾内压升高，以致肾盂肾盏逐渐扩张，肾实质萎缩与破坏，统称为肾积水。

【诊断要点】

肾积水常无典型的临床表现，主要表现为原发病的症状和体征，肾积水诊断时，首先应明确肾积水的存在，而后查明肾积水的原因，病变部位，梗阻程度，有无感染及肾功能损害情况，通过全面细致的病史采集，症状与体征的分析，以及实验室和各项影像学检查综合分析，多可明确诊断。

【治疗要点】

1. 保守治疗

(1)肾积水较轻，病情进展缓慢，肾功能已达平衡和稳定状态可观察，但应定期检查了解积水进展情况。

(2)可自行解除的梗阻，如孕妇生理性肾积水。

2. 手术治疗

(1)手术指征：肾积水进行性加重，临床症状明显，肾功能不断下降，梗阻病因明确，有并发症存在，应手术治疗。

(2)手术治疗的原则

①解除造成肾积水的梗阻性疾病：如结石应去除；解除纤维索带或迷走血管的压迫；前列腺增生可行电切或摘除等。

②严重的肾积水致患侧肾功能全部丧失或有严重感染积脓，但对侧肾功能良好，可行患肾切除术。

【处方】

| | | |
|---|---|---|
| 0.9%氯化钠 | 100ml | 静脉滴注，每天2次 |
| 头孢唑林钠 | 2g | |

或

| | | |
|---|---|---|
| 0.9%氯化钠 | 100ml | 静脉滴注，每天2次 |
| 左氧氟沙星 | 0.2g | |

【注意事项】

1. 肾积水致患侧肾功能极差，对侧肾由于其他疾病功能不佳，甚至尿毒症，积水肾宜先行肾造瘘术，待肾功能恢复，再进一步处理梗阻。

2. 双侧肾积水，注意排除下尿路梗阻原因。一般先治疗情况好的一侧，待情况好转后，再处理严重的一侧。通常先做一侧肾造瘘术。

3. 小盏积水，漏斗部梗阻多由结石引起，如无临床症状，一般无需手术。

4. 整形手术原则，注意正常的肾输尿管解剖关系，保持肾输尿管的畅通引流，吻合处应在肾盂的最低处。吻合时防止内翻，力争缝合后呈漏斗状。注意隐睾和睾丸缺如的鉴别。

## 二、尿潴留

尿潴留是指膀胱内充满尿液而不能正常排出。按其病史、特点分急性尿潴留和慢性尿潴留两类。急性尿潴留起病急骤，膀胱内突然充满尿液不能排出，病人十分痛苦。常需急诊处理；慢性

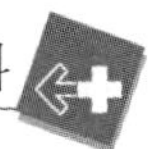

尿潴留起病缓慢，病程较长，下腹部可触及充满尿液的膀胱，但病人不能排空膀胱，由于疾病的长期存在和适应痛苦反而不重。根据其引发尿潴留的病因，又可分为机械性梗阻及动力性梗阻。

【诊断要点】

1. 急性尿潴留发病突然，膀胱内充满尿液不能排出，尿意明显，胀痛难忍，有时从尿道溢出部分尿液，但不能减轻下腹部疼痛。

2. 慢性尿潴留多表现为排尿不畅、尿频，常有尿不尽感，有时有尿失禁。少数病人虽无明显慢性尿潴留梗阻症状，但往往已有明显上尿路扩张、肾积水，甚至出现尿毒症症状，如身体虚弱、贫血、呼吸有尿臭味、食欲缺乏、恶心呕吐、贫血、血清肌酐和尿素氮升高等。

3. 查体可及膀胱区膨隆，叩诊浊音，压迫时有强烈便意及下腹痛。

4. 彩超检查可辅助诊断，必要时行CT或MRI检查。

【治疗要点】

1. 急性尿潴留　治疗原则是解除病因，恢复排尿。如病因不明或梗阻一时难以解除，应先做导尿或耻骨上膀胱造瘘引流膀胱尿液解除病痛，然后做进一步检查明确病因。

2. 慢性尿潴留　若为机械性梗阻病变引起，有上尿路扩张肾积水、肾功能损害者，应先行膀胱尿液引流，待肾积水缓解、肾功能改善后，针对病因解除梗阻。如系动力性梗阻引起，多数病人需留置导尿管，定期更换；上尿路积水严重者，可做耻骨上膀胱造口术或肾造瘘等尿流改道术。

【处方】

留置尿管或膀胱造瘘管者可预防应用抗生素

　　左氧氟沙星　0.2g，口服，每天2次

或

　　头孢他啶　0.25g，口服，每天3次

【注意事项】

1. 病人没有排尿不等于就是尿潴留。

2. 急性尿潴留放置导尿管或膀胱穿刺造瘘引流尿液时，应间歇缓慢放出尿液，每次500～800ml，避免快速排空膀胱，膀胱内压骤然降低而引起膀胱大量出血。

## 三、良性前列腺增生

前列腺增生是老年男性常见疾病，其病因是由于前列腺的逐渐增大对尿道及膀胱出口产生压迫作用，临床上表现为尿频、尿急、夜间尿次增加和排尿费力，并能导致泌尿系统感染、膀胱结石和血尿等并发症，对老年男性的生活质量产生严重影响，因此需要积极治疗，部分患者甚至需要手术治疗。

前列腺增生的症状主要表现为两组症状：一类是膀胱刺激症状；另一类是因增生前列腺阻塞尿路产生的梗阻性症状。

1. 膀胱刺激症状：尿频、尿急、夜尿增多及急迫性尿失禁。尿频是前列腺增生的早期信号，尤其夜尿次数增多更有临床意义。

2. 梗阻性症状：由于增生前列腺的阻塞，患者排尿要使用更大的力量克服阻力，以至排尿费力；增生前列腺将尿道压瘪致尿线变细；随着病情的发展，还可能出现排尿中断，排尿后滴沥不尽等症状。

【诊断要点】

多见于50岁以上的老年男性。表现为尿频，尿急，夜尿增多，排尿等待，尿流无力变细，尿滴沥，间断排尿。

1. 直肠指诊　前列腺增大，质地较韧，表面光滑，中央沟消失。

2. 超声检查　可显示增生的前列腺，残余尿增加。

3. 尿流率检查　尿流率降低。

【治疗要点】

目前，前列腺增生的治疗方式有等待观察、药物治疗、手术治

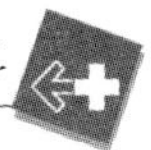

疗和微创治疗等。每种治疗方案均有优势和风险。这就需要针对患者的具体情况，选择合理的治疗方案，使患者获益的同时，尽量避免并发症和风险的发生。

【处方】

处方1　$\alpha_1$-肾上腺素受体阻滞药

坦索罗辛　0.2mg，口服，每晚1次

处方2　5-α还原酶抑制药

非那雄胺　5mg，口服，每天1次

处方3　植物制剂

舍尼通　1片，口服，每天2次

【注意事项】

1. 肿瘤标记物PSA为常规筛查前列腺癌。
2. 非那雄胺需服药4个月才能达到稳定效果。
3. 需定期复查，病情进展，有手术指征，则需手术治疗。

# 第六节　泌尿及男性生殖系统肿瘤

## 一、肾上腺肿瘤

肾上腺实质由皮质和髓质构成。皮质位于腺体的周边，约占腺体的80%～90%。根据皮质上皮样细胞排列的形态，由外至内可分为三带：球状带，约占皮质的15%，束状带最厚，约占皮质的75%，网状带与髓质相接，约占皮质的10%。球状带主要分泌盐皮质激素并受肾素—血管紧张素系统的调节；束状带和网状带主要分泌糖皮质激素，也可产生雄激素和雌激素。从功能上讲，束状带、网状带是一个整体，受垂体分泌的促肾上腺皮质激素(ACTH)的调节。髓质位于腺体中心，髓质细胞，又称嗜铬细胞，分为两种，一种是产生去甲肾上腺素细胞，占细胞总数的80%，另一种是产生肾上腺素细胞，占20%。

肾上腺肿瘤根据来源和部位分为皮质肿瘤和髓质肿瘤。皮质肿瘤主要包括发生在束状带和网状带的库欣综合征腺瘤、腺癌和发生在球状带的产生醛固酮的肾上腺皮质腺瘤、腺癌。髓质肿瘤主要是嗜铬细胞瘤。此外,还有不具备内分泌功能的非功能性肾上腺肿瘤,如肾上腺囊肿、肾上腺髓性脂肪瘤、神经母细胞瘤等。

【诊断要点】

1. 皮质醇症(库欣综合征)

(1)80%皮质醇症患者有比较典型的临床表现,如向心性肥胖、宽大紫纹、多血质、皮肤薄等。确定皮质醇症比较可靠的实验方法是小剂量地塞米松抑制试验,包括标准的两日试验和单日过夜试验。

(2)肾上腺腺瘤 CT 表现:病侧肾上腺增大,形态失常。在肾上腺部位可见圆形或椭圆形肿块,边缘光滑,有完整包膜,肿瘤的密度可为等密度或低密度,一般均匀,肿瘤大小为 2～4cm,对侧肾上腺表现正常或较小。

2. 原发性醛固酮增高症

(1)临床上有以下情况需考虑原醛症

①儿童、青少年患高血压。

②高血压经降压治疗后效果不明显。

③高血压伴有自发性低血钾或容易促发低血钾者。

④高血压伴有周期性麻痹或肌无力,且麻痹发作后仍有低血钾或心电图有低血钾表现者。

(2)当怀疑是原醛症时进一步行实验室检查

①血钾:血钾偏低,平均值为 2.24mmol/L,最低者为 1.4mmol/L;也有一部分人呈间歇性低血钾。

②血钠:往往正常或略高于正常,平均值为 142.7mmol/L。

③血 $CO_2$CP:一般正常高值或高于正常,晚期伴有肾功能障碍者可以不高。

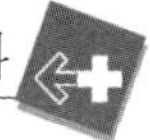

④尿钾：24 小时尿钾排泄量一般超过 30mmol/24 小时。

⑤血醛固酮：如＞186.6μmol/L，则有诊断价值。

⑥血浆肾素活性：原醛症者肾素活性不超过 2.46mol/(L·h)(3.0ng/(ml·h)。

⑦醛固酮抑制试验。

(3)CT 扫描：是检诊醛固酮瘤的首选方法。特发性皮质增生表现为双侧肾上腺大小正常或增大；腺瘤单发，多在一侧，1cm 以上瘤体检出率高达 90%。目前用高分辨率 CT 作薄层(0.3cm)扫描，可检出 7mm 以上的肿瘤，甚至更小。

3. 嗜铬细胞瘤

(1)定性诊断：嗜铬细胞瘤典型的临床表现是高血压，血压呈不规则波动，范围较大，或呈阵发性发作，或呈持续性高血压，或呈持续性高血压伴阵发性加剧，平均舒张压 ≥ 14kPa (150mmHg)，一般降压药无效或呈反常性反应，应考虑到嗜铬细胞瘤的可能性，需进一步检查。髓质激素的测定：

①24 小时尿中儿茶酚胺含量：正常成人男性为每日 258～891nmol，女性为每日 239～806nmol。本症患者的 24 小时尿内含量可比正常值高出 10～100 倍。24 小时尿内香草基杏仁酸(VMA)含量测定对诊断也有帮助。经测定正常值成人含量为每日 15～30μmol。本症患者总量皆在每日 30μmol 以上，与尿肌酐的比值为 0.25～2μmol/L，平均为 0.825μmol/L，正常人很少超过 0.25μmol/L。这种测定诊断准确率可达 96%。

②血内髓质激素含量测定：血浆内髓质激素含量甚微，甚不稳定，一般所公认的范围是，去甲肾上腺素为 8.87～32.5nmol/L，肾上腺素为 0.98～5.16nmol/L。本症的去甲肾上腺素值可显著升高。

(2)定位诊断

①B 超检查：此项技术对肾上腺区嗜铬细胞瘤的定位检诊比较准确，可显示圆形或卵圆形肿瘤影，与周围组织分隔，有清楚的

包膜。其定位形态准确率可达到89%～97%，是一项较好而简便的筛选性检诊方法。

②CT、MRI扫描：对怀疑有嗜铬细胞瘤患者诊断价值极高。CT表现为圆形或卵圆形，可见分叶状，边界清楚，呈肾上腺区实质性肿块，CT值30～60HU。恶性嗜铬细胞瘤少见，CT表现为瘤体大、外形不规则、密度不均匀及侵犯邻近器官和下腔静脉、包埋腹主动脉等征象。CT诊断准确率95%以上。MRI表现总的形态与CT相似，有人认为特别是对肾上腺外嗜铬细胞瘤检查手段来说，MRI优于CT。

③同位素碘代卞胍扫描：被用于嗜铬细胞瘤的周身探查与诊断。近期综合报道，确诊率高达90%。行全身扫描时，既可显示肾上腺外或腹部以外的肿瘤，又能追踪转移癌，比CT优越。

【治疗要点】

所有肾上腺肿瘤只要有外科手术指征，都应积极手术切除肿瘤。

1. *皮质醇症（库欣综合征）* 由于肿瘤自主分泌皮质激素，ACTH受抑制，肿瘤外肾上腺皮质和对侧肾上腺皮质萎缩，因此手术日和手术后需补充糖皮质激素。腺瘤手术切除效果佳，预后好。

2. *原发性醛固酮增高症* 由于肿瘤自主分泌醛固酮造成病人低血钾、高血钠、高血压，术前应补钾、低钠饮食及应用醛固酮拮抗药（螺内酯），使病人血电解质恢复正常、血压下降。皮质激素的应用应视病情、病理而定。单侧肿瘤切除不需补充，双侧肾上腺切除则需补充。

3. *嗜铬细胞瘤* 充分有效的术前准备是降低或消除手术死亡的关键。目前对嗜铬细胞瘤的术前准备，主要采用两种方法：一种是采用α-肾上腺素能受体阻滞药，常以注射酚胺唑啉消除高血压发作反应；另一种方法是术前输入足量的液体或全血，以补充有效循环血量的不足。一般是两种方法同时采用。术前应控

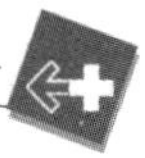

制血压力求达到正常范围，心率不宜超过每分钟 90 次，血细胞比容 45%左右。

【处方】

处方 1　皮质醇症术后需应用激素治疗

| | | |
|---|---|---|
| 0.9%氯化钠 | 100ml | 静脉滴注，术后即刻 |
| 氢化可的松 | 200mg | |

术后第一天，氢化可的松剂量调整为 150mg，以后每日减少 50mg，术后第 4 天改用泼尼松口服，每周调整剂量一次，至第 4 周停服

泼尼松　5mg，口服，每天 3 次，第 1 周

泼尼松　5mg，口服，每天 2 次，第 2 周

泼尼松　5mg，口服，每天 1 次，第 3 周

处方 2　原发性醛固酮增高症，术前补钾及应用螺内酯利尿保钾排钠

补达秀　1g，口服，每天 3 次(视缺钾情况调整次数)

螺内酯　20～40mg，口服，每天 3 次

处方 3　嗜铬细胞瘤，术前应用酚苄明，根据患者症状调整剂量

酚苄明　10mg，口服，每天 2 次，初始剂量

【注意事项】

1. 需根据患者具体情况选用合适的降压药物，调整血压。
2. 嗜铬细胞瘤术前需补液扩容。

## 二、肾细胞癌

肾细胞癌(renal cell carcinoma，RCC)是起源于肾实质泌尿小管上皮系统的恶性肿瘤，又称肾腺癌(肾癌)，占肾脏恶性肿瘤的 80%～90%。不包括来源于肾间质及肾盂上皮系统的各种肿瘤。

【诊断要点】

肾癌的临床诊断主要依靠影像学检查。

1. 临床表现　早期常无症状，肿瘤体积增大时临床主要表现为血尿、肾区痛和肿块。

2. 辅助检查

(1)B超：可显示肾实质内边界回声不整齐，内部回声杂乱不等、高低不均的实性肿块。整个肾外形变形，局部有肿块凸起于正常野轮廓之外。

(2)CT：平扫可见肾局部隆起，内部密度不均匀偏低，其内可见斑片或小点状钙化；增强扫描后癌内增强较明显，内部增强程度不规则，有更低密度的坏死区存在。癌可穿破包膜进入肾周脂肪层，晚期穿破肾筋膜扩散至肾外组织。

(3)MRI：在多体位观察了解肿瘤侵犯范围及针对小肿瘤的定性诊断上，较CT稍胜一筹。

【治疗要点】

1. 手术治疗　手术治疗仍为肾细胞癌治疗的首选方法，可根据肿瘤的大小、位置、有无转移情况，患者的身体状况等情况，选择保留肾单位手术或者根治性切除术。从操作方式上，可选用经腹腔镜的微创治疗及开放手术治疗。目前临床观察发现，对已有转移的肾癌患者，若能行该侧肾切除，部分患者可达到延缓病情进展，延长生命的效果。

2. 药物治疗

(1)免疫治疗：通过各种手段来提高机体免疫功能，从而达到遏制癌的生长或扩散的目的。常用的有白介素(IL-2)及干扰素(INF-α)。

(2)靶向治疗：推荐索拉非尼用量400mg，每天2次(推荐分级B)

近年国内的临床研究结果显示：索拉非尼增量(600～800mg，每天2次)或索拉非尼(400mg，每天2次)联合IFN-α(3MIU肌内注射或皮下注射，每周5次)方案可提高治疗晚期肾癌有效率(证据水平Ⅲb)，但相关的不良反应发生率高于索拉非尼400mg，每

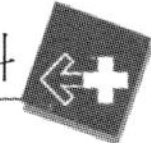

天2次的治疗方案。

【处方】

处方1　免疫治疗

(1)IL-2 每天18MIU,皮下注射,每周5天,共8周。

(2)IFN-α　3MIU　肌内注射,每周3次,第1周

IFN-α　6MIU　肌内注射,每周3次,第2周

IFN-α　9MIU　肌内注射,每周3次,第3～12周

处方2　分子靶向治疗

索拉非尼　400mg,口服,每天2次

【注意事项】

治疗期间每周检查血常规1次,每月查肝功能1次,白细胞计数$<3\times10^9$/L或肝功能异常及其他严重不良反应时应停药,待恢复后再继续进行治疗。如患者不能耐受INF每次9MIU剂量,则应减量至每次6MIU甚至每次3MIU。

## 三、前列腺恶性肿瘤

前列腺癌(prostate cancer)是发生于男性前列腺组织中的恶性肿瘤,是前列腺腺泡细胞异常无序生长的结果。前列腺癌的发病率具有明显的地理和种族差异。在欧美等发达国家和地区,是男性最常见的恶性肿瘤,其死亡率居各种癌症的第二位;在亚洲,其发病率低于西方国家,但近年来呈迅速上升趋势。

【诊断要点】

可疑前列腺癌通常由前列腺直肠指检或血清前列腺特异性抗原(PSA)检查或经直肠前列腺超声波(TRUS)检查后再确定是否需进行前列腺活检。直肠指检、PSA检查和TRUS是目前公认的早期发现前列腺癌的最佳方法。

1. 直肠指检(digital rectal examination,DRE)　大多数前列腺癌起源于前列腺的外周带,DRE对前列腺癌的早期诊断和分期都有重要价值。考虑到DRE可能影响PSA值,应在PSA抽血后

进行 DRE。

2. 前列腺特异性抗原(prostate-specific antigen,PSA)检查　PSA 作为单一检测指标,与 DRE、TRUS 比较,具有更高的前列腺癌阳性诊断预测率,同时可以提高局限性前列腺癌的诊断率和增加前列腺癌根治性治疗的机会。

3. 经直肠超声检查(transrectal ultrasonography,TRUS)　TRUS 可以帮助医生进行前列腺系统的穿刺活检。在 TRUS 引导下,在前列腺及周围组织结构寻找可疑病灶,并能初步判断肿瘤的体积大小。

4. 磁共振(MRI)扫描　MRI 检查可以显示前列腺包膜的完整性、是否侵犯前列腺周围组织及器官,MRI 还可以显示盆腔淋巴结受侵犯的情况及骨转移的病灶。在临床分期上有较重要的作用。

5. 前列腺穿刺活检　前列腺系统性穿刺活检是诊断前列腺癌最可靠的检查。

【治疗要点】

1. 等待观察治疗　等待观察指主动监测前列腺癌的进程,在出现肿瘤进展或临床症状明显时给予其他治疗。

2. 前列腺癌根治性手术治疗　根治性前列腺切除术(简称根治术)是治疗局限性前列腺癌最有效的方法,有三种主要术式,即传统的经会阴、经耻骨后及近年发展的腹腔镜前列腺癌根治术。

3. 前列腺癌外放射治疗(EBRT)　前列腺癌患者的放射治疗具有疗效好、适应证广、并发症少等优点,适用于各期患者。早期患者($T_{1\sim2}N_0M_0$)行根治性放射治疗,其局部控制率和 10 年无病生存率与前列腺癌根治术相似。局部晚期前列腺癌($T_{3\sim4}N_0M_0$)治疗原则以辅助性放疗和内分泌治疗为主。转移性癌可行姑息性放疗,以减轻症状、改善生活质量。

4. 前列腺癌内分泌治疗　前列腺细胞在无雄激素刺激的状况下将会发生凋亡。任何抑制雄激素活性的治疗均可被称为雄

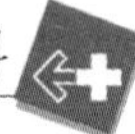

激素去除治疗。雄激素去除主要通过以下策略：①抑制睾酮分泌：手术去势或药物去势（黄体生成素释放激素类似物，LHRH-A）；②阻断雄激素与受体结合：应用抗雄激素药物竞争性封闭雄激素与前列腺细胞雄激素受体的结合。两者联合应用可达到最大限度雄激素阻断的目的。

【处方】

1. 戈舍瑞林　3.75mg，皮下注射，4周一次

2. 比卡鲁胺　50mg，口服，每日1次

【注意事项】

1. 注意用药期间复查肝功能及PSA，初始每月1次，3个月后，若病情稳定，可每3个月复查一次。

2. 内分泌治疗期间需适当补钙。

## 四、膀胱癌

膀胱癌（bladder cancer）是指膀胱的黏膜上皮细胞的恶性过度生长。尿路上皮癌占到了所有膀胱癌的90％～95％，是最常见的一类膀胱癌。其他不太常见的膀胱癌有鳞状细胞癌和腺癌。

【诊断要点】

1. 疾病症状

（1）血尿：无痛性肉眼血尿是最常见的症状，有80％以上的病人可以出现。

（2）膀胱刺激症状：尿频、尿急、尿痛，约占10％，与广泛分布的原位癌和浸润性膀胱癌有关。

（3）尿流梗阻症状：肿瘤较大、膀胱颈部位的肿瘤及血块堵塞均可引起排尿不畅甚至尿潴留。

2. 辅助检查

（1）尿常规、泌尿系彩超：初次筛查，可提示膀胱占位。

（2）膀胱镜检：可直观看到肿瘤形态、大小、位置、个数。

（3）CT或MRI：可辅助判断肿瘤侵犯深度，协助分期。

【治疗要点】

1. 非肌层浸润性膀胱癌的治疗

(1)经尿道膀胱肿瘤切除术(TURBT):既是非肌层浸润性膀胱癌的重要诊断方法,同时也是主要的治疗手段。

(2)术后辅助治疗:膀胱灌注化疗,TURBT 术后有 10%~67%的患者会在 12 个月内复发,术后 5 年内有 24%~84%的患者复发,术后复发有两个高峰期,分别为术后的 100~200 天和术后的 600 天。建议所有的非肌层浸润性膀胱癌患者术后均进行辅助性膀胱灌注治疗。常用药物包括阿霉素、表柔比星、丝裂霉素、吡柔比星、羟喜树碱等。

(3)术后膀胱灌注免疫治疗:卡介苗(BCG)适合于高危非肌层浸润性膀胱癌的治疗,可以预防膀胱肿瘤的进展。

2. 肌层浸润性膀胱癌的治疗　根治性膀胱切除术同时行盆腔淋巴结清扫术,是肌层浸润性膀胱癌的标准治疗,是提高浸润性膀胱癌患者生存率、避免局部复发和远处转移的有效治疗方法。

3. 浸润性膀胱癌及膀胱癌晚期的化疗　GC(吉西他滨和顺铂)方案:此联合化疗方案被认为是目前标准一线治疗方案。吉西他滨 800~1000mg/$m^2$。第 1,8 天静脉滴注,顺铂 70mg/$m^2$。第 2 天静脉滴注,每 3 周重复,共 2~6 个周期。

【处方】

1. 膀胱灌注化疗

吡柔比星　40mg,膀胱灌注,每周 1 次,连续 8 周,后改为每月 1 次,连续 10 次。

2. 膀胱灌注免疫治疗

BCG　120mg,膀胱灌注,每周 1 次,连续 6 周后第 3 个月及第 6 个月再分别应用 3 周,每周 1 次,每 6 个月一循环。

3. 膀胱癌的全身化疗

吉西他滨　800~1000mg/$m^2$,第 1,8 天静脉滴注

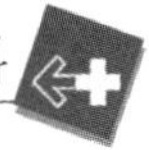

顺铂　$70mg/m^2$，第 2 天静脉滴注

每 3 周一周期，共 2～6 个周期。

【注意事项】

1. 膀胱癌复查尤为重要，不要重视应用药物治疗而忽视复查。

2. 老年体弱病人，或孤立肾患者，注意肌酐清除率。

# 第七节　男科疾病

## 一、阴茎勃起功能障碍

勃起功能障碍（ED）是指阴茎持续不能达到或维持足够的勃起以完成满意的性交。ED 可以分为原发性和继发性两类：从未能进行成功性交的患者为原发性 ED；而原来性生活正常，后来出现勃起功能障碍的患者为继发性 ED。偶尔暂时的不能勃起则属正常现象。不能作为诊断的依据。这种情况多由于疲劳、心情不安、醉酒、急性病或暂时的焦虑所致。但长期的勃起功能障碍则说明有性功能障碍，需要进一步诊断与处理。

ED 病因主要分为心理性和器质性两大类。器质性 ED 包括神经性、血管性和内分泌性。一个病人也常会有两种或两种以上的器质性病变，所以，系统、全面地追究其病因是成功治疗的关键。

【病因】

1. 影响勃起的心理因素　每个人所处环境、经历、心理状态与性格特点不同，对同样的精神、社会因素的反应也有差异。对大多数人可能不会造成明显的心理挫折，对某些人来说就会成为 ED 的致病因素，常见的几种影响勃起的精神心理因素如下。

（1）缺乏性知识教育。

（2）错误的性教育。

（3）精神创伤。

（4）夫妻关系不协调。

(5)社会人际关系不协调。

(6)性生活场合不适当。

(7)医源性因素。

2. 影响勃起的器质性因素

(1)全身性疾病

①心血管疾病:心绞痛、冠状动脉供血不全、心肌梗死,动脉瘤,高血压、高血脂、肌萎缩性脊髓侧索硬化等。

②呼吸系统疾病:肺气肿、肺功能不全。

③内分泌疾病:糖尿病、性腺功能低下、垂体功能低下、垂体病变、甲状腺功能亢进或低下。

④泌尿生殖系统疾病:泌尿生殖系统炎症,阴茎海绵体硬结,尿道下裂,尿道上裂,精索静脉曲张等。

⑤神经系统疾病:颞叶病变,脊椎裂,周围神经病。

⑥精神病:精神分裂症,抑郁症,躁狂症。

⑦血液病:白血病、恶性贫血。

⑧其他:慢性肾功能衰竭,肝硬化,肝功能衰竭,肥胖。

(2)创伤与手术:创伤与手术入脑及脊髓外伤,骨盆骨折,尿道损伤,前列腺切除,膀胱全切除,腹膜后淋巴清扫术,交感神经切除术等。

(3)药物因素

①作用于中枢神经系统的药物:催眠镇静药、抗焦虑药、苯丙胺、氯氮䓬。

②抗高血压药:胍乙啶、利血平、螺内酯、噻嗪类利尿药。

③激素类药物:促肾上腺素皮质激素、泼尼松类、雌激素等。

【诊断要点】

1. 神经性 ED 的诊断

(1)通常为持续性不能勃起或勃起不坚,患者有影响勃起的神经系统疾病,如外伤(头颅,脊柱,骨盆),糖尿病,多发性硬化,先天性脊柱裂,神经性膀胱等。

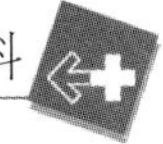

(2)夜间阴茎勃起试验异常或正常。

(3)罂粟碱等活性药物试验正常或异常。

(4)神经肌电图反应等异常。

(5)尿流动力学膀胱内压检测异常。

2. 内分泌性ED的诊断　内分泌性ED的诊断方法简便可靠,测定相关的激素即可明了,诊断内分泌性ED除必须观察患者的睾丸容积之外,基本的内分泌激素测定具有一定的价值,包括血浆睾酮、卵泡刺激素,黄体生成素,催乳素和雌二醇。

3. 心理性ED的诊断　发生ED可为间歇性,或有较大的波动性,有精神心理创伤史,如恐惧、焦虑、抑郁、社会或家庭压力等,夜间或清晨充分能勃起,无影响勃起功能疾病,如糖尿病、神经血管性疾病、无服用影响勃起药物史。

一般检查及生殖系统检查正常,内分泌检查均在正常范围内,夜间勃起检测正常,心理或行为治疗显效,神经系统检查包括神经肌电图等检查均正常,罂粟碱等活性药物试验正常。

4. 血管性ED的诊断　要注意了解以往是否有勃起,即从未有过或勃起不坚或短暂勃起,有否引起血管病变的疾病,如高血压、动脉硬化、心肌缺血、心脏病、糖尿病及高血脂等。

(1)静脉性ED的诊断

①勃起持续时间短暂,勃起不坚或持续性不能勃起。

②夜间勃起试验异常。

③罂粟碱等血管活性药物试验异常。

④阴茎背动脉多普勒或阴茎动脉血压指数正常。

⑤阴茎海绵体灌流试验异常。

⑥阴茎海绵体造影有静脉瘘表现。

⑦阴茎静脉术效果显著。

(2)动脉性ED的诊断

①多为持续性ED,老年病人有心血管疾病,心脏病、高血压、高血脂及糖尿病史,有外伤、手术、吸烟、酗酒史。

②夜间阴茎勃起检测异常。

③罂粟碱等血管活性药物试验异常。

④阴茎动脉彩色多普勒声像显示或阴茎动脉血压指数异常。

⑤阴部内动脉造影异常。

⑥阴茎血管重建术效果显著。

(3)盆腔静脉窃血症的诊断:在休息时表现不出来,要想诊断此证的简单试验是让患者做几分钟盆部和腿部的锻炼,并在运动前后测定阴茎和上臂的动脉血压,有些患者的阴茎动脉指数在运动之后至少减少10%,而正常人运动前后该指数保持不变。

5. 失用性ED的诊断　详细询问有关夫妻感情、性经验、是否有慢性疾病、手淫史、夜间阴茎勃起等问题,排除了某些心理、器质性因素,又检查了外生殖器,必要时配合做彩色多普勒,超声波检查,可以很快确诊是否属于失用性ED。

【治疗要点】

20世纪80年代以来,治疗ED的药物发展迅速,由周围启动型药物到中枢启动型,由中枢促进型到周围促进型,直至美国辉瑞制药公司开发的西地那非,为无创治疗男性勃起功能障碍开辟了一种新方法。目前临床应用的药物按作用机制分为如下几种。

1. 中枢启动型　代表药物阿扑吗啡,作用于下丘脑性活动区域,激动多巴胺 $D_2$ 受体,启动勃起功能。

2. 周围启动型　代表药物为前列腺素,作用于外周神经系统,同时可以抑制海绵体的纤维化,启动并促进勃起。

3. 中枢促进型　代表药物为睾酮和十一酸睾酮,可改善中枢神经系统内环境并激活雄激素受体。

4. 周围促进型　代表药物为酚妥拉明、育亨宾和西地那非。

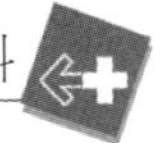

【处方】

处方 1 中枢启动型

盐酸阿扑吗啡含片 2～3mg，舌下含服，性交前 20 分钟

处方 2 周围启动型

前列腺素 $E_1$ 乳膏 0.3～1mg，尿道滴入，性交前 10～20 分钟

处方 3 中枢促进型

十一酸睾酮 120～160mg，口服，每天 2 次，饭后服，第 1～2 周。

十一酸睾酮 40～120mg 口服，每天 2 次 饭后服，2 周后。

处方 4 周围促进型

西地那非 50～100mg，口服，性交前 30 分钟

【注意事项】

1. 前列腺癌或怀疑前列腺癌者，禁用睾酮治疗。
2. 有中药制剂，效果不能肯定，未列举。

## 二、精索静脉曲张

精索静脉曲张是指精索里的静脉因回流受阻，血流淤积而造成精索蔓状丛(静脉血管丛)血管盘曲扩张、纡曲和变长。发病率男性人群为 10%～15%，在导致男性不育的案例则占 15%～20%。此症多发生于左侧，但双侧发病者并不少见，可高达 20% 左右。精索静脉曲张也可以因为肾肿瘤或其他腹膜后肿瘤引起，由于受压迫而引起的精索静脉曲张称为症状性或继发性精索静脉曲张。

【诊断要点】

1. 临床表现 多数患者无自觉不适而在体检时被发现，或因不育症就诊时被查出。有症状者多表现为阴囊坠胀不适或坠痛，疼痛可向腹股沟区、下腹部放射，站立行走时加重，平卧休息后

减轻。

2. 诊断标准　临床上将精索静脉曲张分为四级。

Ⅲ级：病人站立时能看到扩张静脉在阴囊皮肤突现，如团状蚯蚓，容易摸到。

Ⅱ级：在扪诊时极易触及扩张静脉，但不能看见。

Ⅰ级：触诊不明显，但 Valsalva 试验时可出现。

0 级：无精索静脉曲张症状表现，Valsalva 试验不能出现。

3. 辅助检查

(1)影像学检查：超声及彩色多普勒超声检查(推荐)：特别是采用彩色多普勒超声检查，可以判断精索内静脉中血液反流现象。无创性检查，具有便捷、重复性好、分辨率高及诊断准确的特点，可作为首选的检测方法。

(2)精液分析(推荐)：精液如检出不成熟精子可确定睾丸功能异常。精索静脉曲张患者至少需行 2 次精液分析。

(3)睾丸容积的测量(推荐)：在精索静脉曲张的检查中，为了解睾丸是否受损及是否具备手术指征。睾丸的大小必须要测量。多数学者认为，B 超是测量睾丸大小最为准确的方法。

【治疗要点】

1. 药物治疗　对于早期症状及体征轻微患者，可服用迈之灵治疗。

2. 手术治疗

(1)手术适应证

①精索静脉曲张不育者，存在精液检查异常，病史与体检未发现其他影响生育的疾病，内分泌检查正常，女方生育力检查无异常发现者，无论精索静脉曲张的轻重，只要精索静脉曲张诊断一旦确立，应及时手术。

②重度精索静脉曲张伴有明显症状者，如多站立后即感阴囊坠胀痛等，体检发现睾丸明显缩小，即使已有生育，患者有治疗愿望也可考虑手术。

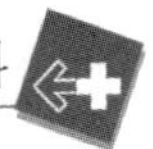

③临床观察发现前列腺炎、精囊炎在精索静脉曲张患者中的发病率明显增加，为正常人的 2 倍，因此若上述两病同时存在，而且前列腺炎久治不愈者，可选择行精索静脉曲张手术。

④对于青少年期的精索静脉曲张，由于往往导致睾丸病理性渐进性的改变，故目前主张对青少年期精索静脉曲张伴有睾丸容积缩小者应尽早手术治疗，有助于预防成年后不育。

⑤对于轻度精索静脉曲张患者，如精液分析正常，应定期随访(每 1～2 年)，一旦出现精液分析异常、睾丸缩小、质地变软应及时手术。

⑥对于精索静脉曲张同时伴有非梗阻性因素所致的少精症的患者，建议同时施行睾丸活检和精索静脉曲张手术，有助于施行辅助生殖。

(2)手术方式

①经腹股沟管精索内静脉高位结扎术。

②腹腔镜精索静脉高位结扎术。

③显微镜下精索静脉高位结扎术。

【处方】

迈之灵　2 片，口服，每天 2 次　饭后口服

【注意事项】

注意区分继发性精索静脉曲张。

## 三、睾丸鞘膜积液

睾丸由腹膜后下降至阴囊时腹膜随之下降，成为睾丸鞘膜。包绕睾丸副睾的鞘膜为鞘膜脏层其外尚有一疾病诊断层为鞘膜壁层。两层之间仅有很少量液体。睾丸鞘膜积液是围绕睾丸的鞘膜腔内液体积聚超过正常量，而形成的囊肿病变，可见于各种年龄，是一种临床常见疾病。

【诊断要点】

1. 查体　睾丸鞘膜积液质软，有弹性和囊性感，触不到睾丸

和附睾，透光试验阳性。精索鞘膜积液位于腹股沟或睾丸上方，与睾丸有明显分界。睾丸精索鞘膜积液时阴囊有梨形肿物，睾丸亦扪不清。交通性鞘膜积液时，卧位积液囊可缩小或消失。

2. 辅助检查　B超检查可进一步明确诊断，对疑为睾丸肿瘤引起的继发性睾丸鞘膜积液有重要意义。

【治疗要点】

1. 鞘膜高位结扎术，对于婴幼儿适用的手术方式。

2. 睾丸鞘膜翻转术，对于成人适合的术式。

【注意事项】

婴儿期各种鞘膜积水均有自愈的机会，所以2岁以内不需手术。小的、无症状的成人鞘膜积水也可暂不治疗。

# 第7章

# 骨 科

## 第一节 上肢骨及关节损伤

### 一、肩锁关节脱位

【诊断要点】

1. 病史

(1)直接暴力:肩外侧直接着地,造成肩锁韧带,喙锁韧带损伤。严重时造成斜方肌和三角肌止点处肌纤维破裂。

(2)间接暴力:上肢伸展位摔倒,手部着地,外力传导,肩胛骨上移牵拉损伤肩锁韧带。

2. 临床表现

(1)分型:Ⅰ型:肩锁韧带部分损伤,肩锁韧带仍保持完整,肩锁关节稳定。Ⅱ型:肩锁韧带完全损伤,肩锁关节发生水平方向前后向的不稳定,由于喙锁韧带完整,肩锁关节垂直方向仍保持稳定。锁骨外端没有相对向上移位现象。有时喙锁韧带受到部分牵拉,可发生锁骨外端轻度上移表现。Ⅲ型:肩锁韧带与喙锁韧带均遭受损伤,肩锁关节发生脱位。上肢及肩胛骨下垂,表现为锁骨外端翘起。三角肌和斜方肌在锁骨的附丽处可有损伤。Ⅳ型:肩锁韧带及喙锁韧带完全断裂,锁骨外端向后方移位穿入到斜方肌肉内,也称之为锁骨后脱位。Ⅴ型:实际是更为严重的

Ⅲ型损伤，锁骨外端翘起位于颈部的皮下。Ⅵ型：肩锁关节完全脱位，锁骨外端向下方移位至肩峰下方或喙突下。发生于上臂极度外展、外旋位，遭受牵拉外力所致。

(2)局部有肿胀，疼痛，上举外展加重；根据分类表现有所不同，典型的表现为骨关节不稳定，锁骨外侧端高于肩峰"台阶样畸形"；锁骨外端浮动感 piano sign(＋)。

3. 辅助检查　X线基本可诊断。

【治疗要点】

1. 一般治疗　Ⅰ型：不必特殊处理，三角巾悬吊数天。Ⅱ型：可按第一型处理，也可采用压垫与吊带强迫锁骨外侧端复位(只适用于儿童)，还可闭合复位内固定。或用切开复位张力带。Ⅲ型：ORIF，目前争议日趋减少。

2. 手术治疗　内固定的目的是恢复肩锁关节正常的解剖关系，重建其稳定性，恢复肩关节正常功能，防止继发创伤性关节炎。

(1)手术适应证：对于年轻活动量较大者，尤其是体力劳动者；不能长期忍受长时间外固定而又要求恢复正常外形者；工作上需要重复上举过头的动作，常需手术；闭合复位失败，关节内有弹性，软组织嵌顿。

(2)手术方式

①ORIF，韧带修复或重建。

②喙突锁骨间内固定，韧带修复或重建。

③锁骨远端切除术。

④动力性肩锁稳定结构重建移位(Dewar 重建术，改良 Dewar 术)。

【处方】

无具体处方。

【注意事项】

1. 片面强调肩胛骨，锁骨间固定的牢固性，忽略了二者之间

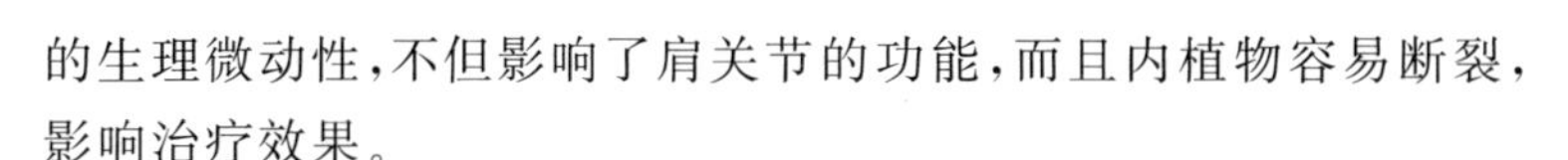

的生理微动性，不但影响了肩关节的功能，而且内植物容易断裂，影响治疗效果。

2. 过于强调喙锁韧带的重建，忽略肩锁关节的稳定，需要关节囊、喙锁韧带共同作用。

## 二、肩关节脱位

肩关节脱位是指肩胛盂与肱骨头关节面脱离正常位置，也称肩肱关节脱位。为全身关节脱位中最常见，占全部脱位的50%。多发于20—50岁，男性多于女性。

【诊断要点】

1. 病史

(1)肩关节前脱位多为间接暴力所致。

(2)直接暴力引起的前脱位力量来自后部，使肱骨头滑向前方，极少见。

(3)肩关节后脱位多为直接暴力从前往后打击肩关节所致。

(4)先天性肩关节发育不良或缺陷者，常可造成反复习惯性肩关节前脱位。

2. 临床表现　受伤后肩部疼痛、肿胀，肩关节活动障碍。

(1)肩关节前脱位的体征

①受伤姿势：以健侧手托患侧前臂。

②“方肩”畸形 。

③肩盂空虚。

④直尺试验阳性。

⑤搭肩试验阳性(Dugas 征)。

⑥测量肩峰到肱骨外上髁长度。

(2)肩关节后脱位的体征

①喙突突出明显，肩前部塌陷扁平。

②可在肩胛冈下触到突出的肱骨头。

③上臂出现轻度外展及明显内收畸形。

(3)习惯性肩关节脱位的体征:①前脱位多见,常发生于20—40岁;②疼痛多不剧烈,肩关节活动仍有障碍;③肩部肌肉萎缩;④外展、外旋和后伸时,易诱发再脱位。

3. 辅助检查　X线检查,常规摄肩关节正位、穿胸侧位片肱骨头移位的方向与位置、脱位的类型、有无并发骨折。

【治疗要点】

1. 一般治疗

(1)手法复位

①牵引推拿法。

②手牵足蹬法。

③拔伸托入法。

④悬吊复位法。

(2)固定:上臂保持在内收、内旋位,肘关节屈曲60°～90°,前臂贴胸,三角巾悬吊,上臂用绷带固定胸壁2～3周。

(3)陈旧性脱位的处理:根据年龄不同做出相应处理;功能锻炼是积极有效的方法,禁忌暴力,多需切开复位。

2. 手术治疗

(1)手术适应证:

①有合并症而手法复位失败者。

②陈旧性脱位6个月内的青壮年患者或陈旧性脱位有合并症而手法复位失败者。

(2)手术方法

①直接切开复位:克氏针交叉固定;肩袖修复。

②肱骨头切除术、肩关节融合术,或行人工肱骨头置换:适用于老年患者;软骨损伤;癫痫发作。

③习惯性脱位,手术治疗目的在于加强关节囊前壁,以控制肩关节的外旋活动,增强肩关节的稳定性,防止再脱位。

【处方】

无具体处方。

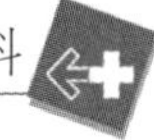

【注意事项】

1. 注意有无患肢血管、神经损伤。

2. 复位后注意复查:搭肩试验是否阴性;方肩畸形是否消失;患侧腋窝下、喙突下、锁骨下是否已摸不到脱出的肱骨头;肩关节能否做被动活动;X线摄片肩关节是否已复位。

## 三、肘关节脱位

肘关节脱位是最常见的脱位之一,多发生于青壮年男性,老年人、儿童少见。

【诊断要点】

1. 病史　①肘关节前脱位:肘关节前脱位很少见,多为直接暴力所致,发生时多在伸肘位、肘后暴力造成鹰嘴骨折后向前脱位。②肘关节后脱位:肘关节后脱位最为常见,大多发生于青壮年,由传达暴力和杠杆作用所造成。

2. 临床表现

(1)症状:肘部外伤后局部瘀斑、肿胀、疼痛、功能障碍。

(2)体征:①肘关节后脱位:肘半屈位弹性固定(120°～140°),肘窝前饱满,肘后部空虚,呈靴状畸形。肘后三角关系破坏;上臂正常,前臂短缩;若伴有侧方移位,可出现肘内翻或肘外翻。②肘关节前脱位:肘关节过伸、屈曲受限,呈弹性固定;肘后三角关系破坏;肘前隆起,可触到脱出的尺桡骨上端,在肘后可触到肱骨下端及游离的鹰嘴骨折块;前臂前面较健侧明显变长。

3. 辅助检查　X线检查可明确诊断,了解脱位的类型、移位的方向和程度及有无合并骨折。

【治疗要点】

1. 一般治疗　新鲜肘关节脱位或合并骨折的脱位以手法复位为主,复位成功后,于肘关节功能位石膏固定2～3周。关节积血较多者,可行无菌穿刺抽吸,可预防发生关节粘连及骨化性肌炎。

(1)复位方法

①肘关节前脱位:手法复位时,应将肘关节呈高度屈曲位进行,一助手牵拉上臂,术者握前臂,推前臂向前,即可复位。

②肘关节后脱位:拇指推顶复位、牵引推顶复位等方法。

(2)复位后处理:石膏或夹板将肘关节固定于屈曲90°位,3～4周后去除固定,逐渐练习关节自动活动,要防止被动牵拉,以免引起骨化性肌炎。

2. 手术治疗

(1)手术治疗适应证:闭合复位失败或不适于闭合复位着,多合并肘部严重损伤;肘关节脱位合并肱骨内上髁撕脱骨折,肘关节复位后肱骨内上髁仍未能复位;陈旧性肘关节脱位;习惯性肘关节脱位。

(2)手术方式

①克氏针固定肘关节成形术。

②多用于肘关节陈旧脱位软骨面已经破坏者或肘部损伤后关节强直者。

③尺神经前置术。

④人工肘关节置换术。

【处方】

无具体处方。

【注意事项】

1. 小儿X线片上肱骨小头骨化中心未显现,仅靠X线片诊断极易误诊为肘关节脱位。

2. 复位后注意检查:①肘部外形是否正常,屈伸活动是否恢复;②手部能否摸到同侧肩部;③肘后三角关系是否正常;④X线检查;⑤若合并骨折,应先复位再处理骨折。

## 四、桡骨小头半脱位

常见于5岁以下儿童,多因前臂被猛力牵拉所致。

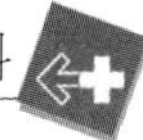

【诊断要点】

1. 病史　上肢伸直位被猛力牵拉史。

2. 临床表现　哭闹不止，肘部疼痛和压痛，不肯用该手取物和活动肘部。肘关节轻度屈曲，无明显肿胀、畸形。

3. 辅助检查　X线可明确诊断。

【治疗要点】

1. 一般治疗　以右侧桡骨小头半脱位为例，术者左手握住患肘部，左拇指抵在桡骨小头前外侧，右手握前臂，轻轻牵引使之伸直，旋后，同时左手拇指施压力于桡骨小头部，即可感到桡骨小头复位。

2. 手术治疗　手法整复可获治愈，方法简易，一般不需麻醉。

【处方】

无具体处方。

【注意事项】

1. 复位后，应用颈腕带悬吊一周，防止再脱位。若脱位时间比较长，肘关节和手背部有肿胀，可外敷止痛消炎软膏，用三角巾将患肢吊于胸前1～2周。

2. 嘱咐家长避免再牵拉患肢。

## 五、骨筋膜室综合征

为四肢因外伤或受压后导致骨筋膜内的肌肉及神经缺血而发生肌肉挛缩，甚至肌肉坏死及神经，是四肢损伤的严重并发症。发病急，进展快，不及时诊治，可产生严重肢体功能障碍，甚至发展为挤压综合征，肾衰竭危及生命。

【诊断要点】

1. 病史

(1)筋膜室内容物体积骤增的疾病。

(2)筋膜室容积骤减的疾病。

(3)慢性筋膜室综合征：新兵及运动员可见(前室功能丧失，运动后发作，休息后缓解)。

2. 临床表现

(1)早期临床诊断依据

①持续性剧烈疼痛;即持续加重不缓解。是最普遍、最可靠的症状。其特点:疼痛难以用骨折后局部疼痛来解释,常呈深在性烧灼状,超出骨折区的范围;不随骨折整复固定后减轻,反而加重。

②肢体肿胀、触压痛明显(肌腹处)为最早出现的体征,尤应密切注意。此时肢端脉搏尚可能触及,感觉检查尚在。

③肌肉被动牵拉痛,被动牵拉试验(+)。

④血供障碍:远端动脉搏动减弱,皮肤颜色发紫。

⑤肌肉活动受限(主动)。

⑥神经功能障碍:肌力减弱和感觉障碍,主要是感觉障碍,尤其是两点分辨力的变化。皮肤感觉紊乱(触觉、两点分辨觉)是神经缺血最敏感的早期体征。①和②、③、④中任一项联合出现即可诊断/符合②、③、⑤三项可诊断/压力测定可确诊。

(2)晚期症状:典型的5P征,无痛(Painlessness)、苍白或大理石花纹(Pallor)、感觉异常(Paresthesia)、麻痹(Paralysis)、无脉(Pulselessness)。

3. 辅助检查

(1)诊断骨筋膜室综合征的标准:Whiteside法测定室内组织的压力:骨筋膜室内压:正常<10mmHg;10~30mmHg增高;30~40mmHg明显增高,室内压力增高>30mmHg,比动脉舒张压低10~30mmHg可确诊。

(2)组织液压测量仪/近红外光谱/肌内氧分压和腓深神经反应电位。

(3)胫前间隙无损伤测压法:无需任何装置于趾长伸肌腱与胫前肌腱之间触及动脉搏动,此位置上放置听诊器,患者平卧,患肢尽量抬高,缓缓放下,闻及动脉搏动音后继续缓缓放下至声音消失。测声音消失的平面距肱动脉平面的高度(H),再测肘窝血

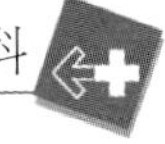

压。胫前间隙内压力=肱动脉舒张压-0.8×H。

【治疗要点】

1. 一般治疗　适应证:病程在6小时内的骨筋膜室综合征早期 Whiteside 法测压<30mmHg,可以保守治疗。方法:①脱水和激素的应用是关键;②抗感染;③防止血栓形成(低分子右旋糖酐);④血管扩张药、保护肾衰竭、应用碱性药物碱化尿液;⑤自由基清除剂、辅以间歇高压氧。

2. 药物治疗　甘露醇、呋塞米、地塞米松组成最佳脱水药,利尿中要注意酸碱电解质平衡和血容量的补充,观察处理相关并发症。

3. 手术治疗

(1)手术指征

①以发病后6~8小时为宜。

②若保守治疗4小时后效果不佳,观察2~3小时,如症状体征无缓解,进行性加重,或进入中期的病例,要及时手术。

③骨筋膜室综合征一旦确诊,应立即进行筋膜切开减压术。

④最直观的做法是测定各筋膜室压力,达>30mmHg/室内压,增高比动脉舒张压低10~30mmHg时,就要切开减压。

⑤如果患者伤肢持续性疼痛进行性加重,高度肿胀筋膜室高张力,足趾被动牵拉引起小腿肌肉疼痛,有一定的神经功能障碍体征,就具备手术指征。总之:手术时机选择应以临床症状进行性加重为前提,以筋膜室测压为根据,勿以肢体远端动脉搏动是否存在为指征,宁早勿晚。由于本症发展迅速、后果严重,对其治疗,宁可失之于过早切开,而不可失之于观察。

(2)手术原则

①骨筋膜室综合征是一种具有恶性循环、进行性坏死的疾病,原则是:无论采取何种措施打开恶性循环圈。

②行筋膜室切开减压术;合并胫腓骨骨折、血管损伤者,同时行骨折内、外固定或血管修补、吻合。

(3)切开减压方式

①大切口(皮肤筋膜全部切开)。

②皮肤多处小切口皮下潜行筋膜切开。

③皮肤平行交错小切口皮下潜行筋膜切开等方式。

【处方】

1. 脱水治疗:20%甘露醇250ml+呋塞米40mg+地塞米松5～20mg,每6小时快速静脉点滴;呋塞米40～60mg+地塞米松10～20mg加入500ml液体静脉缓滴,强化48～72小时。

2. 七叶皂苷钠25mg加入生理盐水500ml静脉滴注,每天1次,联合应用20%甘露醇50ml,每天2次。

【注意事项】

1. 不用止血带。

2. 手术时皮肤和筋膜的切口要够大,一般不少于16cm,应达肿胀肌组全长(近肢体全长)。

3. 深筋膜及肌筋膜均要切开,使各筋膜均能充分减压。小腿:①四个间隔,在急性筋膜间隔综合征时四个间隔都应探查减压。近:胫骨结节;远:踝伸肌支持带;②前室最易受累,而且该室内含有胫前动静脉及腓深神经,因此应先切开此室;③在后深、浅二室中,以深室最易受累,单独浅室受累者极少,故深浅室要同时切开。

4. 术中要彻底清除坏死组织及血肿,如不彻底,24小时或48小时后可再次清创。以减少机体对有害物质的吸收,避免增加感染机会,避免术后并发肾功能衰竭甚至死亡(肌肉坏死后产生的肌红蛋白不仅阻塞肾小管,还诱导低密度脂蛋白氧化,收缩肾血管)。

5. 采用内外固定可以减少进一步的软组织损伤,有利于骨折的愈合及病情恢复。

6. 应严密观察尿量尤其是肢体受压时间过长或缺血时间较长,肢体肌肉非常发达的患者,须及时预防治疗急性肾衰竭。

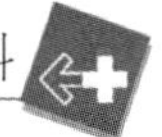

7. 对大面积肌肉坏死及术后有继发性坏死者，为争取时间，及时抢救病人生命，征得病人及家属同意，果断及时地进行坏死以上段的截肢术。这样的紧急处理后，临床上常可以获得全身毒血症的矫正，肾功能的恢复。

8. 骨筋膜室综合征发展迅速，早期症状及体征易被误认为是外伤后的正常现象。

9. 如果不能触及动脉搏动常常是动脉损伤而不是间隔内在压力增高的结果，最好做动脉造影明确诊断。

10. 避免把动脉搏动是否存在作为诊断筋膜间隔综合征严重程度的指征。否则，可能因动脉损伤并血栓形成，最终因肌肉坏死行截肢术。

## 六、腕管综合征

腕管综合征是由于正中神经在腕管内受到压迫与刺激而产生相应的临床症状。女性发病为男性的5～6倍。双侧发病者占1/3～1/2，双侧发病者女∶男为9∶1。

【诊断要点】

1. 病史　任何能使腕管内容物增多、增大或使腕管容积缩小的因素均可导致本病。多数病人病因不明，主要与下列因素有关：①内分泌系统变化（如妊娠、哺乳期、绝经期等）；②腕部骨折或损伤；③腕管内占位性病变；④腕部感染；⑤风湿或类风湿等；⑥腕部劳损。

2. 临床表现

(1)症状

①感觉异常：最常见的症状，拇指、示指、中指等桡侧的三个手指有蚁行感、麻木、肿胀痛，夜间或清晨明显；还常有难以形容的烧灼痛，并有肿胀与紧张感。

②手指麻木：桡侧三个半指异样感及麻木感，有时累及五指，开始为间歇性；患手活动不灵，执行精细动作时手感笨拙，甚至严

重功能障碍。

③肌肉软弱：约44%患者有轻度拇短展肌的软弱，约21%有严重拇短展肌、拇对掌肌消瘦。

④营养改变：拇指和示指严重发绀，指尖出现营养性溃疡，严重者坏死，间隙性发白和发绀。

(2)体征

①感觉障碍：轻者减退，重者消失，但并不一定累及整个正中神经支配区，主要侵犯浅感觉，尤其是痛觉，多数为痛觉减退，以示指与中指的末节掌面为多，拇指较少，小指一般不受累，其高度不超过手掌远侧横纹以上，温觉和轻触觉受累不明显，位置觉无妨。

②肌力减退：大鱼际肌包括拇对掌肌、拇短展肌和拇短屈肌，可能有不同程度的萎缩和肌力减弱。为进行性手力减弱，动作不灵活，严重者大鱼际可萎缩。

③营养障碍：正中神经支配区内可出现皮肤干燥脱屑。少数病程长者出现拇指、示指、中指发绀，指尖坏死，间歇性发白及萎缩性溃疡等。

3. 临床诊断　①Tinel征。②震动觉检查。③特殊试验：屈腕试验(Phalen试验)、前臂正中神经加压试验、指压试验止血带试验、伸缩腕试验、单丝试验腕背屈试验、茚三酮试验。④拇短展肌肌力定量测定。⑤动态两点辨别觉检查。⑥注射醋酸氢化可的松。⑦肌电图检查。⑧神经电生理检查。⑨超声检查。⑩X线检查。

【治疗要点】

1. 一般治疗　①肾上腺皮质激素局部注射和离子导入；②复方倍他米松注射液治疗；③半导体激光电针合用治疗；④干扰电疗法治疗；⑤温针加手法松解治疗。

2. 药物治疗　非类固醇类抗炎药、利尿药、维生素$B_6$。

3. 手术治疗　手术治疗原则：非手术治疗无效或症状加重或有大鱼际肌萎缩者，应及早行手术治疗。切断腕横韧带，解除对

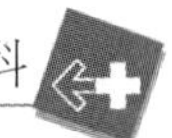

正中神经的压迫。有时需同时进行正中神经束间松解术。掌腕前臂部切开松解减压术，手术切口：近端取腕横纹掌长肌尺侧沿鱼际纹向远端偏桡侧至鱼际纹中点做弧形切口。切开屈肌支持带增厚及远端掌腱膜部，松解正中神经主干并寻找返支。

(1)麻醉：采用臂丛神经阻滞，上臂扎止血带。

(2)入路：于掌长肌尺侧、腕横纹以远做一长1.5～2cm的横切口，切开皮肤、皮下组织及浅筋膜，暴露掌长肌及腕横韧带近缘。紧贴掌长肌深面，由近向远分离掌筋膜及腕横韧带。暴露尺动脉，勿损伤。

(3)切开腕横韧带：直视下纵行切开腕横韧带近缘1cm，分别屈患者手指，将患者指深浅屈肌腱一一挑起，切除水肿的肌腱滑膜。将患者手腕屈曲，以小圆剪紧靠掌长肌尺侧缘完全切开腕横韧带。术中可见正中神经卡压。

(4)探察除根：探察腕管底部，有囊肿和骨性突起者予延长切口后切除。腕横韧带增厚严重者予部分切除腕横韧带。

(5)缝合：检查正中神经无卡压后，松止血带。彻底止血，分层缝合。

(6)术后：石膏托腕关节功能位固定2周，期间活动手指，防止粘连。

【处方】

1. 塞来昔布(西乐葆)　200mg，口服，每天2次

2. 维生素$B_6$片　10mg，口服，每天2次

3. 甲钴胺片　0.5mg，口服，每天3次

【注意事项】

1. 术中避免损伤正中神经鱼际支。

2. 常规做正中神经外膜松解。除非有明显神经受损的证据，否则不宜盲目做正中神经束间松解，以免损伤神经纤维。

## 七、断指再植

断肢再植是将完全或不完全断离的指体，在光学显微镜的助视下，将断离的血管重新吻合，彻底清创，进行骨、神经、肌腱及皮肤的整复术，术后进行各方面的综合治疗，以恢复其一定功能的精细手术。断指再植的能否成功关键在血管能否接通。1965 年，Buncke，Schultz. 将猴的拇、食指再植成功。Kleinert，Komatsu，Tamai. 1965 年都取得临床成功。1966 年，陈中伟国内首例拇指再植成功。中国人民解放军八十九医院于 1968 年开始动物实验研究，1969 年首例临床成功。

【诊断要点】

1. 病史　明确外伤史。

2. 临床表现

(1)分型

①解剖分型：完全离断，无连续或无生机组织连续。不完全离断，小于断面截面积 1/4；周径 1/8。

②伤情分型：切割性离断，整齐，组织损伤轻。压砸性离断，皮肤挫伤、骨折严重、血管损伤。旋转撕脱性离断，皮肤缺损、肌腱、血管抽脱。人畜咬伤性离断，污染重、龃嚼伤。复合伤性离断，爆炸、热压、冻伤及机械化学伤，组织多重损伤，血管危象、继发坏死及感染发生率高。

③按离断平面分型：近节离断、中节离断、远节（末节）离断、大斜型（跨关节）离断、单指多节离断、多指多节离断，末节又分为指类和指端离断。

(2)症状体征：略。

3. 辅助检查　术前 X 线检查。

【治疗要点】

1. 一般治疗　对症治疗，需手术重建骨骼、肌腱、神经血管及软组织的完整性。

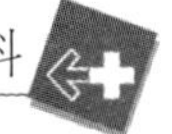

2. 药物治疗 消肿、止痛、防止感染、防止血管痉挛、防止血栓形成、促进骨折愈合。

3. 手术治疗

(1)断指再植适应证

①全身状况:年龄,耐受手术麻醉,多发伤则重。

②伤情及指体条件:皮肤软组织、血管、骨关节、不当保存及处理。

③离断性质与平面:(与伤情综合)决定手术的选择,有血管就不放弃。保留一定长度。

④指别:尽量保拇指,其次为示、无名指。

⑤再植时限:0～4度,总缺血＜24小时(最长96小时)。

(2)术前准备

①术前准备:娴熟的显微外科基本功,高度的责任感、吃苦耐劳的韧性,充沛的精力和体力。

②技术准备:手指局部解剖与生理功能知识,能熟练吻合外径0.3～0.8mm的血管,其通畅率应接近100%。

③精力与体力准备:首先要有良好的术姿,腰与颈部保持挺直状态,两下肢分开,以肘、腕掌尺侧做支撑点,以稳定手指的操作,术前禁止饮酒、熬夜及过度疲劳以保障充分的精力和体力。

(3)护理准备

①病房准备:舒适安静,室温应保持在22～28℃,防止寒冷引发危象。配置60W的普通照灯在患手的一侧距再植指40cm左右持续照射以保持局部的温度。同时便于观测血供。

②技术准备:护理人员应熟知断指再植术后血液循环观测项目、正常指标、危象的表现及对症处理的方法。

(4)其他准备

①药物准备:主要为血管解痉与抗凝药物,即浓度为125U/ml的肝素盐水和罂粟碱3～4支。

②器械准备:双人双目显微镜、显微器械、显微缝合线(9-0～

11-0）。

③病人准备：全身及局部检查，重要器官合并症考虑能否耐受手术并做好准备；血管疾病应慎重手术。

（5）断指再植的顺序

①顺行法：清创-骨关节固定-伸肌腱缝合-指背静脉缝合-指背皮肤缝合-指屈肌腱缝合-指固有动脉神经缝合-指掌侧皮肤缝合。

②逆行法：清创-掌侧皮肤缝合-指掌侧固有动脉神经缝合-指屈肌腱缝合-骨关节固定-伸肌腱缝合-指背静脉缝合-指背皮肤缝合。

（6）手术步骤

①指骨、关节固定：固定原则一般要求两端截短3～5mm，小儿2mm左右；尽量保证关节完整，或半关节成形；除拇指掌指关节外，一般不做关节融合；小儿应保留骨骺及近关节部；骨关节缺损有条件应一期重建。固定方式常见方式为纵向贯穿克氏针法；交叉克氏针法；微型钢板法；钢丝法；微型螺钉法；丝线软固定法等。外固定较少用，有指延长器固定法及外固定架法等。方法选择可根据伤情，器械条件及习惯，以纵向贯穿克氏针法较简便实用，以固定稳定，省时简便，破坏性小为原则。固定注意点，固定前需将指骨两断端挫平，穿针需选准中心点，两断端间避免软组织嵌入，固定后应纵向用力合拢，防止旋转、歪斜；粉碎性或骨缺损应尽量保留骨组织完整，必要时可采用一期骨移植；关节或半关节成形应尽量修复关节囊及周围组织。关节缺损可一期行关节移植重建。

②肌腱的修复：根据再植顺序，一般按指伸肌腱→指深屈肌腱→指浅屈肌腱的顺序。滑车处应修复滑车。伸肌腱修复原则（2～5指）在中节指骨至止点处离断（$E_1E_2$），只修复中央腱；在掌指关节与近侧指骨近侧半离断（$E_3E_4E_5$）修复中央腱和侧间束。止点撕裂应固定指骨或钢丝固定。修复方式为“8”字或“U”型缝合。屈肌腱修复原则，一期修复，深、浅肌腱同时修复包括腱鞘及

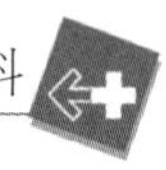

滑车。在中节指骨中段至末节止点离断只修复指深屈腱;在中节指骨基底近侧则应依次修复深、浅肌腱。张力先调整好再缝合,呈手静息位。严重创伤可单一修复指深腱或二期修复。尽量屈曲远端;屈曲腕、掌指及近节关节同时由近向远挤压,止血钳钳夹。切开用套环或引线牵出。肌腱缝合注意点,无论采用何种方式缝合,应将两断端修剪整齐,对合时避免扭曲;张力在缝合前应调整好,以手静息位张力或临指张力为标准;缝合后将肌腱吻合口用 9-0 的线环绕缝合,消灭粗糙面;有条件将腱鞘一期修复。

③血管修复:指静脉吻合,根据标志寻找并修剪挫伤血管壁至正常段,剥离 3～5mm 血管外膜,清除腔内血块、异物,冲洗。原则应口径相当;避免骑跨、锐角或扭曲;张力适中;防止皮肤缝合压迫血管。需注意,清创时应先将皮肤与皮下静脉层剥离开;修剪外膜一定要彻底,断端口的丝状物尽量清除干净;静脉周围的脂肪组织尽量修剪祛除使静脉显露清楚;缝针不能太密、太紧,应均匀适度,以不渗漏血为佳;缝毕先不剪线,做前后及左右壁的对应牵拉试验或钳夹过血试验确定血流通畅。指动脉的修复首次清创时首先分辨健康与非健康段界限;“线线征”“缎带征”;剪除 3～5mm 的外膜;清除管腔内异物、血凝块及絮状物。检查血循环再通征象,镜下勒血实验;干瘪变丰满;苍白变红润;指温恢复;小切口出血。应注意,吻合前先让动脉喷血;预防痉挛用 3%罂粟碱局部注射;防止扭曲,张力适中;以断端间距 0.8～1.0cm 或最大牵拉长度的 1/2 为佳;短缺≥2cm,应做血管移植(移植长度应长 1cm);动静脉比例 1∶2或 2∶3。血管缝合法,三定点法(1902,Carrel);两定点法(等距)(不等距-偏心吻合法);四定点法(褥式外翻、前壁、侧壁);缠绕缝合法;套叠缝合法(斜坡、等弧、V-Y、裂口);端侧吻合法(褥式外翻、后壁、侧壁);血管移植法;其他,机械、套管套环、粘合、热凝法等。

血管危象的处理:动脉痉挛,3%罂粟碱或 2%利多卡因外膜下或血管周围注射,同时静脉给药;用显微镊子顺行挤压血管或

用手由掌向远端挤压;40℃温盐水湿敷。动脉栓塞,清创不彻底、缝合质量、高血凝状态,重新清创吻合或血管移植。静脉栓塞,剪除该段重新吻合。

④指神经的修复:随着再植研究的深入,指神经的作用越来越受到人们的重视,凡两侧修复——指痛、温、触觉恢复快,两点辨别觉精度高,外观饱满,出汗良好。单侧或不吻合差。操作时应两断端清创干净,轴突与轴突相对缝合外膜2～3针。

处方

1. 防感染

|  |  |
| --- | --- |
| 0.9%氯化钠 100ml<br>头孢孟多 2g | 静脉滴注,每天2次 |

2. 防痉挛

盐酸罂粟碱注射液 肌内注射,一次30mg,一日90～120mg

3. 防血栓

低分子右旋糖酐注射液 250ml,静脉滴注,每天2次

【注意事项】

1. 防止感染 应用抗生素。

2. 防止血管痉挛 术后止痛,卧床,补充血容量,局部及室内保温,换药,预防应用解痉药物。

3. 防止血栓形成 防止痉挛,高血凝状态预防与治疗,应用抗凝药物。

4. 术后护理 严密观测全身及局部的变化,保温;手指观察项目:颜色、指温、手指张力、毛细血管充盈及渗血情况。

## 第二节 下肢骨及关节损伤

### 一、髋关节脱位

前脱位较少见,在髋关节脱位中所占比例不超过10%～15%,后

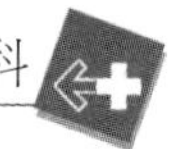

脱位是髋关节脱位中最常见的类型,其发生率远高于前脱位。

【诊断要点】

1. 病史 明确外伤史。

2. 临床表现

(1)髋关节前脱位:患者有明显的外伤史,伤后局部疼痛,患肢外展,外旋,屈曲畸形位弹性固定。腹股沟肿胀,抑或可触及脱位的股骨头。被动活动,引起肌肉痉挛和剧烈疼痛。

(2)髋关节后脱位:伤后可表现为局部剧烈疼痛,患肢屈曲,内收,内旋畸形位弹性固定,肢体短缩。瘦弱的患者可在臀部触及脱位的股骨头。但如合并髋臼后壁或后柱骨折,患肢的畸形位置并不明显。

分型:①单纯后脱位或伴有微小骨片;②后脱位伴有髋臼后唇一大块骨折;③后脱位伴有髋臼后唇粉碎性骨折,可存在一较大的主要骨块;④后脱位伴有髋臼顶部骨折;⑤后脱位伴有股骨头骨折。

(3)中心脱位:髋部肿胀多不明显。但疼痛显著,下肢功能障碍。脱位严重的,患肢可能短缩,大转子不易扪及,阔筋膜张肌及髂胫束松弛。

3. 辅助检查 经X线多可明确诊断。如为可疑病例,X线片上表现不典型者,应行CT检查。

(1)髋关节前脱位:X线照片检查可见股骨头在闭孔内或耻骨上支附近,股骨头成极度外展、外旋位,小转子完全显露。

(2)髋关节后脱位:X线照片检查见股骨头呈内旋内收位,位于髋臼外上方,股骨颈内侧缘与闭孔上缘所连弧线中断(沈通式线中断)。

(3)中心脱位:X线显示见髋臼底骨折,股骨头随髋臼骨折或骨盆骨折块突入盆腔内。

【治疗要点】

1. 一般治疗 新鲜髋关节脱位,应立即施行手法复位,及时合并髋臼或股骨头骨折者，亦应即刻整复。闭合复位仅可尝试1或2次，一旦失败，则应切开复位，以防对股骨头进一步损伤。

（1）髋关节前脱位屈髋拔伸手法：患者仰卧于地面的木板上，一助手固定骨盆，另一助手将患肢微屈髋屈膝，并在髋外展、外旋位渐渐向上拔伸至90°；术者双手环抱大腿根部，将大腿根部向后外方按压，可使股骨头回纳髋臼内。或将脱位先变成后脱位，后用拔伸复位法。

（2）髋关节后脱位Allis手法复位：患者仰卧，一助手用双手按住其髂嵴以固定骨盆。术者面对病人站立，先使髋关节及膝关节各屈曲至90°，然后以双手握住病人的腘窝做持续的牵引，待肌松弛后，略作外旋，便可以使股骨头还纳至髋臼内。当感到明显的弹跳与响声，提示复位成功，然后伸直外展患肢。

（3）股骨头中心型脱位拔伸扳拉法：若轻微移位，可用此法。患者仰卧，一助手握患者踝部，使足中立，髋外展约30°，在此位置下拔伸旋转；另一助手把住患者腋窝行反向牵引。术者立于患侧，先用宽布绕过患侧大腿根部，一手推骨盆向健侧，另一手抓住绕大腿根部之布带向外拔拉，可将内移之股骨头拉出。触摸大转子，与健侧相比，两侧对称，即为复位成功。较严重股骨头突入骨盆腔的患者可采用牵引复位法，患者仰卧位，患侧用股骨髁上牵引，重量8～12kg。可逐步复位。若不成功，可在大转子部做前后位骨圆针贯穿，或在大转子部钻入一带环螺丝钉，做侧方牵引。侧牵重量5～7kg。在向下、向外两个分力作用下，将股骨头牵出。经X线显示已经将股骨头拉出复位后，减轻髁上及侧方牵引重量至维持量，继续牵引8～10周。用此法复位，往往可将移位的骨折片与脱位的股骨头一齐拉出。

2. *药物治疗*　镇痛。

3. *手术治疗*　手术方法：凡手法未能复位者，应早期施行手术切开复位，手术以后切口为宜（Kocher-Langebeck）；术中从最初的筋膜切开直至显露出坐骨神经，均需注意防止损伤坐骨神

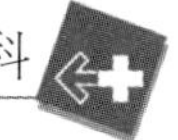

经;术中遵循保护股骨头残留血液供应;清除血肿,撕裂的盂唇及软骨碎片,显露髋臼;最后术者用手指保护坐骨神经,用另一手引导股骨头还纳髋臼内,同时助手在屈髋屈膝90°位做纵向牵引。

【处方】

依托考昔(安康信),60mg,口服,每天1次

【注意事项】

1. 股骨头前脱位,若股骨头停留在耻骨上水平,则压迫股动、静脉而出现下肢血循环障碍;可见患肢大腿下苍白、青紫、发凉、足背动脉及胫后动脉搏动减弱或消失。若停留在闭孔内,则可压迫闭孔神经而出现麻痹症状。

2. 髋关节后脱位多为强大暴力所致,常为多发伤,尤其是合并有颅脑外伤导致昏迷,以及同侧肢体股骨、胫骨等骨折,查体不够满意,容易发生漏诊。

3. 单纯髋关节后脱位的患者手法复位后可用皮肤牵引固定,于轻度外展位置3～4周,即可扶双拐下地活动,但2～3个月内患肢不负重,以免缺血的股骨头因受压而塌陷,伤后每隔2个月,拍髋X线片一次,大约在一年证明股骨头血供良好,无股骨头坏死方可离拐,逐渐恢复正常活动。

4. 髋关节脱位整复后,即可在牵引制动下,行股四头肌锻炼。解除固定后,可在床上做屈髋、屈膝及内收、外展及内、外旋锻炼。以后逐步做扶拐不负重锻炼。3个月后,做X线检查,见股骨头供血良好,方可下地做下蹲、行走等负重锻炼。中心脱位,关节面因有破坏,床上练习可适当提早而负重锻炼则应相应推迟,以减少创伤性关节炎的发生及股骨头无菌性坏死的发生。

## 二、膝关节韧带损伤

膝关节韧带损伤是指包括前交叉韧带、后交叉韧带、胫侧副韧带、腓侧副韧带、髌韧带在内的膝关节韧带的损伤。

【诊断要点】

1. 病史　明确外伤史。

2. 临床表现

(1)前交叉韧带：前抽屉试验(Lachman)阳性；轴移试验阳性；侧方应力试验可阴性。X线可阴性。MRI：韧带损伤可分为扭伤(部分纤维断裂；部分韧带断裂；完全断裂；联合性损伤)、“三联伤”(前交叉韧带断裂合并内侧副韧带损伤和内侧半月板损伤)。关节镜检查尤为重要。

(2)后交叉韧带：前方暴力，多合并其他损伤。后抽屉试验阳性。后交叉韧带则引起病废，又多并发半月板破裂。

(3)胫侧副韧带：外翻暴力，膝关节微屈时，来自膝外侧或后外侧的暴力所引起。分为内侧副韧带的“孤立性”损伤和复合伤。

(4)腓侧副韧带：内翻暴力，单独损伤少见。可合并髂胫束、腓总神经损伤。

(5)髌韧带：损伤分为髌韧带中部断裂；髌韧带髌骨下极止点断裂；髌韧带胫骨团节断裂；陈旧性髌韧带损伤伴缺损的重建。

3. 辅助检查　应力位X线、关节镜、MRI表现。

(1)前交叉韧带：韧带连续性中断；韧带扭曲，呈波浪状改变；韧带内形成假瘤；$T_2$WI韧带呈弥漫高信号。

(2)后交叉韧带损伤：韧带连续性中断；韧带未显示；信号异常，纤维不连续；胫骨附着点撕脱骨折。

(3)胫侧副韧带损伤：韧带连续性中断；韧带增粗、肿胀；$T_2$WI弥漫高信号。

(4)腓侧副韧带损伤：韧带连续性中断；韧带增粗、肿胀；$T_2$WI弥漫高信号。

(5)髌韧带损伤：韧带连续性中断，呈波浪状改变；韧带附着点骨撕脱；弥漫性信号异常。

【治疗要点】

1. 一般治疗

(1)前交叉韧带:石膏固定4~6周。

(2)后交叉韧带:治疗存争议。

(3)胫侧副韧带:扭伤或部分性断裂(深层)者。石膏固定4~6周。

(4)腓侧副韧带:腓侧副韧带部分者,石膏固定4~6周。

(5)髌韧带:关节外韧带,部分损伤石膏固定4~6周。

2. 药物治疗 活血、消肿、止痛。

3. 手术治疗

(1)前交叉韧带:手术缝合,凡不满2周者。目前主张在关节镜下行韧带缝合术。

(2)后交叉韧带:止点撕脱骨折,关节镜治疗有局限,可行后入路切开固定。

(3)胫侧副韧带:完全性断裂者及合并半月板损伤或前交叉韧带损伤者需手术修补。

(4)腓侧副韧带:腓侧副韧带断裂者,应立即手术修补。

(5)髌韧带

①髌骨下极撕脱:取髌韧带中1/3带胫骨结节骨逆转缝合加张力带钢丝固定于髌骨下极及“8”字张力带钢丝保护。

②胫骨结节处撕脱:取髌韧带中1/3带髌骨下极骨块,逆转螺钉拉力固定加韧带缝合及“8”字张力带钢丝保护。陈旧性损伤髌韧带重建取健侧B-PT-B(8~10mm)。

③髌骨下极正中开槽嵌入单根克氏针张力带固定。

④胫骨结节正中开槽嵌入螺钉拉力固定。

【处方】

依托考昔(安康信),60mg,口服,每天1次

【注意事项】

1. 应注意膝关节稳定的来源:韧带和关节囊构成完整的韧带关节囊网,成为稳定膝关节的基本结构;内侧副韧带最为重要;伸膝时,内、外侧副韧带紧张,只能屈伸;前交叉韧带:膝关节完全屈

曲和内旋胫骨时，最为紧张。

2. 关节不稳定性为自股胫关节的非生理性活动：侧向稳定、前后稳定、旋转不稳定，三个走向的不稳定可以单独存在，但经常以不同的复合形式出现。

## 三、膝关节半月板损伤

膝关节半月板损伤多见于剧烈运动者，男性多于女性。欧美内侧多见，国内报道外侧多于内侧，可能和盘状软骨发生较高有关。

【诊断要点】

1. 病史　明确外伤史。主要由间接暴力致伤，最常见的是半月板矛盾运动的结果。

2. 临床表现

(1)症状

①大多有急性扭伤史。

②疼痛、肿胀、功能受限，易反复发作。

③膝关节弹响。

④关节交锁。

⑤患肢无力、打软腿。

(2)体征

①骨四头肌萎缩。

②膝关节间隙压痛。

③膝关节过伸、全屈试验阳性。

(3)特殊查体：挤压研磨试验；麦氏试验(膝关节旋转试验)。

3. 辅助检查

(1)常规X线摄片：排除骨关节本身病变，关节内其他损伤和游离体。

(2)磁共振成像(MRI)：有重要参考价值。

(3)膝关节镜：诊断正确率97%以上，可同时进行半月板

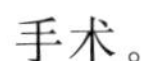

手术。

(4)关节造影:气碘双重对比造影。

【治疗要点】

1. 一般治疗　①急性损伤期:抽去积液积血,局部冷敷。加压包扎,石膏托固定,制动2～3周。若有关节绞锁,可用手法解锁后石膏托外固定。若诊断不明确,不必急于明确诊断,以免加重损伤,可按上法处理后石膏托固定,待肿胀、疼痛消退后再检查。②慢性损伤期:诊断明确,且有症状并影响运动者,应手术治疗。

2. 药物治疗　活血、消肿、止痛。

3. 手术治疗　手术治疗采用膝关节镜术。

(1)膝关节镜手术的优点

①切口小、创伤轻、出血少。

②诊断更趋完善。

③操作更精确和合理。

④并发症少、恢复快、功能好。

(2)膝关节镜下手术原则

①仔细检查明确损伤的类型、部位。

②尽最大可能保留一个连续、稳定、结构平衡的半月板外侧缘,有助于关节稳定,保护关节软骨面。

③一般术式选择的顺序

a. 缝合:缝合应靠近滑膜的边缘部位的裂伤,因存在血供,可于损伤后直接缝合,能够获得满意的愈合。无血供部位的裂伤缝合效果尚不确实。

b. 部分切除:适应证,半月板撕裂较局限,半月板周围组织结构稳定的纵裂、斜裂、横裂和活瓣样撕裂,及范围较少的层裂和靠近游离缘的提篮状撕裂。部分切除术是目前治疗半月板损伤的主流。所谓部分切除术即指将破损的部分去除,尽量保留未损伤部分,以保留半月板的部分功能。术后不制动,早期活动关节。

c. 半月板切除：分次全切除和全切。次全切适应证，接近半月板边缘的大的纵行撕裂，又不适于缝合时；半月板前角，后角或合并体部多种撕裂同时存在，但近边缘的半月板组织较完整稳定；半月板层裂尚未裂至边缘；一部分较大的斜裂。全切适应证，严重的复合裂和退行性撕裂；纵行撕裂口较大，而且经常脱位于髁间，使游离部分半月板已发生明显变性，半月板周缘部分也发生了相同的病理变化，即使缝合也难以愈合；层裂范围较广泛，而且已波及半月板周缘组织。半月板同种异体移植术对那些无法保留的半月板，切除后使用同种异体的半月板移植，但其前后角的固定是一难题，且供体来源有限，限制了临床的应用。

(3)手术流程

①麻醉方式：一般采用硬膜外阻滞麻醉。

②手术体位：取仰卧位，并根据手术需要，患肢可屈曲或伸直，术者位于患侧，以利于变换关节位置及膝关节屈伸、旋转。建立静脉输液。监测血压、血氧饱和度，便于麻醉观察，确保手术安全顺利进行。

③手术器械物品的准备：上肢器械盆，关节镜特殊器械，常规无菌敷料单；吸引器皮管2；输血皮管2；棉垫1；手术薄膜巾若干；驱血带；无菌绷带；11号刀片；3-0丝线；清创缝针；一次性手术衣1；3000ml生理盐水；气压止血带；腔镜护套；常规用输液器，留置针，3M贴，各型手套等。

④关节镜特殊器械用物

a. 需等离子灭菌：刨削器线＋刨削器头；光源线，电灼器；30°镜子。

b. 需高压灭菌关节镜器械包：篮钳8；曲罗卡1＋芯1；组织钳2；细吸引器头1；组织剪1；3号刀柄1；半月板剪1；钩子11；髓核钳1。

c. 关节镜仪器车：显示屏；摄像机＋摄像头线；光源；刨削器2。

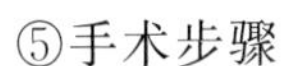

⑤手术步骤

a. 切口：前外侧进路位于外侧膝眼，膝关节屈曲 70°～80°时外侧关节线上 1cm 与髌腱外缘 1cm 左右的交接处。前内侧进路位于内侧关节线上 1cm 与髌腱内侧 1cm 的交接处，与前外侧进路对称。

b. 经过驱血—上止血带—切口—植入镜子，操作钳—探查—清除关节内增生滑膜组织，咬除撕裂的半月板部分—半月板成形，清除内侧滑膜皱襞—冲洗关节腔，取出关节镜—缝合创口—结束。

⑥配合工作要点

a. 关节镜手术无菌要求严格。尽量安排在 11 号手术间；减少室内人员，同时尽量减少工作人员的流动。设置手术温度，准备相关器械，仪器，检查功能；查看病人相关资料，做好安全核查，核对手术肢体，建立静脉通道，协助麻醉。

b. 大腿上 1/3 处妥善安置止血带，设置压力 75kPa，时间 90 分钟。

c. 将一些特殊器械拆开交给器械护士。清点器械物品正确记录。

d. 将仪器车摆放在手术者对面头侧，调整好角度，便于医生观看；与器械护士一起连接吸引管，光源，刨削器，用无菌保护套将摄像头套好保证无菌，做好测试工作，使之处于正常工作状态。

e. 器械护士准备好器械物品，安装好刨削器头，曲罗卡。要认真、主动配合手术，并注意动作轻柔。

f. 准备灌洗液，保持适宜压力，液面距手术部位约为 1m 左右。

g. 驱血以前，先将腿抬高 45° 1～2 分钟，然后用驱血带从远心端向近心端缠绕，直到大腿根部，然后缓慢打气，压力以足背动脉、胫后动脉搏动消失为准。驱血完毕以后，给气囊止血带充气，并及时打开灌洗调节夹，连接负压吸引器。

h. 当术者置入关节镜及操作器械时，关掉手术无影灯，手术过程中及时补充0.9%氯化钠溶液，保持灌洗持续进行，使用止血带时，病人会感到下肢麻木、酸痛、烦躁，密切观察病人情况，每15～30分钟检查止血带的压力指数及时间，并及时提醒术者。

i. 手术结束后松止血带前，要使用自黏弹力绷带加压包扎，松紧适宜，过松容易引起关节腔积血积液，过紧影响末梢血液循环。

(4)术后康复

①术后当天：全麻或硬膜外麻醉者术后去枕平卧6小时；伤肢应抬高、股四头肌等长收缩，以利血液回流减轻局部肿胀；注意观察患肢末梢血供，包括皮肤颜色、温度、感觉及有无肿胀和疼痛；注意伤口渗血情况，疼痛是否加重，以警惕关节内积血。

②术后2～7天：术后第2天起，在医生的指导下进行关节的功能锻炼；术后3～5天：拄拐下地行走，每日2次，每日10～15分钟；加压包扎5～7天，10～12天拆线。

③术后3周：游泳、骑自行车等。

④术后6～8周：独立行走、奔跑等。

【处方】

依托考昔(安康信)，60mg，口服，每天1次

【注意事项】

1. 内侧半月板比较固定，且膝关节的旋转以内髁为中心，故内侧半月板损伤的机会多。需注意盘状软骨不能适应膝关节的运动，容易损伤。

2. 光导纤维盘绕直径不能≤10cm，更不能成角打折。各种镜面包括摄像镜头，光导纤维两端镜面，30°关节镜镜头，用后用棉球蘸肥皂水轻轻擦洗，禁用有任何摩擦的东西清洗，以免破坏镜面。同时用试镜纸保持清洁，关节镜镜头使用中间不能用力过猛，以防镜杆扭曲错位。

3. 滑膜疝是小球状脂肪和滑膜组织，可经关节镜入口疝出；

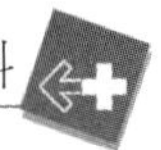

入口越大,概率越高,若疝出持续存在且有症状,需切除疝出部分,并仔细缝合关节囊。滑膜瘘主要继发于线结反应或缝线脓肿。以上两种情况应予以特别注意。

## 四、Lisfranc 损伤

Lisfranc 损伤指组成 Lisfranc 复合体任何部位的骨折及脱位。

【诊断要点】

1. 病史 明确外伤史。①直接损伤是指跖跗关节为直接的受力部位,可以是重物砸伤或交通事故损伤,这种损伤常伴有严重的软组织损伤,给治疗和预后带来不良影响;②间接损伤的机制比较复杂,常常由于纵向挤压、扭转和外翻力作用于足部造成。

2. 临床表现

(1)分型

①A 型(同向型脱位):即 5 个跖骨向一个方向脱位。

②B 型(单纯型脱位):a. 单纯第一跖骨脱位;b. 外侧数个跖骨脱位,常向背外侧脱位。

③C 型(分离型脱位):a. 波及部分跖骨;b. 波及全部跖骨。

(2)症状:中足的疼痛和肿胀。

(3)体征

①足底以 Lisfranc 关节为中心的瘀斑。

②中足足背是否有肿胀畸形及压痛。

③检查者一手固定足跟,另一只手跖屈和背伸跖骨头,观察跖跗关节是否出现疼痛。

④观察患者仅以患足的足跟着地单足站立时是否会引起疼痛。

3. 辅助检查 ①正位片:第 2 跖骨内缘和中间楔骨内缘连成一条直线。②斜位片:第 4 跖骨内缘和骰骨内缘连成一条直线。③侧位片:跖骨不超过相应楔骨背侧。要常规行 X 线检查与负重位、应力位X线检查结合。CT检查是必要手段。

【治疗要点】

1. 一般治疗

(1)保守治疗的适应证：正常的负重和应力X片无移位。

(2)治疗：4～6周不负重定期检查排除肿胀和移位治疗2～3个月。

2. 药物治疗　活血、消肿、止痛。

3. 手术治疗　精确的解剖复位，有效的维持是治疗成功的关键。除稳定型的轻微损伤外，最为有效的治疗方法是切开复位内固定，其优良率可达50%～95%。

(1)紧急外科手术

①开放性骨折。

②开放性血管损伤。

③骨筋膜室综合征。

(2)手术操作。背侧切口：第1、2跖骨基底间纵形切口，识别和保护神经血管束；可辅助背侧第4、5跖骨基底另做一纵形切口。

(3)手术固定方法

①第1、2、3跖跗关节可用螺钉固定。

②第4、5跖跗关节因活动性较大，用克氏针固定。

③AO 3.5mm自跖骨基底向跗骨固定。

④Buzzard关键步骤是螺钉自内侧楔骨向第2跖骨固定，总体而言，螺钉固定不易使复位丢失，但外侧关节复合体应有一定活动，可以用克氏针固定。

(4)石膏固定8～12周如果固定稳定，术后两周可开始功能锻炼，4～6周部分负重，6周后完全负重。术后6～8周可拔去克氏针，术后3～4个月可取出螺钉。

【处方】

依托考昔(安康信)，60mg，口服，每天1次

【注意事项】

1. 解剖位置的恢复不良或丢失：与手术技术、内外固定去除时间、损伤的程度等有关。

2. 所有的Lisfranc损伤都很严重，无论是轻微还是明显的，创伤性关节炎是常见的并发症，与损伤的严重程度、及时的诊断和治疗、治疗方法的选择等有极大的关系，其中，精确的复位与固定尤为关键。

## 五、跟腱断裂

跟腱断裂的发生率为9.3/10万～18/10万；部位：中部、上部、下部；年龄：35—42岁多见。

【诊断要点】

1. 病史　明确外伤史。

2. 临床表现

(1)Kuwada根据术中跟腱损伤程度分四型：Ⅰ型，跟腱部分断裂，范围<50%；Ⅱ型，跟腱断裂范围>50%且在修除因损伤而变性坏死组织后，跟腱断端缺损在3cm之内；Ⅲ型，跟腱断裂范围>50%且在修除因损伤而变性坏死组织后，跟腱断端缺损在3～6cm；Ⅳ型：跟腱完全断裂且在修除因损伤而变性坏死组织后，跟腱断端缺损>6cm。

(2)症状体征：跟腱部明确的外伤史，或剧烈运动史，运动中有被人踢伤或棍棒敲击的错觉；新鲜的闭合性跟腱断裂部有凹陷、肿胀、压痛；陈旧的无肿胀和压痛，多伴有明显的小腿肌肉萎缩，踝跖屈和提跟无力，足跟疼痛或跛行。Thompson试验是诊断跟腱断裂的特异性体征。病人俯卧或跪位，双足悬挂在床边，如挤压腓肠肌最宽部的下方，健侧踝立即跖屈，患侧则不动。单足提跟征，患足单足站立，缓慢上提患足足跟，若足跟能够离开地面为阴性，说明跟腱未完全断裂；若足跟不能离开地面为阳性，说明跟腱完全断裂。

3. 辅助检查　MRI、X线片、超声。

【治疗要点】

1. 一般治疗　对急性跟腱断裂采用手术或非手术治疗存在较大争议，但对陈旧性跟腱断裂大多数学者的意见是一致的，即进行手术修复治疗。

2. 药物治疗　活血、消肿、止痛。

3. 手术治疗

(1)手术方法

①开放缝合。

②经皮缝合法。

③陈旧性跟腱断裂：V-Y肌腱瓣修补术治疗。

④自体股薄肌移植。

⑤自体腓骨短肌移植。

⑥关节镜下跟腱缝合术。

(2)术后处理：用长腿石膏前托固定膝关节于屈曲30°位，踝关节跖屈20°位，拆线后用长腿石膏管形固定6～8周。换踝关节于跖屈20°位短腿石膏管形再固定4周，石膏拆除后开始逐渐加强肌力锻炼，需穿3～5cm高跟鞋，每间隔两天去除0.15cm至高跟完全去除。

【处方】

依托考昔(安康信)　60mg，口服，每天1次

【注意事项】

1. 跟腱损伤早期出血，肿胀严重，局部疼痛不能很好配合体检，造成跟腱损伤处的凹陷和空虚感不明显，易于误诊。

2. 跟腱断裂后，由于屈趾、屈拇肌、胫后肌、腓骨长短肌的协同作用，仍可使踝关节跖屈，但跖屈功能明显减弱，应避免错误认为跟腱断裂会造成踝关节跖屈功能完全丧失。

3. 开放伤仅缝合皮肤，应注意未探查跟腱情况。

4. 闭合性断裂未做提踵试验和Thompson试验而易被误认

为软组织伤。

5. 陈旧性断裂因损伤处瘢痕形成，跟腱处的凹陷和空虚感不明显，断端瘢痕连接会出现 Thompson 征假阴性。

# 第三节 脊柱脊髓疾病

## 一、颈椎间盘突出症

颈椎间盘突出症是指在颈椎间盘退行性变的基础上，由于髓核的膨隆、突出及脱出，压迫颈脊髓或颈神经根所表现出来的一系列临床症状。依据突出位置不同，可分为侧方突出型、中央突出型、旁中央突出型。本病为临床常见病，好发于 20—40 岁的青壮年。

【诊断要点】

1. *病史* 多有颈部受到轻微外力或损伤病史。

2. *临床表现*

(1)主要症状：①侧方突出型：主要表现为颈部单侧神经根受压症状。如颈部疼痛；患侧上肢“过电样”放射痛，受累神经节段支配区的刀割样烧灼样剧痛；疼痛症状可因颈部活动、咳嗽而加重；多伴有患肢麻木感，并可出现患肢发沉、无力、握力减退、持物坠落等现象。

②中央突出型：主要表现为双侧脊髓受压症状。如颈部疼痛；胸、腰部束带感；四肢感觉减退及无力感；步态不稳或行走时踩棉花感；严重者可出现四肢瘫痪、呼吸困难、大小便失禁。

③旁中央突出型：除有侧方突出型的表现外，尚可出现不同程度的单侧脊髓受压的症状。如患侧肢体无力感、步态不稳，皮肤感觉可有部分减退；对侧肢体运动正常，皮肤感觉明显减退。

(2)体征

①侧方突出型：颈部活动受限；受累神经节段支配区域皮肤

感觉减弱或痛觉过敏;受累神经节段所支配的肌肉肌力减退和肌肉萎缩;上肢腱反射改变;椎间孔挤压试验、臂丛牵拉试验阳性。

②中央突出型:颈部活动受限;四肢、躯干皮肤感觉减退;四肢肌力减退、肌张力增高;四肢腱反射亢进,浅反射减退或消失;髌阵挛及踝阵挛阳性;病理征阳性。

③旁中央突出型:除有侧方突出型的体征外,还可出现患侧肢体肌力减退、肌张力增加、腱反射亢进、浅反射减弱,并出现病理反射,可出现触觉及深感觉障碍;对侧肢体以温度觉、痛觉减退为主,且肢体肌力、肌张力基本正常。

3. 辅助检查

(1)X线:拍摄颈椎正位、侧位、双斜位及动力位X线平片,了解颈椎生理曲度、椎间隙塌陷程度及有无椎体不稳。

(2)CT和MRI:①观察颈椎间盘突出的方向;②了解有无髓核、纤维环及后纵韧带钙化;③明确脊髓、神经根受压程度及脊髓变性情况;④排除椎管内其他占位性病变。

(3)电生理检查:定位受压神经根及了解神经根损伤程度。

【治疗要点】

1. 一般治疗

(1)颈托外固定保护,限制颈部活动。

(2)颈椎枕颌带牵引。对症状较轻的患者,先行轻重量牵引(1.5～2kg),以后逐渐增至4～5kg,牵引时间每次1～2h,每天2次,2周为一疗程。对症状严重者,则宜选用轻重量卧位持续性牵引,牵引重量1.5～2kg,3～4周为一疗程。在牵引过程中如有不良反应或不适,可暂停牵引。牵引疗法主要适用于有明显神经根症状的患者,对合并有脊髓症状的患者牵引应慎重。

(3)中医物理治疗,如针灸、艾灸、电脑中频、干扰电、红外线、氦氖激光、中药外敷等。对合并脊髓症状的患者应避免颈部推拿、按摩,以免加重脊髓损害。

(4)颈神经根封闭治疗。

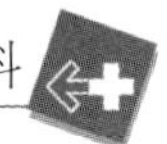

2. 药物治疗　镇痛、缓解颈部肌肉痉挛、减轻神经根水肿及炎性反应、营养神经等。

3. 手术治疗

(1)适应证

①疼痛反复(持续)发作或进行性加重,影响日常生活,非手术治疗无效或效果差。

②出现脊髓受压症状者。

(2)针对单纯颈椎间盘突出症的手术方法较多,但前路颈椎间盘切除椎间植骨融合内固定或颈椎间盘置换术是目前最主流的手术方式。

(3)手术步骤

①切口:C臂正位透视下定位,以手术椎间隙为中心,取胸锁乳突肌前缘纵切口,长5～6cm。

②显露:切开颈阔肌,于右颈部血管鞘与内脏鞘之间钝性分离进入至椎体前方,注意勿损伤喉返神经。

③椎间盘摘除:C臂透视定位责任椎间盘,尖刀“□”形切开责任椎间盘前方纤维环(两侧不超过颈长肌内缘),责任椎间盘上下椎体内各拧入1枚撑开螺钉并连接Caspar撑开器,予以撑开椎间隙,交替使用髓核钳及小刮勺,将椎间隙上下终板软骨、退变髓核、椎体后缘增生骨赘切除,术中注意将压迫神经的突(脱)出髓核清除,注意勿损伤终板下骨。

④椎间植骨:测量椎间隙高度,选择合适大小的自体三面皮质髂骨或内置异体骨松质的椎间融合器放入椎间隙植骨。放入自体髂骨块时注意将骨松质面朝向上下椎体终板,髂骨块或椎间融合器深度不能超过椎体后缘。

⑤前路钢板固定:去除椎间隙撑开装置,选择合适长度钢板跨过责任椎间隙,置于责任椎间隙上下椎体前方正中央,钻孔后拧入螺钉固定,冲洗伤口,留置负压引流管。术中注意螺钉长度不要超过椎体后缘。

⑥如患者行椎间盘置换，在责任椎间盘摘除后，依次使用假体试模放入椎间隙，根据试模大小选择合适型号的人工椎间盘假体植入椎间隙，冲洗伤口，留置负压引流管。

【处方】

1. 塞来昔布(西乐葆)　200mg，口服，每天2次

或 0.9%氯化钠注射液　100ml　|
萘普生钠注射液　0.275g　| 静脉滴注，每天2次

2. 甲钴胺胶囊　0.5mg，口服，每天3次

或 0.9%氯化钠注射液　250ml　|
单唾液酸四己糖神经节苷酯钠注射液　20mg　| 静脉滴注，每天1次

3. 马栗种子提取物片(迈之灵)　150mg，口服，每天2次

或 甘露醇注射液　250ml，静脉滴注，每天1次

4. 5%葡萄糖注射液　250ml　|
地塞米松注射液　10mg　| 静脉滴注，每天1次

5. 盐酸乙哌立松片(妙纳)　50mg，口服，每天3次

【注意事项】

1. 非手术治疗患者发作期注意颈托保护及加强休息；避免长时间低头、颈部剧烈活动；日常生活中加强颈项肌功能锻炼。

2. 拟手术患者术前需进行气管推移训练。

3. 术后患者早期需给予流质、半流质饮食。

4. 术后注意观察患者呼吸、引流量、四肢感觉运动及大小便情况；术后48～72小时拔除引流管。

5. 椎间植骨融合内固定患者术后颈托外固定保护1～3个月；颈椎间盘置换患者术后颈托外固定保护3～7天。

6. 1个月后门诊复查，不适随诊。

## 二、胸椎间盘突出症

胸椎间盘突出症是由于胸椎间盘突出压迫胸脊髓或肋间神经根所表现出来的一系列临床症状和体征。依据突出部位不同，

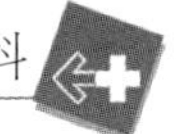

可分为中央型、旁中央型、侧方型及硬膜内型，其中中央型、旁中央型突出约占70%。本病临床上较为少见，好发于40－70岁的中老年人，下胸椎发病率最高。

【诊断要点】

1. 病史 多有无明显诱因出现的胸背部后正中疼痛、肋间神经刺激、渐进性下肢麻木无力病史，部分病人可合并有外伤史。

2. 临床表现

(1)主要症状

①疼痛为常见的首发症状，可为间歇性、持续性或放射性疼痛，咳嗽、打喷嚏时加重，休息后可减轻；依据突出部位和节段的不同，可表现为胸背部正中轴性疼痛合并下颈部、上肢、胸腹部、腹股沟区的单侧或双侧疼痛。

②病变水平以下皮肤束带感或麻木感。

③双下肢乏力、步态不稳及踩棉花感。

④大小便失禁或不能完全自控。

(2)体征

①病变水平棘突间隙压痛。

②病变水平以下皮肤感觉减退。

③双下肢肌力减退、肌张力增高；肛门括约肌张力下降。

④双下肢腱反射亢进，浅反射减退或消失；病理征阳性。

⑤旁中央型椎间盘突出压迫脊髓一侧时，可出现脊髓半切综合征。

3. 辅助检查

(1)X线：拍摄胸椎正侧位X线片，了解胸椎序列、胸椎后凸大小，协助定位责任椎间隙。

(2)CT和MRI

①观察胸椎间盘突出的方向。

②了解有无髓核、纤维环、后纵韧带及黄韧带钙化。

③明确脊髓、神经根受压程度及脊髓变性情况。

④排除椎管内其他病变。

【治疗要点】

1. 一般治疗

(1)多卧床休息,佩戴胸腰骶支具保护,避免受伤、过度负重及剧烈活动。

(2)中医物理治疗,如针灸、艾灸、电脑中频、干扰电、红外线、氦氖激光、中药外敷等。对合并脊髓症状的患者应避免胸背部推拿、按摩,防止脊髓损害加重。

2. 药物治疗　镇痛、减轻脊髓水肿及损伤、营养神经等。

3. 手术治疗

(1)适应证

①疼痛反复(持续)发作或进行性加重,影响日常生活,非手术治疗无效或效果差。

②出现脊髓受压症状者。

(2)胸椎间盘突出症根据入路方式不同,可分为前路手术、后路手术、侧后方手术。入路的选择主要根据椎间盘突出的节段和类型而定。侧方型及部分旁中央型椎间盘突出多采用侧后方经肋横突关节切除入路胸椎间盘切除术。中下胸椎间盘的中央型、旁中央型突出多采用前路经胸腔胸椎间盘切除植骨内固定术,且临床上应用较多。

①肋横突关节切除入路胸椎间盘切除术步骤:a. 切口。侧俯卧位,以责任间隙为中心,旁开棘突约 5cm 做纵切口,长 10～12cm。b. 显露。依次切开皮肤、皮下组织、深筋膜和肌层,显露肋横突关节,用骨刀将横突根部切断,游离并去除横突。切开并剥离肋骨骨膜、肋间肌附着处。在距肋骨头 5～6cm 处剪断肋骨并游离取出。结扎、切断肋间血管、神经,将胸膜与椎体附着处做分离并推向前方,显露椎间盘后外侧。注意术中勿损伤胸膜。c. 椎间盘摘除。沿肋间神经走行,找到椎间孔及突出椎间盘,尖刀切

开责任椎间盘后外侧突出部位纤维环，使用髓核钳去除突出髓核及椎体后方退变髓核。确定减压充分，脊髓、神经根无受压后，冲洗伤口，放置引流，关闭切口。注意术中如损伤胸膜需放置胸腔闭式引流。

②经胸腔胸椎间盘切除植骨内固定术步骤：a. 切口。侧卧位，C臂透视下定位责任间隙，切口沿预定要切除的肋骨走行(比责任椎间盘高两个间隙的肋骨)，前端起于腋中线，后端止于竖脊肌旁，长20～25cm。b. 显露。依次切开皮肤、皮下组织、深筋膜和肌层，切开并剥离肋骨骨膜。注意肋骨上缘从后向前剥离肋间肌附着处，而肋骨下缘从前向后剥离。肋骨剪剪除部分肋骨以备植骨，切开肋骨床及胸膜，撑开器撑开胸廓。以责任椎间盘为中心，侧方纵行切开胸膜，结扎上下椎体节段血管，向前方分离、牵开大血管，显露责任椎间盘。术中如要显露椎弓根根部，需将与责任椎间盘相连的肋骨近段分离并切除。c. 椎间盘摘除。尖刀"□"形切开责任椎间盘侧方纤维环，交替使用髓核咬钳及小刮勺，切除椎间隙上下终板软骨、退变髓核、椎体后缘增生骨赘，直至显露椎体后方硬膜。在处理椎间隙后缘骨赘时，在保证减压充分的前提下注意勿损伤脊髓。d. 椎间植骨。测量椎间隙高度，将剪下的肋骨切成合适长度，嵌入椎间隙植骨，必要时将肋骨剪成骨粒填入植骨后残留的空隙内，以保证最大限量的植骨。放入肋骨块时将松质骨面朝向上下椎体终板，肋骨块不能超过椎体后缘。e. 固定。选择合适长度钢板跨过责任椎间隙，置于责任椎间隙上下椎体侧方，钻孔后拧入螺钉固定，冲洗胸腔，缝合椎体侧方胸膜。术中注意拧入螺钉时不要误入后方椎管内。f. 闭合伤口及引流。于腋后线9～10肋骨间隙放置1根胸腔引流管并固定，引流管接胸腔闭式引流瓶。关胸器将切口上下的肋骨对合，胸膜、肋骨骨膜、肋间内外肌层缝合，然后逐层缝合胸壁外层肌肉、深筋膜、皮肤。

【处方】

1. 塞来昔布(西乐葆)　200mg,口服,每天2次

2. 甲钴胺胶囊　0.5mg,口服,每天3次

或 0.9%氯化钠注射液　250ml<br>单唾液酸四己糖神经节苷酯钠注射液　20mg　静脉滴注,每天1次

3. 马粟种子提取物片(迈之灵)　150mg,口服,每天2次

或 甘露醇注射液　250ml,静脉滴注,每天1次

4. 5%葡萄糖注射液　250ml<br>地塞米松注射液　10mg　静脉滴注,每天1次

【注意事项】

1. 非手术治疗患者佩戴胸腰骶支具保护及加强休息,避免过度负重及剧烈活动,如症状加重需及时到医院就诊。

2. 拟手术患者术前必须至少禁烟2周,避免受凉感冒。

3. 术后患者早期需流质、半流质饮食。

4. 术后注意观察患者呼吸、引流量、下肢感觉运动及大小便情况;经胸腔入路患者24小时内胸闭式引流量<50ml,CT检查证实胸腔已无明显积液,可予以拔管;侧后方入路患者术后48～72小时拔除引流管。

5. 患者术后佩戴胸腰骶支具保护1～3个月。

6. 1个月后门诊复查,不适随诊。

## 三、腰椎间盘突出症

腰椎间盘突出症是由于退变髓核从纤维环破口处突出,压迫、刺激神经根或马尾神经所表现出来的一系列症状和体征。为骨科多发病,是腰腿疼痛最常见的原因之一。好发于20—40岁青壮年,以腰$_{4/5}$、腰$_5$/骶$_1$椎间盘突出发生率最高(约90%以上)。

【诊断要点】

1. *病史*　多有腰部外伤、慢性腰痛病史,常于过度负重、弯腰或腰部剧烈活动后加重,卧床休息后减轻。

2. 临床表现

(1)主要症状:①腰痛;②坐骨神经或股神经疼痛;③下肢麻木无力;④鞍区麻木;⑤大小便功能障碍。

(2)体征:①腰椎侧突;②腰部活动受限;③棘突间压痛及下肢放射痛;④下肢或鞍区皮肤感觉减退;⑤下肢肌力或肛门括约肌张力下降;⑥下肢腱反射、肛门括约肌反射减退或消失;⑦股神经牵拉试验、直腿抬高试验及加强试验阳性。

3. 辅助检查

(1)X线片:了解腰椎外形、椎间隙高度变化,明确有无椎体滑脱、不稳、结核、肿瘤等。

(2)CT和MRI:①明确突出椎间盘与受压神经根、马尾神经、硬膜囊的局部解剖关系及受压程度;②了解椎管形态、局部骨质增生、纤维环及黄韧带钙化情况;③排除椎管内其他占位性病变。

(3)电生理检查:如肌电图、感觉诱发电位、运动诱发电位,定位受压神经根、确定受损程度及观察治疗效果。

【治疗要点】

1. 一般治疗

(1)卧床休息3周,3周后佩戴腰围下地行走活动,3个月内避免弯腰动作或拎重物。

(2)腰部牵引,牵引力量需在患者可耐受的范围,通常首次牵引重量大于体重的25%,以后根据患者耐受情况,逐渐增加牵引重量,常用牵引重量为20~60kg,牵引频率每天1次或每周3~5次,疗程为3~6周。

(3)腰部中医理疗治疗,如推拿、按摩、针灸、艾灸、电脑中频、干扰电、红外线、氦氖激光等。

(4)腰神经根或骶管封闭治疗。

①腰神经根封闭:患者俯卧位,平棘突间隙向患侧旁开2.5~4.5cm(下腰椎3~4.5cm、上腰椎2.5~3cm)为进针点并消毒。取7号腰穿针(长约10cm),局麻下垂直缓慢进针刺向横突。当

针尖触及横突(如未到达横突,可在附近试探)。然后退针少许做25°角向上(到上一个椎间孔)或向下(到下一个)并向内侧倾斜约20°角,沿着横突的上缘或下缘进针1～1.5cm,即达到椎间孔附近,此时如果针尖触及神经根,患者出现同侧臀部或下肢放射样异感。确定穿刺到位后,旋转针头(360°)回抽无脑脊液或血液,缓慢注入封闭药液5ml(2%利多卡因2.5ml+曲安奈德混悬液2.5ml)。如需封闭多节腰神经根,可以按照上述方法在各椎间孔分别穿刺注药。

②骶管封闭:患者侧卧位,在尾骨尖以上4～5cm处触及骶骨裂孔和两侧的骶骨角。两侧骶骨角的中间为穿刺点并消毒。取5ml注射器接22G 2.5cm长针头,针尖指向头侧与皮肤呈45°角刺入。当针刺阻力突然消失,有明显突破感时,说明已进入骶管。压低针尾,继续进针3～5mm,回抽无脑脊液或血液。固定针头,更换20ml或30ml注射器,缓慢注入封闭药液20～30ml(0.9%生理盐水10～20ml+2%利多卡因5ml+曲安奈德混悬液5ml)。

2. 药物治疗　镇痛、缓解腰背肌痉挛、减轻神经根水肿及炎性反应、营养神经等治疗。

3. 手术治疗

(1)适应证:①急性发作,腰腿疼痛严重或进行性加重,无法耐受非手术治疗或非手术治疗无效;②慢性发作,症状严重,影响日常生活和工作,非手术治疗3～6个月无效者;③有广泛下肢肌力减弱、感觉减退、马尾神经损害者,有完全或部分瘫痪者;④合并严重椎管狭窄及神经源性间歇性跛行患者。

(2)后路椎板部分切除髓核摘除术

①切口:以突出椎间盘为中心,取腰后正中纵切口。

②切开筋膜、韧带、肌腱于患侧棘突尖附着处,用宽骨刀或骨膜剥离器将患侧骶棘肌从棘突、椎板上骨膜下剥离至关节突外侧,电刀止血后放入椎板拉钩,暴露突出椎间盘后方椎板间隙。

③于关节突与棘突根部间,用椎板钳咬除上椎板下缘一部分

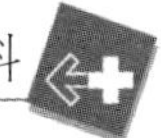

骨质“开窗”。神经剥离子剥离黄韧带于上椎板前方及下椎板后上方附着处。去除部分黄韧带，显露椎管内硬膜囊及神经根。神经剥离子从“窗”孔外上方向内下方分离硬膜及神经根，如遇血管出血，可用双极电凝或明胶海绵、棉片压迫止血。

④神经拉钩向内侧牵开神经根及硬膜囊，即可见到前方白色的突出间盘。以突出间盘顶点为中心，剪刀片环形切开后纵韧带及纤维环，用髓核钳摘除突出物及椎间隙内退变的髓核组织。

⑤检查神经根周围及后纵韧带前方无残存髓核组织，生理盐水冲洗伤口，放置引流管或皮片引流，逐层缝合切口。

(3)侧路椎间孔镜下髓核摘除术

①体表定位、麻醉：标记后正中线及患侧髂棘，体表放置长克氏针，C臂透视下调整体表长克氏针的位置确定到达突出间盘的进针路线并标记，旁开后正中线(上腰椎8～12cm、下腰椎12～14cm)做与之平行的直线，其与进针路线交叉点即为穿刺点。旁开距离还需根据患者身材大小和肥胖程度做调整。肥胖、椎间孔狭小病人旁开距离大。髓核向下脱出者穿刺点要偏向头侧和外侧。1%的利多卡因局麻穿刺点。用手术刀片切0.8cm大小切口，C臂透视下插入穿刺针经安全三角区到达突出髓核的后外侧，注入1%利多卡因5ml。

②建立工作通道：从穿刺针里先插入导丝，然后固定导丝退出穿刺针，再沿导丝由小到大依次插入扩张管。

③如为椎间孔狭窄的患者，用专用环钻扩大椎间孔，但操作时应注意环钻的前端在正位C臂透视监测下，向内不能越过同侧椎弓根内缘连线，以免损伤神经根和硬膜囊。

④放置工作套管：确认工作套管放好以后，C臂确定工作套管放置的位置。正确的位置应该是放在神经根下方，椎间盘水平顶端正好在中线，开口朝向突出的髓核。

⑤放置椎间孔镜，连接椎间孔镜到光源和摄像机。打开光源，调节白平衡，达到最佳彩色效果。

⑥在电视屏幕监视下观察突出髓核、神经根、硬膜囊的解剖位置，用髓核钳取出突出的髓核，对间盘内压力较高者可继续钳取盘内退变髓核。

⑦双极射频止血、消融髓核、收缩纤维环。

⑧观察无活动性出血、无神经根受压。生理盐水冲洗伤口，退出工作通道，缝合伤口。

【处方】

1. 塞来昔布(西乐葆)　200mg，口服，每天 2 次

2. 甲钴胺胶囊　0.5mg，口服，每天 3 次

3. 马栗种子提取物片(迈之灵)　150mg，口服，每天 2 次

或 甘露醇注射液　250ml，静脉滴注，每天 1 次

4. 5%葡萄糖注射液　250ml<br>地塞米松注射液　10mg　｜静脉滴注，每天 1 次

5. 盐酸乙哌立松片(妙纳)　50mg，口服，每天 3 次

【注意事项】

1. 非手术治疗患者可遵医嘱服用或静脉注射镇痛、缓解腰背肌痉挛、减轻神经根水肿及炎性反应、营养神经的药物；避免腰部受凉、久坐、劳累、长时间弯腰及重体力劳动；日常生活中加强腰背肌功能锻炼。

2. 手术患者术后早期需清淡、高纤维饮食，避免辛辣油腻食物。

3. 术后注意观察患者引流量、双下肢感觉运动及大小便情况；术后 24 小时内拔除引流皮片，48～72 小时拔除引流管。

4. 术后 24 小时开始卧床下肢抬高活动练习；2 周后开始腰背肌功能锻炼；引流管拔除后佩戴腰围保护下地，6 周后去除腰围活动。

5. 1 个月后门诊复查，不适随诊。

## 四、腰椎管狭窄症

腰椎管狭窄症是组成椎管的骨性或纤维性组织结构异常，引起腰椎管中央、侧隐窝或椎间孔狭窄，导致神经组织受压而产生的神经功能障碍及一系列症状。腰椎管狭窄症是引起腰痛或腰腿痛最常见的原因之一。临床上一般分为先天发育性椎管狭窄和后天获得性椎管狭窄，其中后天获得性椎管狭窄较为常见，包括退变性腰椎管狭窄、外伤性腰椎管狭窄、医源性腰椎管狭窄、混合型腰椎管狭窄等。

【诊断要点】

1. 病史　多有间歇性跛行病史，随时间推移行走距离越来越短。

2. 临床表现

(1)主要症状

①反复发作的行走一段距离后出现腰腿疼痛、麻木、无力症状，且下肢症状大于腰部，坐位、弯腰或卧床休息时缓解。

②腰部后伸时出现下肢疼痛、麻木。

③主诉症状多，而客观查体时阳性体征少或无。

(2)体征

①腰部后伸活动受限。

②棘突间、椎旁压痛。

③下肢或鞍区皮肤感觉减退或正常。

④下肢肌力或肛门括约肌张力下降或正常。

⑤下肢腱反射、肛门括约肌反射减退或正常。

⑥直腿抬高试验阳性或正常。

3. 辅助检查

(1)X线片：了解腰椎序列及骨质增生变化，明确有无椎体滑脱、不稳等。

(2)CT和MRI

①明确椎管的狭窄程度、类型及神经根、马尾神经、硬膜囊的受压程度。

②了解椎管形态、局部骨质增生、椎间盘突出、纤维环及黄韧带钙化情况。

③排除椎管内其他占位性病变。

(3)电生理检查:协助定位受压神经根、确定受损程度及观察治疗效果。

【治疗要点】

1. 一般治疗

(1)卧床休息,避免过度负重或行走过多。

(2)腰部牵引,牵引力量需在患者可耐受的范围,通常首次牵引重量大于体重的25%,以后常用牵引重量为20～60kg,牵引频率每天1次或每周3～5次。

(3)中医物理治疗,如推拿、按摩、针灸、艾灸、电脑中频、干扰电、红外线、氦氖激光、中药外敷等。

(4)腰神经根或骶管封闭治疗(详见腰椎间盘突出症章节)。

2. 药物治疗　镇痛、营养神经、减轻神经根水肿等治疗。

3. 手术治疗

(1)适应证

①下肢神经根性症状严重,非手术治疗3个月无效或效果差。

②有下肢运动功能障碍或马尾神经症状者。

③间歇性跛行距离短,严重影响日常生活及工作者。

(2)腰椎管狭窄症手术治疗方式较多,主要包括传统手术切口下椎板切除减压术、传统手术切口椎板切除减压合并突出髓核摘除术和近年来逐渐兴起的脊柱内镜下椎管减压术等,其中椎板切除包括全椎板切除、半椎板切除和部分椎板切除(开窗),主要依据患者的症状、体征及椎管狭窄的部位、程度来决定椎板切除方式。腰椎管狭窄患者因椎间盘退变多合并有椎间盘膨出或突

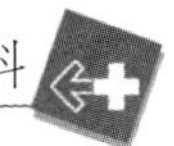

出,如患者术前同时存在狭窄节段腰椎体不稳或术中减压范围广泛而影响术后脊柱稳定性者,可一期同时行椎间盘摘除、椎体间植骨融合术。为增加椎体间融合率,减少术后腰痛复发或假关节形成,可加用椎弓根螺钉及钛棒内固定。本章节以腰$_{4/5}$水平椎管狭窄为例,就后路单节段腰椎半椎板切除减压、椎间盘摘除、椎体间植骨融合内固定术做一介绍。

①切口:以腰$_{4/5}$狭窄节段为中心,取腰后正中纵切口。

②显露:切开、剥离筋膜、韧带、肌腱于棘突两侧及椎板的附着处(注意保留棘上韧带),向上显露至腰$_{3/4}$关节突关节水平,向下显露至腰$_{5}$/骶$_{1}$关节突关节水平,左右显露至腰$_{4、5}$上关节突外缘。止血创面,电刀烧灼去除第4、5椎板表面软组织及腰$_{4/5}$左侧小关节囊,操作过程中注意保护腰$_{3/4}$、腰$_{5}$/骶$_{1}$小关节囊。

③置钉:分别以腰$_{4、5}$双侧上关节突外缘切线与横突中轴线交点为进钉点。开口锥刺穿进钉点骨皮质,开路锥平行于椎体上终板,内倾10°～15°经进钉点、椎弓根进入椎体前方(术中C臂透视确认)。取出开路锥,球探探查椎弓根四壁及椎体前方,证实未穿透椎弓根及椎体前方骨皮质。然后依次拧入4枚椎弓根螺钉,腰椎螺钉直径多选取6.0cm或6.5cm,螺钉长度一般为4.0～5.0cm。

④半椎板切除减压:用骨刀“¬ ”形切下腰$_{4}$左侧椎板及下关节突(用骨刀切除椎板对手术者的操作水平和经验要求较高,对骨刀使用不熟练者,可用椎板钳逐步将椎板咬除),切除范围内至棘突根部、外至椎板外缘,向上切除高度依据狭窄的范围而定。血管钳提起游离椎板,可见肥厚黄韧带附着其前方,神经剥离子分离硬膜、黄韧带间隙及黄韧带于腰$_{5}$左侧椎板上缘附着处。对左侧狭窄严重或合并侧隐窝狭窄者,保护好神经根,用骨刀或椎板钳切除腰$_{5}$左侧椎板上缘和上关节突冠状面以扩大根管。

⑤椎间盘摘除:神经拉钩向内牵开左侧腰$_{5}$神经根及硬膜囊,即可见到前方腰$_{4/5}$突出或膨出的椎间盘,尖刀片环形切开后纵韧

带及纤维环，交替使用髓核钳及刮勺，去除退变髓核及终板软骨，注意勿穿透前方纤维环和破坏椎体终板下骨。

⑥椎间植骨融合：椎间隙内依次使用融合器试模，根据试模大小选择合适的椎间融合器备用。椎板钳或咬骨钳将切下的椎板咬成小骨粒，把骨粒放入椎间融合器内并压紧，同时融合器上拧入抓取器。椎间隙内插入植骨漏斗，将多余骨粒放入椎间隙前侧，然后通过抓取器将融合器朝右前方打入椎间隙合适位置，拧下抓取器。

⑦固定：测量腰$_{4、5}$双侧上下螺钉间距，选取合适长度钛棒预弯，将钛棒放入钉尾“U”型凹槽内，临时拧入螺帽，闭合钳加压椎间隙，拧紧螺帽。

⑧检查神经根周围无残留髓核、骨粒，椎间融合器无脱出，剪除伤口内坏死失活肌肉，生理盐水冲洗伤口，双侧放置引流管引流，逐层缝合切口。

【处方】

1. 塞来昔布(西乐葆)　200mg，口服，每天 2 次

2. 甲钴胺胶囊　0.5mg，口服，每天 3 次

3. 马粟种子提取物片(迈之灵)　150mg，口服，每天 2 次

【注意事项】

1. 非手术治疗患者可遵医嘱服用镇痛、营养神经、减轻神经根水肿的药物，避免久站、长时间行走活动，日常生活中加强腰背肌功能锻炼。

2. 手术患者术后早期需清淡、高纤维饮食，避免辛辣油腻食物。

3. 术后注意观察患者引流量、双下肢感觉运动及大小便情况，术后 48～72 小时拔除引流管。

4. 术后 24 小时开始卧床下肢抬高活动练习；6～8 周后开始腰背肌功能锻炼；引流管拔除后佩戴腰围保护下地，3 个月后去除腰围活动。

5. 1个月后门诊复查,不适随诊。

## 五、腰椎滑脱症

腰椎滑脱是指因椎体间骨性连接异常或其他原因所导致的上位腰椎于下位腰(骶)椎表面发生的部分或全部滑移。临床上分为六类:先天性滑脱、峡部裂性滑脱、退行性滑脱、创伤性滑脱、病理骨折性滑脱、医源性滑脱,其中以峡部裂性滑脱、退行性滑脱最常见。当腰椎滑脱刺激或压迫腰部神经,导致慢性腰腿疼痛、马尾综合征等表现时,则称为腰椎滑脱症。常见于腰$_4$、腰$_5$椎体,是脊柱外科的临床常见病之一,约占腰腿痛总数的6%左右。

【诊断要点】

1. 病史　多有与劳累及腰部活动相关的慢性腰痛病史。

2. 临床表现

(1)主要症状

①久站、劳累、弯腰负重及腰部劳累时出现下腰部正中或两侧钝痛,发病早期卧床休息后可缓解,晚期卧床休息、翻身时也出现腰痛。

②随着病变的发展,腰痛时可伴有沿坐骨神经走行的单侧或两侧臀部、下肢放射性疼痛或麻木感。

③滑脱继发中央椎管狭窄时,可出现下肢间歇性跛行。

④马尾神经受牵拉或受压迫时,可出现鞍区麻木及大小便功能障碍等症状。

(2)体征

①腰椎前凸增加,腰部活动正常或轻度受限。

②棘突间、椎旁压痛,棘突表面可触及阶梯感。

③下肢或鞍区皮肤感觉减退或正常。

④下肢肌力或肛门括约肌张力下降或正常。

⑤下肢腱反射、肛门括约肌反射减退或正常。

⑥直腿抬高试验阳性或正常。

3. 辅助检查

(1)X 线片:了解滑脱的部位、程度,明确腰椎稳定性及有无峡部裂。椎体滑脱程度依据 Meyerding 方法,侧位 X 线片上将滑脱椎体的下位椎体上缘中部矢状径分为 4 等份,由滑脱椎体后缘引出直线,与下位椎体上缘的交点处测量椎体前移程度。Ⅰ度,椎体前移不超过中部矢状径的 1/4;Ⅱ度,超过 1/4,但不超过 2/4;Ⅲ度,超过 2/4,但不超过 3/4;Ⅳ度,超过椎体中部矢状径的 3/4。

(2)CT 和 MRI

①观察椎管狭窄、神经根管通畅程度、硬膜囊受压情况、椎间盘突出程度,以及黄韧带肥厚骨化、关节突增生等。

②排除椎管内其他占位性病变。

【治疗要点】

1. 一般治疗

(1)卧床休息,避免久站、劳累、弯腰负重。

(2)腰围外固定保护,限制腰部活动。

(3)腰背肌功能锻炼,增加腰椎的稳定性。

(4)合并腰椎管狭窄、腰椎间盘突出而出现下肢症状时,可予以腰部牵引治疗。

(5)中医物理治疗,推拿、按摩、针灸、艾灸、电脑中频、干扰电、红外线、氦氖激光、中药外敷等。

2. 药物治疗　镇痛、缓解腰背肌痉挛、减轻神经根水肿等治疗。

3. 手术治疗

(1)适应证

①顽固性下腰痛或下腰痛迅速加剧,非手术治疗 3～6 个月无效或效果差。

②合并腰椎间盘突出或椎管狭窄,出现神经源性间歇性跛行、马尾神经症状者。

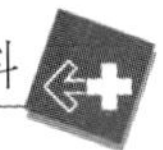

③症状加重,影像学检查证实滑脱持续进展者。

④Ⅲ度以上严重腰椎滑脱。

(2)前路手术临床上应用较少,后路传统手术切口下 PLIF 或 TLIF 手术结合椎弓螺钉内固定是应用最多的、成熟的手术方式。因传统手术切口对患者创伤较大,近年来,基于微创理念及各种微通道器械的发展,微创经椎间孔入路腰椎椎间融合(MIS-TLIF)技术结合经皮椎弓螺钉内固定在临床上应用广泛,并取得了良好的治疗效果。手术步骤如下。

①切口:C 臂正位透视下定位手术椎间隙上下椎弓根及椎弓根外缘的连线并标记。沿此连线做长约 3cm 纵形切口。

②显露:切开深筋膜,在椎旁肌外侧沿 Wiltse 入路钝性分离肌肉,逐级放入扩张通道,并使工作通道底部置于椎间小关节背侧,工作通道连接固定臂并拧紧。

③减压:单侧神经根症状时,切口选在患侧,通道内直视下切除上位椎体下关节突及下位椎体部分上关节突,切除患侧椎间孔处瘢痕组织、肥厚关节囊及黄韧带,解除神经压迫。如患者存在中央椎管狭窄或对侧隐窝狭窄,可将切口选在症状严重侧,并将手术床向对侧倾斜,同时工作通道向内倾斜,可清晰显露增厚的黄韧带及增生的骨赘,以椎板咬骨钳或带弧度高速磨钻实现椎管充分减压。

④椎间隙准备及椎间植骨:保护好操作椎间隙上位神经根,在工作通道下,剪刀切开上位纤维环,逐级放入铰刀,切除软骨终板及退变髓核,显露终板下骨。完成椎间隙准备后,进行椎间植骨融合操作,选择合适大小的自体三面皮质髂骨或内置自体骨松质的椎间融合器放入椎间隙植骨。

⑤经皮椎弓根螺钉固定:与传统腰后路手术相比,椎弓根螺钉进针点更偏外,进针点位于横突根部中点和上关节突基底的交界处,以获得更大的向内角度,增加螺钉的抗拔出力。穿刺针进行椎弓根穿刺,以 C 型臂正侧位透视纠正进针方向,理想的进针

方向和深度是正位相穿刺针的针尖接近椎弓根投影的内侧缘时，侧位相上针尖正进入椎体后缘。确认以上方向和深度后，继续进针至合适位置，放入椎弓根导针，并以导针为中心切开皮肤。空心丝攻进行椎弓根攻丝，操作时注意防止导针退出或穿透椎体前方。完成攻丝后拧入合适长度的椎弓根螺钉。重复以上步骤放置其余椎弓根螺钉。放入适合长度的连接棒，撑开、提拉脱位腰椎使其复位，然后加压椎间隙、恢复腰椎前凸，拧紧螺帽，放置引流管。固定完成后注意检查椎间植骨块或椎间融合器有无脱出、神经根有无受压，同时注意不要过度加压椎间隙，以免引起椎间孔狭窄，尤其在对侧未进行椎间孔减压的情况下，更容易造成对侧椎间孔的狭窄。也有些作者主张先放置对侧椎弓根螺钉并撑开、提拉复位脱位椎体后暂时固定，再进行患侧的减压和椎间融合操作。

【处方】

1. 塞来昔布(西乐葆)　200mg，口服，每天 2 次

2. 马粟种子提取物片(迈之灵)　150mg，口服，每天 2 次

3. 盐酸乙哌立松片(妙纳)　50mg，口服，每天 3 次

【注意事项】

1. 非手术治疗患者发作期可遵医嘱服用镇痛、缓解腰背肌痉挛、减轻神经根水肿的药物，避免腰部受凉、久站、劳累及重体力劳动，日常生活中加强腰背肌功能锻炼。

2. 手术患者术后早期需清淡、高纤维饮食，避免辛辣油腻食物。

3. 术后注意观察患者引流量、双下肢感觉运动及大小便情况，术后 48～72 小时拔除引流管。

4. 术后 24 小时开始卧床下肢抬高活动练习；6～8 周后开始腰背肌功能锻炼；卧床 4～5 天后佩戴腰围保护下地，3 个月后去除腰围活动。

5. 1 个月后门诊复查，不适随诊。

## 六、颈椎骨折

颈椎骨折是由于直接或间接暴力作用于头颈部所导致的颈椎骨、椎间关节及周围韧带损伤，常伴随有脊髓神经结构损伤。本病致残率高，临床上较为常见，近年来发病率也呈逐年上升的趋势。

【诊断要点】

1. 病史　多有头颈部直接或间接外伤史。

2. 临床表现

(1)主要症状

①颈部疼痛、拒动。

②合并脊髓不完全损伤时，可有肢体麻木无力感、二便不能完全自控。

③合并脊髓完全损伤时可有呼吸困难、四肢瘫痪、二便失禁。

(2)体征

①头面、颈部多有软组织淤青肿胀、裂伤出血。

②颈部活动严重受限。

③颈部后方棘突及软组织叩压痛。

④合并脊髓损伤时，可出现躯干四肢皮肤感觉减退或消失、深浅感觉异常、四肢及肛门括约肌肌力减弱或消失、肌张力增高或减弱、腱反射亢进或减弱、病理反射阳性。

4. 辅助检查

(1)X线片：了解颈椎序列，明确骨折椎体及骨折脱位严重程度，为骨折分型及治疗选择提供影像学依据。

(2)CT和MRI

①观察骨折椎体、椎管的形态及其与周围骨性结构的解剖关系。

②骨折轻微时协助明确骨折椎体。

③明确骨折椎体周围软组织、韧带、脊髓损伤情况。

④为骨折分型及治疗选择提供影像学依据。

【治疗要点】

1. 一般治疗

(1)卧床休息,保持呼吸道通畅,颈部颈托或头环背心支具固定保护,必要时枕颌带、颅骨牵引,避免颈部剧烈活动。

(2)对无移位的、稳定的颈椎骨折,可予以枕颌带牵引,待骨折复位后予以颈托、石膏或头环背心支具外固定3个月。

(3)对无脊髓损伤、压缩明显的椎体骨折、寰枢前后弓骨折,可予以颅骨牵引复位,牵引重量3～10kg,牵引2～3周后予以石膏或头环背心支具外固定3个月。

(4)对不稳定椎体骨折脱位、小关节突绞锁,先行颅骨牵引复位,牵引重量依据患者的具体情况而定,并根据复位结果决定手术方式。

2. 药物治疗　镇痛、缓解颈部肌肉痉挛、减轻脊髓水肿、营养神经、祛痰等治疗。

3. 手术治疗

(1)适应证

①颈椎骨折脱位或下颈椎骨折SLICS评分≥5分。

②颈脊髓受压损伤。

③骨折断端分离明显,预计非手术治疗无法愈合者。

④经非手术治疗3～6个月骨折不愈合或继发不稳者。

⑤小关节绞锁脱位经颅骨牵引无法复位者。

(2)上颈椎后路手术步骤

①切口:俯卧位,以寰枢椎体为中心,取颅颈交界处后正中纵形切口。

②显露:依次切开皮肤、皮下、黄韧带,向外侧剥离肌肉于枕骨、棘突、椎板附着处,显露寰椎后弓及侧块、枢椎椎板及侧块。

③固定与复位:确认寰枢椎进钉点,于寰椎双侧拧入两枚侧块螺钉,枢椎两侧拧入两枚椎弓根螺钉。置钉过程中注意勿损伤椎动脉。如寰枢椎存在脱位,安装连接棒,通过内固定的提拉作

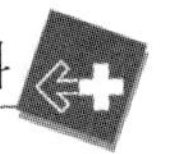

用使其复位。如不存在寰枢椎脱位,予以原位固定。如同时存在枕颈关节不稳,可延长固定节段,同时将枕骨、寰枢椎一起固定。

④植骨:去除枢椎椎板及棘突上端、寰椎后弓皮质骨,取自体髂骨或异体骨行寰枢椎后方植骨融合。冲洗伤口,放置引流管,逐层缝合切口。

(3)下颈椎后路手术步骤

①切口:俯卧位,以骨折椎体或椎间隙为中心,取颈后正中纵形切口。

②显露:依次切开皮肤、皮下、黄韧带,向外侧剥离棘突双侧肌肉,显露后方椎板、侧块及关节间隙。

③复位:骨剥插入小关节间隙,撬拨复位绞锁的关节突关节。如撬拨复位困难,可切除单侧或双侧小关节突以利复位。对骨折脱位严重的患者,术中可同时行颅骨牵引协助复位。复位过程中注意操作轻柔,避免加重脊髓损伤。

④固定:对复位的椎体拧入颈椎椎弓根螺钉或侧块螺钉,安装连接棒固定。术中固定节段的多少依颈椎损伤的严重程度而定,一般上下各2~4枚螺钉。术中置钉时注意勿损伤椎动脉。

⑤植骨或减压:对不需要行椎管后方减压的患者,可将固定节段椎板表面的皮质骨去除,取自体髂骨或异体骨行椎板间植骨。对需要行椎管后方减压的患者,用超声骨刀或磨钻对椎板进行切除,椎板切除的范围依据椎管狭窄的范围和程度而定。冲洗伤口,放置引流管,逐层缝合切口。

(3)下颈椎前路手术步骤

①切口:C臂正位透视下定位,以手术椎体或椎间隙为中心,取胸锁乳突肌前缘纵切口。

②显露:切开颈阔肌,于右颈部血管鞘与内脏鞘之间钝性分离进入至椎体前方,注意勿损伤喉返神经。

③减压与植骨:如脊髓前方存在来自骨折椎体的压迫,切除骨折椎体上下椎间盘,并行骨折椎体次全切除。在切除椎体过程

中，向椎体两侧的切除宽度不要超过颈长肌内缘，以免损伤椎动脉。确认椎管前方减压充分，选择合适大小钛笼放入椎体间支撑植骨。如患者为外伤后椎体间滑脱不稳，可仅将椎间盘切除，椎体间取自体髂骨植骨融合。

④前路钢板固定：选择合适长度钢板跨过植骨区，置于植骨区上下椎体前方正中央，钻孔后拧入螺钉固定。冲洗伤口，留置负压引流管。术中注意螺钉及钛笼长度不要超过椎体后缘。

【处方】

1. 塞来昔布（西乐葆）200mg，口服，每天2次

| 或 0.9%氯化钠注射液 100ml<br>萘普生钠注射液 0.275g | 静脉滴注，每天2次 |
|---|---|

| 2. 0.9%氯化钠注射液 250ml<br>单唾液酸四己糖神经节苷酯钠注射液 40mg | 静脉滴注，每天1次 |
|---|---|

3. 甘露醇注射液250ml，静脉滴注，每天1次

| 4. 5%葡萄糖注射液 250ml<br>地塞米松注射液 10mg | 静脉滴注，每天1次 |
|---|---|

5. 盐酸乙哌立松片（妙纳）50mg，口服，每天3次
6. 盐酸氨溴索注射液15mg，静脉注射，每天3次

【注意事项】

1. 非手术治疗患者早期严格卧床休息，行颈部外固定后才能下地行走活动。
2. 颈椎牵引过程中密切观察患者心搏、呼吸、四肢感觉及运动变化，防止牵引过度导致脊髓症状加重。
3. 手术患者术后早期需清淡、高纤维饮食，避免辛辣油腻食物。
4. 术后注意观察患者呼吸、引流量、四肢感觉运动及大小便情况，术后48～72小时拔除引流管。
5. 无脊髓损伤患者术后48小时佩戴颈托下地行走活动；术后颈托佩戴2～3个月。

6. 1个月后门诊复查,不适随诊。

## 七、胸腰椎骨折

胸腰椎骨折是指由于直接或间接外力造成胸腰椎骨质、韧带连续性的破坏。好发于脊柱胸腰段,常合并脊髓神经损伤。青壮年患者中多为高能量损伤,如车祸,高处坠落伤等。老年患者由于本身存在骨质疏松,多为低能量损伤,如负重、滑倒、跌倒等。

【诊断要点】

1. 病史 多有腰背部直接或间接外伤史。

2. 临床表现

(1)主要症状

①腰背部疼痛、拒动,不能直立。

②合并脊髓不全损伤时,可有下肢麻木无力感、二便不能完全自控。

③合并脊髓完全损伤时可有下肢瘫痪、二便失禁。

(2)体征

①腰背部后凸畸形、活动严重受限。

②骨折椎体后方棘突及软组织叩压痛明显。

③合并脊髓损伤时,可出现下肢皮肤感觉减退或消失、深浅感觉异常、下肢及肛门括约肌肌力减弱或消失、肌张力增高或减弱、腱反射亢进或减弱、病理反射阳性。

4. 辅助检查

(1)X线片:了解胸腰椎序列,明确骨折椎体及骨折脱位严重程度,为骨折分型及治疗选择提供影像学依据。

(2)CT和MRI

①观察骨折椎体、椎管的形态及其与周围骨性结构的解剖关系。

②骨折轻微时协助明确骨折椎体。

③明确骨折椎体周围软组织、韧带、脊髓神经损伤情况。

④为骨折分型及治疗选择提供影像学依据。

【治疗要点】

1. 一般治疗

(1)绝对卧床休息,避免坐立及腰背部剧烈活动。

(2)对单纯压缩性骨折的患者,如椎体前缘压缩高度<1/5,可过伸位仰卧于硬板床上非手术治疗。对椎体前缘压缩高度>1/5的中青年患者,可通过两桌法、双踝悬吊法复位,然后石膏或热塑支具外固定保护脊柱于后伸位。对无神经症状且椎体后缘无骨折块突入椎管的单纯爆裂骨折,也可通过双踝悬吊法复位,脊柱过伸位用石膏或热塑支具外固定保护。

2. 药物治疗　镇痛、缓解腰背肌痉挛、减轻脊髓水肿、营养神经等治疗。

3. 手术治疗

(1)适应证

①胸腰椎骨折脱位或胸腰椎骨折TLICS评分≥5分。

②脊髓、马尾神经受压损伤。

③老年人椎体骨质疏松性骨折经非手术治疗疼痛无法缓解,影响日常生活者。

④老年人椎体骨质疏松性骨折后骨不连者。

⑤不能耐受长期卧床者。

(2)胸腰椎骨折前后路手术方式的选择,主要依据患者骨折的类型、骨折的部位、骨折的时间及术者对手术入路的熟悉程度而定。前路手术显露充分,可对椎管前方的致压物直接切除减压,但损伤大、出血多、风险高,无法解除椎管后方的压迫。后路手术损伤小、安全性高,既可以对椎管后方减压,也能够通过后方对椎管前方进行减压,且后路内固定牢靠、复位方便,基本替代了前路手术,成为目前治疗胸腰椎骨折最常用的手术入路。

胸腰椎骨折后路手术步骤

①切口:俯卧位,以伤椎为中心,取后正中纵形切口。

②显露:依次切开皮肤、皮下、深筋膜、棘上韧带,向两侧剥离椎旁肌,显露伤椎及上下相邻椎体的后方椎板、关节突关节。

③置钉:确定伤椎上下椎体后方椎弓根钉进钉点,腰椎一般为关节突外缘切线与横突中轴线交点,胸椎为上关节突外缘延长线与横突上缘交点。开口锥刺穿进钉点骨皮质,开路锥平行于椎体上终板,适当内倾进入椎体前方(术中C臂透视确认)。取出开路锥,球探探查椎弓根四壁及椎体前方,证实未穿透椎弓根及椎体前方皮质骨。然后依次拧入4枚椎弓根螺钉,胸腰椎螺钉直径多选取5.5～6.5cm,螺钉长度一般为4.0～5.0cm。必要时伤椎椎弓根也可拧入1～2枚短椎弓根钉,以利骨折复位及增加内固定稳定性。

④复位、固定:选择合适长度的连接棒预弯,将连接棒放入钉尾"U"型凹槽内并拧入螺帽(不拧紧),拧紧尾侧螺帽,撑开器撑开钉尾复位骨折,拧紧头侧及伤椎螺钉的螺帽。

⑤减压:对存在神经症状的椎体骨折,需行单侧或双侧椎板切除减压,椎板切除后,神经拉钩向侧内轻轻牵开神经根及硬膜囊,探查伤椎后壁,如伤椎后方突入椎管的骨折块未复位,可用铳子向前方将骨折块打入伤椎,以解除其对后方脊髓、神经的压迫。对没有神经症状的椎体骨折,无需行椎管减压,椎体后方突入椎管的骨折块在椎体复位过程中可通过后纵韧带的牵拉间接复位。

⑥植骨:如患者伤椎骨折严重或减压范围较大,影响术后脊柱稳定性,可去除横突、椎板、关节突后方皮质骨,放入自体骨或异体骨松质行植骨融合。冲洗伤口,放置引流管,逐层缝合切口。

(3)经皮椎体成形手术步骤

①定位:俯卧位,C臂透视下定位伤椎及穿刺椎弓根并标记。

②局麻:消毒铺巾后,行穿刺点及关节突周围局麻。

③穿刺:穿刺针由椎弓根外上方2点或10点处穿刺进入椎弓根,间断正侧位透视调整进针的角度和深度,当侧位像上针尖位于椎体的后缘时,正位像上针尖位于椎弓根的内缘,继续进针

至椎体中前1/3处。

④骨水泥注入：拔出针芯，透视下用注射器将调配好的骨水泥顺套管注入椎体，一旦术中透视发现有骨水泥渗漏，则立即停止注射。一般单个椎体注入量为3～5ml。

经皮椎体后凸成形手术步骤

①定位：俯卧位，C臂透视下定位伤椎及穿刺椎弓根并标记。

②局麻：消毒铺巾后，行穿刺点及关节突周围局麻。

③穿刺：穿刺针由椎弓根外上方2点或10点处穿刺进入椎弓根，间断正侧位透视调整进针的角度和深度，当侧位像上针尖位于椎体的后缘时，正位像上针尖位于椎弓根的内缘，继续进针至椎体后缘前方3mm处停止。拔出针芯，插入导针后再拔出穿刺套管。

④安装工作套管：顺导针方向依次插入扩张套管，侧位透视下使工作套管前端位于椎体后缘皮质前方3mm处，取出针芯，将椎体钻顺工作套管钻入椎体达所需深度。

⑤球囊扩张：将球囊顺工作套管送入伤椎骨性通道中，透视确认球囊应完全伸出工作套管，即球囊两侧标志环位于工作套管处。C臂透视下缓慢注入造影剂扩张球囊，逐渐增加压力至球囊扩张满意，一般不超过300Pa。当球囊已扩张至椎体达到预计复位效果或到达椎体终板及四周皮质时，即停止增压。取出球囊。

⑥骨水泥注入：经套管向椎体内缓慢注入牙膏状骨水泥。一般单个椎体骨水泥注入量为6ml左右。

【处方】

1. 塞来昔布(西乐葆) 200mg，口服，每天1次

2. 0.9%氯化钠注射液 250ml<br>单唾液酸四己糖神经节苷酯钠注射液 40mg | 静脉滴注，每天1次

3. 甘露醇注射液 250ml，静脉滴注，每天1次

4. 5%葡萄糖注射液 250ml<br>地塞米松注射液 10mg | 静脉滴注，每天1次

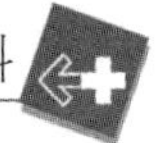

5. 盐酸乙哌立松片(妙纳) 50mg,口服,每天3次

【注意事项】

1. 非手术治疗患者早期严格卧床休息,避免下地行走活动。

2. 卧床下肢屈伸活动练习,防止下肢肌肉萎缩及深静脉血栓形成。

3. 手术患者术后早期需清淡、高纤维饮食,避免辛辣油腻食物。

4. 开放手术患者注意观察引流量、下肢感觉运动及大小便情况,术后48～72小时拔除引流管。

5. 无脊髓损伤的开放手术患者术后5～7天佩戴胸腰支具下地行走活动。骨水泥手术患者术后第2天下地行走活动。

6. 1个月后门诊复查,不适随诊。

## 八、脊髓损伤

脊髓损伤是指外力直接或间接作用于脊柱脊髓,导致脊髓出现功能性或器质性损害,使损害的相应节段出现各种运动、感觉和括约肌功能障碍,并伴有肌张力异常及病理反射等相应改变。好发于青壮年,且多继发于脊柱损伤,是脊柱损伤最严重的并发症。

【诊断要点】

1. 病史 多有脊柱直接或间接外伤史。

2. 临床表现

(1)脊髓休克:各种脊髓损伤患者均能出现,表现为损伤平面以下皮肤感觉、肢体运动、深浅反射消失,伴有内脏功能障碍。伤后数小时开始恢复,数日至数周后可完全或大部分恢复。

(2)脊髓损伤:早期表现为脊髓休克的症状。对于完全性脊髓损伤患者,晚期损伤平面以下感觉、肌力及肛门括约肌张力一般无恢复,且出现肢体肌张力增高、腱反射亢进、病理反射阳性等痉挛性瘫痪现象。不完全性损伤患者晚期可出现损伤平面以下感觉、肌力、肌张力减退或消失,以及双侧肢体感觉运动不对称、二便失禁或不能自控、深浅感觉异常、腱反射减弱、病理反射阳性等症状。

(3)脊髓圆锥损伤:腰$_1$椎体骨折突入后方椎管可损伤脊髓圆锥,表现为会阴部鞍区皮肤感觉消失,括约肌张力消失,大小便不能控制,性功能障碍,双下肢的感觉和运动仍保留正常。

(4)马尾神经损伤:腰$_2$—腰$_5$椎体骨折可损伤后方椎管内马尾神经,表现为损伤平面以下弛缓性瘫痪,有感觉及运动功能障碍及括约肌功能丧失,肌张力减退,腱反射消失,一般无病理征。

3. 辅助检查

(1)CT 和 MRI:了解脊髓有无压迫及信号改变,明确脊髓受压的部位、程度及脊髓连续性是否存在。

(2)电生理检查:评估脊髓损伤的程度及预后恢复情况。

【治疗要点】

1. 一般治疗

(1)卧床休息或行伤处固定,防止脊髓二次损伤。

(2)高压氧治疗,尽早实施。

(3)积极防治休克,保证脊髓正常灌注压。

2. 药物治疗　镇痛、减轻脊髓水肿及继发损伤、营养神经等治疗。

3. 手术治疗　脊髓损伤多为脊柱外伤骨折压迫脊髓所致,手术治疗主要是处理原发病、去除致伤因素,如脊柱后方椎板切除减压、脊柱前方椎体椎间盘切除减压、椎管内血肿清除等,以解除脊髓压迫,为脊髓损伤创造良好的恢复环境。目前尚无有效的外科手术方法可以直接逆转脊髓损伤。

【处方】

1. 塞来昔布(西乐葆)　200mg,口服,每天 2 次

2. 0.9%氯化钠注射液　250ml<br>
　单唾液酸四己糖神经节苷脂钠注射液　100mg　| 静脉滴注,每天 1 次

3. 甘露醇注射液　250ml,静脉滴注,每天 2 次

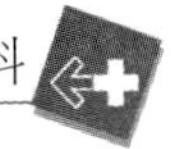

| | |
|---|---|
| 4. 5%葡萄糖注射液 250ml<br>地塞米松注射液 10mg | 静脉滴注，每天1次 |
| 5. 0.9%氯化钠注射液 2ml<br>注射用鼠神经生长因子 30μg | 肌内注射，每天1次 |

【注意事项】

1. 加强病人护理，减少脊髓损伤后相关并发症的发生。
2. 高纤维、低胆固醇饮食，避免辛辣油腻食物。
3. 加强相关康复功能锻炼。
4. 定期门诊复查，不适随诊。

## 第四节 股骨头坏死

股骨头坏死是股骨头静脉淤滞、动脉血供受损或中断使骨细胞及骨髓成分部分死亡及发生随后的修复，继而引起骨组织坏死，导致股骨头结构改变及塌陷，引起髋关节疼痛及功能障碍的疾病。我国股骨头坏死的患病率平原农民为11.76/万，城市居民为9.57/万，工人为7.92/万，山区农民为6.29/万，沿海渔民为5.53/万。

【诊断要点】

1. 病史

(1)髋关节有明显外伤史。

(2)有激素类药物使用史。

(3)有长期酗酒史。

(4)有遗传、发育、代谢等病史。

(5)特发性(非创伤性)。

2. 临床表现

(1)疼痛不适等：常向腹股沟区，大腿内侧，臀后侧和膝内侧放射，并有该区麻木感。

(2)关节僵硬与活动受限：患髋关节屈伸不利、下蹲困难、不能久站、行走鸭子步。早期症状为外展、外旋活动受限明显。

(3)跛行:为进行性短缩性跛行,由于髋痛及股骨头塌陷,或晚期出现髋关节半脱位所致。早期往往出现间歇性跛行,儿童患者则更为明显。

(4)体征:局部深压痛,内收肌止点压痛,4字试验阳性外展、外旋或内旋活动受限,患肢可缩短,肌肉萎缩,甚至有半脱位体征。有时轴冲痛阳性。

3. 辅助检查

(1)X线影像:正位和蛙式位是诊断股骨头坏死的X线基本体位,通常表现为硬化、囊变及“新月征”等。

(2)CT扫描征象:通常出现骨硬化带包绕坏死骨、修复骨,或表现为软骨下骨断裂。

(3)MRI影像:MR检查对股骨头坏死具有较高的敏感性,表现为$T_1$WI局限性软骨下线样低信号或$T_2$WI“双线征”。

(4)放射性核素检查、骨组织活检、数字减影血管造影。

【治疗要点】

1. 一般治疗　避免负重,可先依靠手杖、腋杖等支具,严格限制负重,可使缺血组织恢复血液供应,并免受压力作用,以控制病变发展,预防塌陷,促使缺血坏死的股骨头自行愈合。但一般认为,限制负重并不能挽救股骨头坏死的病情发展,此法主要适用于不宜手术治疗的老年、一般情况差、缺血性坏死进展期及预后不良的病人。

2. 药物治疗　建议选用抗凝、增加纤溶、扩张血管与降脂药物联合应用,如低分子肝素、前列地尔、华法林与降脂药物的联合应用等。也可联合应用抑制破骨和增加成骨的药物,如磷酸盐制剂、美多巴等。药物治疗可单独应用,也可配合保髋手术应用。

3. 手术治疗

(1)髓芯减压术:手术开展时间长,疗效肯定。目前可分为细针钻孔减压术和粗通道髓芯减压术。

(2)不带血供骨移植术:应用较多的术式有经股骨转子减压

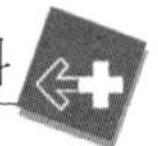

植骨术、经股骨头颈灯泡状减压植骨术等。植骨方法包括压紧植骨、支撑植骨等，植骨材料包括自体骨皮质和骨松质、异体骨、骨替代材料。

(3)截骨术：目的是将坏死区移出股骨头负重区。截骨术包括内翻或外翻截骨、经股骨转子旋转截骨等，以不改建股骨髓腔为原则选择术式。

(4)带血供自体骨移植术：自体骨移植分为髋周骨瓣移植及腓骨移植。

(5)人工关节置换术：股骨头塌陷较重(ARCO 3C期、4期)、出现关节功能严重丧失或中度以上疼痛，应选择人工关节置换术。

【处方】

1. 低分子肝素钙 4100U，皮下注射，每天1次

2. 维D钙咀嚼片 2片，口服，每天1次

3. 骨康胶囊 3粒，口服，每天3次

【注意事项】

1. 戒烟酒迫在眉睫：股骨头坏死患者应改掉长期酗酒的不良习惯或戒酒，脱离致病因素的接触环境，清除酒精的化学毒性，防止组织吸收。

2. 加强锻炼身体：要注意在日常生活中加强室内功能锻炼，要关注天气变化，避免出现外伤的情况。特别是在下雨或者下雪的天气里，要注意走路的时候避免出现摔跤的情况，要知道外伤是诱发股骨头坏死病因之一。

3. 规范进食、服药：要注意控制住饮食，不要出现暴饮暴食的情况，日常生活中适当进行功能锻炼，注意给身体补充足够的钙物质。因为相关疾病必须应用激素时，股骨头坏死患者要掌握短期适量的原则，并配合扩血管药、维生素D、钙剂等，切勿不听医嘱自作主张，滥用激素类药物。

4. 减少负重很重要：静脉瘀阻与骨内压升高是引起头坏死的主要病机，减少负重就可以减轻静脉瘀阻，减少骨内及关节腔压

力，并促进骨修复。进行体育运动之前，做好充分的准备工作，以感觉身体发热为宜。

5. 服用维生素 D，增强钙吸收（医生指导下服用）控制饮食，不要使体重持续增加。忌水产品。因水产品可引起体内代谢物质紊乱，引发痛风性关节炎、关节无名性肿痛。

6. 定期到医院进行检查。

## 第五节　髋臼发育不良

先天性髋关节脱位（congenital dislocation of hip，CDH）是一种较为常见的儿童先天性畸形。

【诊断要点】

1. 病史　病史中常有难产或剖宫产病史。

2. 临床表现

(1)新生儿和婴幼儿（站立前期）临床症状不明显，若出现下述症状提示有髋关节脱位的可能。

①单侧脱位者：大腿、臀及腘窝的皮肤皱褶不对称，患侧下肢短缩且轻度外旋。

②患儿会阴部增宽，双侧脱位时更为明显。

③屈髋 90°外展受限，蹬踩力量较健侧弱，常处于屈曲位，不能伸直。

④牵动患侧下肢时，有弹响声或弹响感。

⑤对可疑患者可做下列检查

a. Allis 征或 Galeazzi 征。

b. Barlow 试验（弹出试验）。

c. Ortolani 试验（弹入试验）。

上述弹出试验和弹入试验不适用于 3 个月以上的婴幼儿，因有可能造成损害。

d. 外展试验。

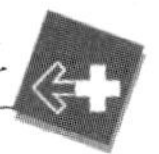

e. B超检查：发现股骨头在髋臼外即可确诊为先天性髋关节脱位。进行普查时用此法最为方便有效。

f. X线检查：对疑有先天性髋关节脱位的患儿，应在出生后3个月以上（在此之前髋臼大部分还是软骨）拍双侧髋关节的骨盆正位片。

（2）脱位期

①上述Barlow、Ortolani征均为阴性，Allis征及外展试验仍为阳性。

②跛行步态，单侧脱位时跛行，双侧脱位表现为“鸭步”，臀部明显突出。

③Nelaton线，髂前上棘与坐骨结节连线正常通过大转子顶点称为Nelaton线，脱位时大转子在此线上。

④Trendelenburg试验：嘱患儿单腿站立，另一腿尽量屈髋屈膝，使足离地。正常时对侧骨盆上升，脱位后股骨头不能托住髋臼，臀中肌无力，使对侧骨盆下降，从背后观察尤为清楚，称为Trendelenburg征阳性，是髋关节不稳的体征。

3. 辅助检查　X线检查、CT与MRI能发现髋臼与股骨头发育情况及位置关系。

【治疗要点】

1. 一般治疗

（1）1岁以内：使用Pavlik支具（戴蹬吊带法）。生后8～9周，发现髋关节有脱位或半脱位，可使用戴蹬吊带6～9个月。也可用连衣袜套法及外展位襁褓支具法，维持4个月以上。

（2）1—3岁：对一部分轻型患儿，仍可使用戴蹬吊带法治疗。若使用4～6周后不能复位者，可改用手法整复，石膏固定法。石膏固定位置由过去的蛙式位（外展，屈髋、膝90°）改为人体位（外展60°，外旋90°，屈髋90°），该体位可大大降低股骨头缺血性坏死的发生率。

2. 药物治疗　无特殊有效的药物治疗。

3. 手术治疗　>3岁的儿童，一般采用手术切开复位，骨盆截骨术。手术的目的主要是改变异常髋臼方向为生理方向，增加髋对股骨头的包容，使股骨头与髋臼达到同心圆的复位。常用的手术方式如下。

(1)Ludloff-Ferguson手术：该手术适用于1.5—4岁的儿童。在大腿内侧做直切口，切断髂腰肌腱，切开关节，将股骨头复位。术后需石膏固定3～4个月，支架半年左右。

(2)Wilkinson手术：适用于1.5—3岁的儿童。沿髂骨缘切口至关节囊，切开关节，切除盂唇，将股骨头复位。术后外展人字形石膏固定2个月。

(3)Salter骨盆截骨术：适用于1.5—6岁的儿童，关节活动正常，股骨头在术前或术中可复位者。手术主要是减少髋臼斜度，增加股骨头覆盖。

(4)Pemberton环髋臼截骨术：适用于6岁以上的儿童，对于髋关节半脱位，髋臼斜而大，股骨头小而覆盖不足的病例最为适合。手术选择前外侧切口，打开关节，沿关节囊起点由前至后用骨刀插至髋臼中央，将臼顶骨片翻下加大髋臼覆盖，截骨空间嵌入楔形骨片，术后石膏固定2～3个月。

(5)Chiari骨盆内移截骨术：适用于大龄的，髋臼指数大于45°的患者。手术主要是将骨盆自髋臼上缘髂前下棘紧贴关节囊上方行内高外低的截骨，然后将远端内移1～1.5cm，相对增加包容。术后石膏固定1.5～2个月。

(6)以上手术中若发现股骨前倾角大于60°者应转子下旋转，短缩截骨术。

【注意事项】

1. 髋关节脱位手术石膏固定护理：术后随时观察手指或足趾的温度、颜色、感觉、活动，若有偏冷、颜色苍白、感觉麻木、活动差等情况，应立即告知医生。落实每天2次的翻身拍背工作，防止肺部感染、皮肤压疮等并发症的发生。手术当天避免过多活动，

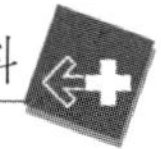

给予抬高患肢，指导患儿适当进行足趾的屈伸运动。

2. 髋关节脱位手术支具固定护理：注意皮肤护理，特别是骨突处部位，注意检查和护理并重视患儿主诉。手术当天可打开支具上盖给予透气、擦身，术后第2～3天可在翻身后打开支具后盖，给予透气、擦身、按摩拍背(其余同髋关节脱位石膏固定)。

3. 教会患儿及家属功能锻炼：术后当天即可指导未手术肢体进行主动和被动训练，防止未手术肢体的废用。术后麻醉清醒后即可鼓励患者进行患肢腿部肌肉的等长收缩练习，肌肉收缩5秒，放松5秒；进行踝关节跖屈和背伸运动，每日3次，每次30下以上。术后6周可先在床上被动锻炼髋、膝关节，防止关节强直。术后10周可练习坐起加强屈髋活动的主动锻炼，在患儿能独立完成屈髋动作后，再指导其做适当的外展、外旋、内收、内旋，直至下蹲活动。每天3次，每次30下，使髋关节恢复到最佳状态。

4. 饮食指导：术后进食清淡易消化食物，以刺激食欲，术后三日少吃牛奶、山芋、糯米等易胀气或不消化食物，忌食酸辣、燥热、油腻，每次进食尽量细嚼慢咽，避免快速吞咽过程吞进胃肠较多空气而引起腹胀。后期患儿饮食上可以由清淡转为适当的高营养补充，在初期的食谱上加以骨头汤、鱼汤、动物肝脏之类，以补给更多的维生素A、维生素D、钙及蛋白质和骨胶原。创伤较大引起贫血者，可适当给予菠菜、红枣、红豆、猪肝等补血饮食。

5. 预防并发症：每天2次的翻身拍背工作，防止肺部感染、皮肤压疮。保持床单位整洁，保持空气清新流通，注意保暖。

## 第六节　骨关节化脓性感染

### 一、急性化脓性骨髓炎

急性血源性骨髓炎(acute suppurative osteomyelitis)是指骨

膜、骨密质、骨松质与骨髓组织急性化脓性细菌感染。

【诊断要点】

1. 病史　儿童多见,胫骨上段和股骨下段最多见。往往有外伤病史和皮肤黏膜感染史。

2. 临床表现　起病急骤,寒战高热,有明显的毒血症症状。患区剧痛,活动受限。局部皮温高,肿胀、压痛明显。

3. 辅助检查

(1)白细胞计数增高,中性粒细胞比值增大。

(2)血培养可获致病菌,但并非每次培养均有阳性结果。

(3)局部脓肿分层穿刺,穿刺液做细菌培养和药物敏感试验。

(4)X线检查:X线检查在2周至1个月左右才会有阳性发现。早期X线表现为层状骨膜反应与干骺端骨质稀疏。

(5)CT检查:可以提前发现骨膜下脓肿。

(6)核素骨显像:发病48小时即可发现核素浓聚于病变部位。核素骨现象不能做出定性诊断。

【治疗要点】

1. 一般治疗

(1)全身支持及对症治疗,调节水电解质平衡,补充维生素。中毒症状明显者可给予少量多次输血、降温、镇痛等治疗。

(2)急性期主张尽早静脉给予足量抗生素,通常宜用两种或两种以上联合使用,并根据药敏试验进行调整。

(3)用石膏、夹板、皮牵引等行患肢抬高和制动。

(4)应用大剂量抗生素48小时后高热仍不退者或骨膜下穿刺有脓时应手术治疗,包括骨膜切开、钻孔或开窗。如已形成骨膜下脓肿,则应早期切开引流,髓腔内放置两根硅胶管进行抗生素溶液灌注冲洗。

2. 药物治疗

(1)外敷药物用金黄膏或露王膏外敷;也可用太乙膏掺红灵丹外贴。

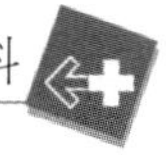

(2)西药用红霉素软膏外涂。

(3)内服药则清火解毒利湿,用黄连解毒汤加减,以防止细菌的扩散。西药选用青霉素、红霉素、吉他霉素等。

(4)除用抗菌药物控制感染外,应增进营养,必要时输血,手术引流及其他治疗。

3. 手术治疗

(1)病灶清除术为治疗慢性骨髓炎的基本方法。切口长度应以能完全显露死骨及感染骨为度,注意切勿损伤主要神经及血管。骨膜切开及剥离范围应按病骨及死骨大小和多少而定,不可剥离过多。彻底切除坏死组织、肉芽组织、窦道及瘢痕组织,摘除所有死骨,引流不畅的死腔应予打开,但不可过多切除正常骨质。如手术未遗留较大或较深的死腔,软组织条件好,可行一期缝合,并在髓腔内上下各放一根有侧孔的塑料管,分别作为冲洗和负压吸引用,术后用生理盐水或抗生素溶液冲洗 7～10 天,先后拔除冲洗管和引流管。如清除后有较大或较深的死腔遗留或软组织无法修补者,尚应同时进行消灭死腔或修复创面的手术,才能收到较好的效果。

(2)肌瓣或肌皮瓣填塞术:适用于病灶清除后残留较大死腔者。应尽量选择邻近肌肉,但应避免采用肢体的主要屈伸肌,所用肌瓣不应过长,张力不宜过大。邻近无肌瓣可取时,可行吻合血管的游离肌瓣或肌皮瓣移植。

(3)骨松质填塞术:在彻底清除病灶后,用髂骨片或其他骨松质填充死腔。此法易导致感染而失败,须慎重采用。一般多使用于局限性骨脓肿病灶清除后,或在病灶清除后局部骨质缺损多不植骨难以支持体重时。

(4)含抗生素骨水泥充填术:清除病灶后将含抗生素的骨水泥珠充填,水泥珠可逐个拔出,也可在数月后一并取出后再进行植骨。

(5)病骨切除术:身体某些部位(如腓骨中上部、髂骨翼、肋骨、尺骨远端等)的慢性骨髓炎,可将病变部分完全切除。

(6)截肢术:创面经久不愈,肢体产生严重畸形、已发生癌变、肢体功能已大部丧失者可考虑做截肢术。

【处方】

| 1. 0.9%氯化钠 | 100ml | 静脉滴注,每天2次 |
|---|---|---|
| 头孢唑林钠 | 2g | |

2. 低分子肝素钙 4100U,皮下注射 每天1次

3. 根据药敏结果选取敏感抗生素

【注意事项】

1. 心理指导:保持乐观、稳定的情绪,以积极的心态迎接手术,配合治疗。

2. 饮食指导:患者应进食高蛋白、高热量、富含维生素的清淡可口的食物,少食多餐,以补充营养,增强机体抵抗力;高热时,及时进食温糖盐开水,以防虚脱。多饮水,以加速毒物排泄。出现心肌炎时宜低盐饮食,限制水的摄入,以免加重心脏负担。

3. 体位与休息:卧床休息,尽量减少患肢活动以减轻疼痛,防止病理性骨折和关节畸形。出现肺部感染时,取半卧位,以利于咳嗽、排痰。

4. 伤口冲洗护理:钻孔或开窗引流术后引流需大量抗生素液持续冲洗,一般在术后24小时之内快速(似流水样)灌洗,然后每2小时快速冲洗1次,再维持冲洗直至引流液清亮为止。

5. 坚持使用抗生素至体温正常后2周,以巩固疗效,防止转为慢性。

5. 伤口愈合后又出现红、肿、热、痛、流脓等,则提示转为慢性,需及时诊治。

7. 避免患肢负重至骨愈合,并防跌倒后而至病理骨折。

8. 定时复查,若有异常及时就诊。

## 二、慢性化脓性骨髓炎

慢性血源性骨髓炎(chronic suppurative osteomyelitis)是由

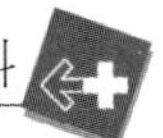

急性血源性骨髓炎演变而来。原因主要为:① 急性感染期未能彻底控制,反复发作演变成慢性骨髓炎。②低毒性细菌感染,发病时即表现为慢性骨髓炎。

【诊断要点】

1. 病史　有急性化脓性骨髓炎,开放性骨折合并感染等病史。

2. 临床表现

(1)局部有压痛、叩击痛。

(2)有窦道数量不一,流脓,不畅时可呈包性发作。

(3)患肢增粗。

(4)病程长,反复发作,全身虚弱。

3. 辅助检查

(1)X线片:早期阶段有虫蛀状骨破坏与骨质稀疏。骨膜掀起并有新生骨,骨膜反应为层状。有时可发现死骨,脓腔,骨密度增加形成骨包壳。

(2)CT检查:可以显示脓腔和小型死骨。

【治疗要点】

1. 一般治疗　一般采用手术、药物的综合疗法,即改善全身情况,控制感染与手术处理。在血源性急性发作后,极需改善全身情况。除用抗菌药物控制感染外,应增进营养,必要时输血,手术引流及其他治疗。

2. 药物治疗　宜根据细菌培养及药物敏感试验,采用有效的抗菌药物。无明显死骨,症状只偶然发作,而局部无脓肿或窦道者,宜用药物治疗及热敷理疗,全身休息,一般1～2周后症状可消失,无需手术。

3. 手术治疗　原则是清除死骨,炎性肉芽组织和消灭死腔,称为病灶清除术。手术指征,有死骨形成,有死腔及窦道流脓者,均应手术治疗。

(1)病灶清除开放引流法。

(2)清除病灶、滴注引流法。

(3)消灭死腔的手术。

(4)病骨切除。

(5)截肢。

【处方】

1. 0.9%氯化钠 100ml
   头孢唑林钠 2g | 静脉滴注,每天2次

2. 低分子肝素钙 4100U,皮下注射,每天1次

3. 根据药敏结果选取敏感抗生素。

【注意事项】

1. 心理指导:保持乐观、稳定的情绪,以积极的心态迎接手术,配合治疗。

2. 饮食指导:患者应进食高蛋白、高热量、富含维生素的清淡可口的食物,少食多餐,以补充营养,增强机体抵抗力;高热时,及时进食温糖盐开水,以防虚脱。多饮水,加速毒物排泄。出现心肌炎时宜低盐饮食,限制水的摄入,以免加重心脏负担。

3. 体位与休息:卧床休息,尽量减少患肢活动以减轻疼痛,防止病理性骨折和关节畸形。出现肺部感染时,取半卧位,以利于咳嗽、排痰。

4. 避免患肢负重至骨愈合,并防跌倒后而至病理骨折。

5. 定时复查,若有异常及时就诊。

## 三、化脓性关节炎

指关节内化脓性感染。多见于儿童,好发于髋、膝关节。最常见的致病菌为金黄色葡萄球菌,约占85%。

【诊断要点】

1. 病史　询问身体有无感染灶及外伤史,如肺炎、尿道炎、输卵管炎、痈等。

2. 临床表现　全身表现有起病急、食欲差、全身不适、畏寒及

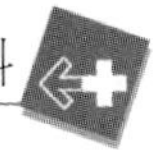

高热等。局部表现有关节疼痛、肿胀、积液、皮肤温度增高、关节拒动及呈半屈曲位。可发生理性脱位。

3. 辅助检查

(1)白细胞计数增高,中性粒细胞升高,寒战期抽血培养可检出病原菌。

(2)关节穿刺液检查:早期有大量白细胞,以后镜检有大量脓细胞。

(3)X线片早期阶段可见关节周围软组织肿胀。晚期可以出现关节间隙狭窄,软骨下骨质破坏,直至关节挛缩畸形。

【治疗要点】

1. 一般治疗

(1)补液,纠正水、电解质紊乱,必要时少量多次输新鲜血。增加高蛋白质、高维生素饮食。高热时行物理降温。

(2)抬高患肢与制动,以减小关节面压力,解除肌肉痉挛、减轻疼痛。常采用皮肤牵引或石膏托板将患肢固定于功能位。

(3)急性炎症消退后2～3周,应鼓励病人加强功能锻炼。可配合理疗。

(4)关节引流:可减少关节腔的压力和破坏,减轻毒血症反应。

2. 药物治疗

(1)使用有效抗生素,根据治疗效果及细菌培养和药物敏感试验结果调整抗生素。应尽早足量、长期应用对致病菌敏感的抗生素。急性期,需静脉给药,感染控制后,改为口服,至少用至体温下降,症状消失后2周。

(2)关节穿刺抽液、冲洗、注入有效抗生素,一般1～2天穿一次,至关节无渗液为止。

3. 手术治疗

(1)经全身及关节穿刺冲洗治疗效果不好,或髋关节化脓性炎症一旦确诊,应立即切开引流、冲洗,以免关节破坏,或向周围扩散造成骨髓炎。

(2)当关节强直于非功能位或有陈旧性病理性脱位影响功能时,应行矫形术。如截骨、关节融合及关节成形术等。

【处方】

1. 0.9%氯化钠 100ml | 静脉滴注,每天2次
   头孢唑林钠 2g |

2. 低分子肝素钙 4100U,皮下注射,每天1次

3. 根据药敏结果选取敏感抗生素

【注意事项】

1. 注意休息,适量劳动,劳逸结合。
2. 保持皮肤清洁卫生,防止感染。
3. 遵照医嘱,按时服药。
4. 定期门诊随访。
5. 如有红肿等感染现象应立即就诊。

# 第七节 骨关节结核

## 一、脊柱结核

脊柱结核(tuberculosis of spine)约占骨与关节结核的50%,好发部位都是一些负重大,活动多,易于发生创伤的部位。在脊柱结核中以20—30岁青壮年为最多。在整个脊柱中,又以腰椎的发病率为最高,胸椎次之,颈椎较少,骶、尾椎最少。

【诊断要点】

1. 病史 患者常有午后低热、脉快、食欲缺乏、消瘦、盗汗、疲乏无力等全身中毒反应。儿童病人常有性情急躁、不爱活动、抱时啼哭或夜啼等现象。

2. 临床表现

(1)疼痛是最先出现的症状。通常为轻微疼痛,休息后症状

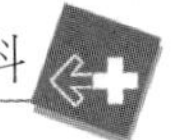

减轻，劳累后则加重。早期疼痛不会影响睡眠；病程长者夜间也会疼痛。颈椎结核除有颈部疼痛外，还有上肢麻木等神经根受刺激的表现，咳嗽、喷嚏时会使疼痛与麻木加重。神经根受压则疼痛剧烈。

（2）颈椎结核病人常有斜颈畸形，患者头前倾、颈短缩，喜用双手托住下颌部。胸腰椎、腰椎及腰骶椎结核患者战立或走路时尽量将头及躯干后仰，坐位时喜用手扶椅，以减轻体重对受累椎体的压力。腰椎结核患者拾物试验阳性。

（3）脊柱畸形：以后凸畸形最常见。脊柱运动限制，叩击局部棘突，可引起疼痛。

（4）寒性脓肿。

（5）截瘫：发生率为10%～47%，颈椎和胸椎结核的截瘫发生率更高。

3. 辅助检查

（1）实验室检查

①血常规：有轻度贫血，白细胞计数一般正常，有混合感染时白细胞计数增高。

②血沉：血沉增快是结核病活动期的一种表现，结核菌素试验对5岁以下儿童在早期诊断上有帮助，5岁以上的儿童，做此试验对诊断帮助不大。但出现强阳性反应时，亦应给予足够重视。

（2）影像学检查：X线检查、CT和MR具有诊断意义。

【治疗要点】

1. 一般治疗　非手术治疗脊椎结核无手术指征的病人，应用合理的化疗方案治疗和局部制动。

2. 药物治疗　脊柱结核的药物治疗和肺结核的药物治疗一样，应遵循“早期、规律、全程、联合、适量”十字方针。

3. 手术治疗　病人低热和脊背痛或生物力学不稳定者，应卧硬板床休息，Glisson布带牵引或Halo-vest背心适用于颈椎不稳定的病人。体表有脓肿寰枢椎结核咽后壁脓肿较大影响呼吸或吞咽者，可行穿刺抽脓。头颅环-背心（Halo-Vest）的应用：Halo-Vest早在50年代为牵引装置应用颈椎疾病引起颈椎不稳定，较其他牵引装置如牵引钳或Minerve石膏背心等传统的外固定方法，有较大的优越性。病人固定后，获得三维牢稳的固定。病人可以起坐、站立和行走，从而缩短病人卧床时间和避免其他并发症的发生。

【处方】

1. 异烟肼：成人0.3～0.6g，分次或顿服，一般用药时应不少于6个月。

2. 链霉素：成人每天肌内注射1g，最长连续使用6周，可间隔2周后再重复使用。

3. 对氨基水杨酸钠：成人每天6～12g，分3次口服，3个月一个疗程，可连续使用1～3个疗程。

4. 利福平：成人每天顿服450～600mg，服药时常加保肝药同服。

5. 乙胺丁醇：成人每天250mg/kg顿服，8周后改为每天15mg/kg维持量。

6. 吡嗪酰胺：1.5g，口服。

【注意事项】

1. 休息、制动、加强营养是治疗脊柱结核的一个最基本原则。

2. 脊柱结核的药物治疗和肺结核的药物治疗一样，应遵循“早期、规律、全程、联合、适量”十字方针。

3. 早期发现，早期治疗。要按照规定的化疗方案规范用药，不要随意更改治疗方案；要持续不间断用药，否则使细菌产生耐药，治疗更加困难；杀菌药和抑菌药联合应用可提高疗效，减少药物的毒副反应，降低耐药菌的产生；每一种抗结核药应根据每个个体的体重、年龄、体质给予适合的剂量（即个体化治疗），使每种药物既能发挥最大效能，而又不引起毒副反应。

## 二、髋关节结核

髋关节结核(coxotuberculosis)约占骨关节结核的20%～30%,多发生于儿童。

【诊断要点】

1. 病史　有结核病史或与结核病患者接触史。

2. 临床表现

(1)有低热、盗汗、食欲差、消瘦等中毒症状。

(2)髋关节部疼痛、压痛和叩击痛;活动障碍,跛行;可出现屈曲内收畸形,托马征阳性可发生髋关节病理性脱位。儿童有夜哭症。

(3)可有寒性脓肿,溃破后形成窦道。

3. 辅助检查

(1)血沉增高,合并感染后可有白细胞升高。

(2)X线检查:局部早期有股骨头及髋臼骨质疏松,以后因软骨破坏关节间隙变窄,骨质可有不规则破坏,有死骨或空洞,甚至股骨头、颈完全破坏,但少有新骨形成,可有病理脱位。

【治疗要点】

1. 一般治疗　休息、制动和营养:全身情况的好坏与病灶的好转与恶化有着密切的关系。早期卧床及牵引,可迅速减轻症状,用皮肤牵引使关节伸直。

2. 药物治疗　髋关节结核的药物治疗和肺结核的药物治疗一样,应遵循“早期、规律、全程、联合、适量”十字方针。

3. 手术治疗

(1)病灶清除术:是采用外科手术法直接进入病灶清除脓肿、干酪样物质、死骨,切除肥厚的滑膜组织凿除硬化的骨空洞壁等,它不但可以缩短疗程,而且大大提高了治愈率。但是必须指出:第一,采用病灶清除术的前后不应放弃非手术疗法;第二病灶清除术必须有抗结核药物的辅助。

(2)矫正畸形和功能重建术:局部病灶已治愈关节仍能活动或已强直但处于非功能位时可采取截骨术矫正畸形,有的患者,髋关节已强直,但周围肌肉尚好患者要求做活动关节时,可做关节成形术或重建术等。

【处方】

1. 异烟肼:成人 0.3～0.6g,分次或顿服,一般用药时应不少于 6 个月。

2. 链霉素:成人每天肌内注射 1g,最长连续使用 6 周,可间隔 2 周后再重复使用。

3. 利福平:成人每天顿服 450～600mg,服药时常加保肝药同服。

4. 乙胺丁醇:成人每天 250mg/kg 顿服,8 周后改为每天 15mg/kg 维持量。

5. 吡嗪酰胺:成人每天 1.5g,分 3 次口服。

【注意事项】

1. 抗结核药的准备一般需要 2～4 周,在此期间链霉素应为每天 1.0g(成人),必要时 3 种一线药同时使用,以加强抑菌作用,保证手术成功避免术后结核病复发或扩散。

2. 积极促进患者体力恢复,改善肝、胃、肾、心、肺功能,改善营养状况纠正贫血,尽量将血红蛋白提高到 10g 以上水平。

3. 凝血功能不良者,术前给维生素 K 或卡巴克洛(安络血)等药。

4. 混合感染的急性期不宜手术使急性炎症消退病人体力恢复后方能手术。对有慢性窦道的病人,术前 7 天应给敏感抗生素,窦道存在时间短的术前 3 天给广谱抗生素。

5. 髋关节手术是较为大型的手术,术前应进行讨论,制定手术计划,通过仔细的术前检查。

6. 清除病灶时一定要做到耐心细致,不要急于求成。

7. 病灶清除完毕,用生理盐水反复冲洗,一直洗到回水澄清

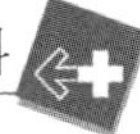

为止。

8. 有混合感染的病人术后，继续使用抗生素2～3周，无混合感染的病人，用抗生素1～2周即可。

## 三、膝关节结核

膝关节结核(tuberculosis of knee joint)发病率较高，仅次于脊椎和髋关节结核，约占骨关节结核10%。

【诊断要点】

1. 病史　有结核病史或与结核病患者接触史。

2. 临床表现

(1)早期症状不明显，可有轻度关节肿胀，活动受限。

(2)肌肉萎缩，伴有疼痛和压痛。

(3)晚期有肌肉痉挛，导致膝关节屈曲挛缩。

(4)窦道形成，合并感染。

3. 辅助检查

(1)血沉增高，合并感染后可有白细胞升高。

(2)X线检查：局部早期有膝关节骨质疏松，以后因软骨破坏关节间隙变窄，有不规则骨破坏，有死骨或空洞，有病理脱位。

【治疗要点】

1. 一般治疗

(1)支持疗法和抗结核药物治疗，改善全身健康情况。

(2)早期卧床及牵引，可迅速减轻症状，用皮肤牵引使关节伸直。

(3)滑膜型结核早期，关节内注射链霉素，每次1g，每周1～2次，约12周，如无效，应早期手术。

2. 药物治疗　膝关节结核的药物治疗和肺结核的药物治疗一样，应遵循“早期、规律、全程、联合、适量”十字方针。

3. 手术治疗

(1)骨型结核应及早去除病灶，以免向关节扩散。

(2)滑膜型结核,可做病灶清除术,术毕完全止血,置患肢于托马夹板上,用皮肤牵引,保持关节伸直。以后逐渐活动关节,但休息时要保持伸直,抗结核药物持续半年,在儿童多能保全关节的一定活动度。

(3)全关节结核,骨质有明显破坏,应在彻底清除病灶后融合膝关节于功能位。在儿童应融合在膝关节伸直180°位,注意勿伤骨骺。

【处方】

1. 异烟肼:成人0.3～0.6g,分次或顿服,一般用药时应不少于6个月。

2. 链霉素:成人每天肌内注射1g,最长连续使用6周,可间隔2周后再重复使用。

3. 利福平:成人每天顿服450～600mg,服药时常加保肝药同服。

4. 乙胺丁醇:成人每天250mg/kg顿服,8周后改为每天15mg/kg维持量。

5. 吡嗪酰胺:成人每天1.5g,分3次口服。

【注意事项】

1. 全身支持疗法,加强营养,提高身体抵抗力。输新鲜血纠正贫血。补充电解质,使电解质失衡等得以改善。

2. 术前最少要有两周的系统抗结核治疗,以保证和减少因手术打击而使结核扩散的可能性。

3. 如结核病灶合并混合感染存在时,应在细菌培养和药敏试验的帮助下,术前3天选用敏感抗生素加以控制,术后仍需继续用。

4. 冲洗创面后,局部留置异烟肼200mg,链霉素1g,逐层缝合。用弹力绷带或大棉垫加压包扎止血。

5. 术后一般2周拆线,同时行直腿抬高练习,术后4～6周一般即有较好的临床骨愈合可拆除加压固定,扶双拐下床活动。如

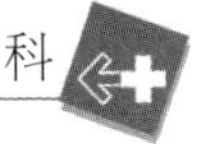

临床愈合不坚固者，改用不包脚的石膏管型固定3个月，病人在这3个月内可负重行走，使骨端继续保持压力，促进骨愈合。

6. 术后持续用抗结核药6个月。

# 第八节　非化脓性关节炎

## 一、骨关节炎

骨关节炎(osteoarthritis，OA)是一种中老年常见慢性病、多发病，又称退行性骨关节病、增生性关节炎等。是在力学因素和生物学因素的共同作用下，软骨细胞、细胞外基质(ECM)及软骨下骨三者间分解和合成代谢失衡的结果，其重要病理学特征是关节软骨的降解(包括软骨细胞的数量减少和ECM降解)。

【诊断要点】

1. *病史*　起病隐匿，进展缓慢，症状多见于40岁以后，随年龄增长而发病增多，女性患病率高于男性。

2. *临床表现*

(1)疼痛：特点为隐匿发作、持续钝痛，多见于关节活动后，休息可缓解。可有睡眠中痛醒。

(2)晨僵和黏着感：晨僵时间短，一般不超过15分钟。黏着感指关节静止一段时间后，开始活动时感到僵硬，如粘住一般，多见于老年人、下肢关节，活动后缓解。

(3)其他症状：随病情进展，可出现关节畸形、不稳定、休息痛、负重时疼痛加重，关节屈曲和伸直等功能障碍。在负重关节可出现突然的功能丧失。

(4)体征

①局部压痛和关节被动活动痛。

②关节活动弹响。

③关节肿胀、关节畸形、半脱位。

3. 辅助检查　X线表现主要为关节间隙狭窄、不对称，软骨下骨质硬化及囊性变，关节边缘骨赘形成，关节面萎缩、变形和半脱位、关节内游离体等。CT用于椎间盘病的诊断，优于X线。MRI可显示早期软骨、半月板等结构的病变。

4. 分类　分为原发性和继发性两种类型，原发性通常具有退行性和遗传性，而继发性常继发于创伤、畸形或关节疾病。

【治疗要点】

1. 一般治疗　康复治疗，包括健康教育，知道骨关节炎的实质就是关节的老化，适当的运动，保暖，防止受伤。

2. 药物治疗　药物可以控制疾病的发展，缓解症状。常用的药物是非甾体类消炎药(NSAIDs)，此类药物可以有效缓解疼痛和肿胀，硫酸软骨素是一类关节软骨营养药，实验室结果表明可以保护软骨、促进软骨再生。透明质酸钠关节注射，可以起到关节润滑和软骨营养作用，适用于中度骨关节炎病人，对于关节软骨消失，关节畸形的病人无效。中药可以辅助治疗。

3. 手术治疗

(1)关节镜手术：可以冲洗关节，修整关节面、切除增生滑膜，取游离体。也是缓解症状的方法，有效率约70%，症状缓解期为3年。

(2)关节置换手术：去除病变的关节面，安装人工关节，可以缓解疼痛，改善功能，矫正畸形。适用于持续性疼痛或进行性畸形且保守治疗无效的病人。

【处方】

1. 塞来昔布胶囊　200g，口服，每天1次

2. 维D钙咀嚼片　2片，口服，每天1次

3. 骨康胶囊　3粒，口服，每天3次

4. 透明质酸钠　关节腔内注射。

【注意事项】

1. 心态很重要，保持乐观情绪：绝大多数患者的预后是良

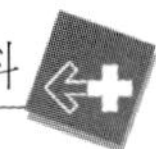

好的。

2. 饮食上应注意：多食含硫的食物，如芦笋、鸡蛋、大蒜、洋葱。

3. 有合理的生活和工作方式：适度控制体重，平时少量多次饮用牛奶，多晒太阳，必要时补充钙剂，中老年人单纯服用钙剂往往吸收不佳，可同时服用活性维生素D。

4. 选择适当的鞋：老年人最好穿松软带后跟的鞋，鞋后跟高度以高出鞋底前掌2cm左右为宜，老年人的鞋底还要稍大一些，必须有防滑波纹，以免摔倒。

5. 使用辅助设施：可利用把手、手杖、护膝（髌股关节受累）、步行器、楔形鞋垫（膝内翻或外翻者）或其他辅助装置，减轻受累关节的负荷。

6. 辅助理疗：急性期以镇痛、消肿和改善功能为主；慢性期以增强局部血循环，改善关节功能为主。

7. 进行缓和的有氧运动：需从小运动量开始，循序渐进，如锻炼后关节持续疼痛，应降低运动强度和时间。

8. 正确使用镇痛药：不能滥用镇痛药，以防发生不良反应，尤其对于有高血压、肝或肾功能受损患者应谨慎用药，用量宜小，尽早使用维持量。

## 二、强直性脊柱炎

强直性脊柱炎（ankylosing spondylitis，AS）以中轴关节慢性炎症为主，也可累及内脏及其他组织的慢性进展性风湿性疾病。多见于青少年，男性多见，且一般较女性严重。发病年龄多在10—40岁，以20—30岁为高峰。

【诊断要点】

1. 病史　起病大多缓慢而隐匿。

2. 临床表现

(1)全身症状：可有厌食、低热、乏力，体重下降和轻度贫血等全身性症状。

(2)局部表现:典型表现为腰骶痛或不适、晨僵,起床困难,只能向侧方翻滚下床沿才能起立。腰椎各方向活动受限和吸气时胸廓不能充分扩张。也可表现为臀部、腹股沟酸痛或不适,症状可向下肢放射。少数患者可以颈、胸痛为首发表现。症状在静止、休息时反而加重,活动后可以缓解。夜间腰痛可影响睡眠,严重者可在睡眠中痛醒,需下床活动后方能重新入睡。

(3)关节外表现:包括眼葡萄膜炎、结膜炎、肺上叶纤维化、升主动脉根和主动脉瓣病变,以及心传导系统受累等。神经、肌肉症状如下肢麻木、感觉异常及肌肉萎缩等也不少见。

(4)晚期病例常伴严重骨质疏松,易发生骨折。颈椎骨折常可致死。

(5)体征

①常见体征为骶髂关节压痛,骶髂关节检查"4"字试验阳性。

②脊柱前屈、后伸、侧弯和转动受限,腰椎活动度检查Schöber 试验阳性。

③胸廓检查时发现吸气时胸廓不能活动而只能靠膈肌呼吸,胸廓活动度减低。

④枕墙试验时枕墙距>0。

⑤周围大关节炎表现,以髋关节最为常见。通常为双侧性,起病慢,很快出现屈曲挛缩和强直,为保持直立位,往往膝部有代偿性屈曲。肩关节为第二个好发部位。

⑥关节外骨骼压痛点:主要发生在胸肋交界处、棘突、髂嵴、股骨大转子、胫骨结节、坐骨结节和足跟。

3. 辅助检查

(1)实验室检查:无特异性或标记性指标。类风湿因子阴性,活动期可有血沉、C 反应蛋白、免疫球蛋白(尤其是 IgA)升高,碱性磷酸酶值可轻度或中度增高。组织相容性抗原($HLA-B_{27}$)阳性,提示有本病的可能性。

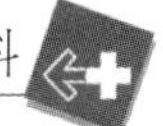

(2)放射学表现:X线征象:骶髂关节最初是关节附近有斑片状骨质疏松区,关节的中下段最为明显。接着出现骨破坏与软骨下骨皮质硬化,关节间隙早期假性增宽,随纤维化、钙化、骨桥形成与钙化,关节间隙狭窄或消失,骶髂关节完全强直。脊柱反应性骨硬化与邻近椎体破坏,椎体方形变,纤维环、韧带钙化,骨桥形成,呈"竹节样"变。同时脊椎后关节和邻近韧带亦有类似的变化,最终脊柱完全融合。

(3)CT及MRI:能发现骶髂关节轻微的变化,有利于早期诊断。

4. 分型 16岁以前发病者称幼年型强直性脊柱炎,45—50岁以后发病者称晚期型强直性脊柱炎,临床表现常不典型。

【治疗要点】

1. 一般治疗 在于控制炎症,减轻或缓解症状,维持正常姿势和最佳功能位置,防止畸形。要达到上述目的,关键在于早期诊断早期治疗,采取综合措施进行治疗,包括教育病人和家属、体疗、理疗、药物和外科治疗等。

2. 药物治疗

(1)非甾体抗炎药:有消炎镇痛、减轻僵硬和肌肉痉挛作用。不良反应为胃肠反应、肾脏损害、延长出血时间等。妊娠及哺乳期妇女,更应特别注意。

(2)柳氮磺吡啶:SSZ是5-氨基水杨酸(5-ASA)和磺胺吡啶(SP)的偶氮复合物,80年代开始用于治疗AS。不良反应主要为消化道症状、皮疹、血象及肝功改变等,但均少见。用药期间宜定期检查血象及肝肾功能。

(3)甲氨蝶呤:据报道疗效与SSZ相似。口服和静脉用药疗效相似。不良反应有胃肠反应、骨髓抑制、口腔炎、脱发等,用药期间定期查肝功和血象,忌饮酒。

(4)肾上腺皮质激素:一般情况下不用肾上腺皮质激素治疗AS,但在急性虹膜炎或外周关节炎用NSAIDs治疗无效时,可用

CS局部注射或口服。

(5)雷公藤多苷：国内最初用雷公藤酊治疗AS，有消炎止痛作用，疗效较酊剂好，服用方便。不良反应有胃肠反应、白细胞减少、月经紊乱及精子活力降低等，停药后可恢复。

(6)生物制剂：肿瘤坏死因子(TNF-α)拮抗药等(如益赛普、阿达木单抗等)是目前治疗AS等脊柱关节疾病的最佳选择，有条件者应尽量选择。

3. 手术治疗　严重脊柱驼背、畸形，待病情稳定后可做矫正手术，腰椎畸形者可行脊椎截骨术矫正驼背。对颈$_7$胸$_1$截骨术可矫正颈椎严重畸形。

【处方】

1. 塞来昔布胶囊　200mg，口服，每天1次

2. 柳氮磺吡啶　初量为一次1～1.5g，每6～8小时1次。维持量为一次0.5g，每6小时1次

3. 雷公藤多苷　60mg，口服，每天1次

【注意事项】

1. 应避免强力负重，使病变加重。避免长时间维持一个姿势不动。

2. 睡眠时避免垫枕头且不睡软床，睡觉时最好是平躺保持背部直立。

3. 清晨起床背脊僵硬时，可以热水浴来改善，热敷对于缓解局部疼痛亦有部分疗效，不抽烟，以免造成肺部伤害。

4. 慎防外伤，开车时一定系上安全带，尽量不要骑机动车。

5. 在寒冷、潮湿季节中，更应防范症状复发。

6. 胃肠道及泌尿道的感染常诱发脊椎炎，故应该注意饮食卫生，多喝开水，多吃青菜水果，避免憋尿及便秘。

7. 注意其他家族成员有无强直性脊柱炎的症状，如下背酸痛，晨间僵硬等。若有，应尽早就医。

## 三、类风湿关节炎

类风湿关节炎(rheumatoid arthritis,RA)是一个以累及周围关节为主的多系统性的炎症性自身免疫性疾病,其特征性的症状为对称性、周围性多个关节慢性炎性病变,临床表现为受累关节疼痛、肿胀、功能下降,病变呈持续、反复发作过程。

【诊断要点】

1. 病史 患者先有几周到几个月的疲倦乏力、体重减轻、胃纳不佳、低热和手足麻木刺痛等前驱症状。

2. 临床表现

(1)关节表现

①晨僵:病变的关节在夜间静止不动后出现较长时间的僵硬(至少一小时),其持续时间和关节炎的程度成正比,可作为观察本病活动指标之一。

②关节肿痛:疼痛往往是最早的关节症状,最常出现的部位为腕、掌指关节、近端指间关节,多呈对称性、持续性,时轻时重,常伴压痛。关节腔内积液、关节周围软组织炎症、慢性滑膜炎后的肥厚均可引起肿胀。

③关节畸形、功能障碍。

(2)关节外表现

①类风湿结节:是本病较特异的皮肤表现,多位于关节隆突部及受压部位的皮下,其大小不一,类风湿结节存在表示本病的活动。

②类风湿血管炎:常见于指甲下或指端,少数可引起局部组织的缺血性坏死。

③肺间质部,胃肠道不适,肾脏病变,心包炎,贫血及神经系统表现等。

3. 辅助检查

(1)实验室检查:有贫血,血沉可增快,C反应蛋白阳性,约70%患者血清中类风湿因子(RF)阳性,可出现各种类型的免疫复合物,补体在急性期和活动期增高，关节腔穿刺可见关节液增多，白细胞数明显增多，以中性粒细胞为主，滑液黏度差，含糖量低于血糖。

（2）X线：对本病的诊断、关节病变的分期、检测病变的演变均很重要，其中以手指及腕关节的X线片最有价值。X线片中可以见到关节周围软组织的肿胀阴影，关节端的骨质疏松（Ⅰ期）；关节间隙因软骨的破坏而变得狭窄（Ⅱ期）；关节面出现虫蚀样破坏性改变（Ⅲ期）；晚期则出现关节半脱位和关节破坏后的纤维性和骨性强直（Ⅳ期）。

（3）类风湿结节的活检病理检查

4．诊断标准　1987年美国风湿病协会修定的诊断标准是：

（1）晨僵至少1小时（≥6周）。

（2）3个或3个以上关节肿（≥6周）。

（3）腕、掌指关节或近端指间关节肿（≥6周）。

（4）对称性关节肿（≥6周）。

（5）皮下结节。

（6）手X光片改变（骨质疏松和关节间隙狭窄）。

（7）类风湿因子阳性（滴度＞1∶32）。

确诊为类风湿关节炎需具备4条或4条以上标准。其敏感性为93％，特异性为90％。

【治疗要点】

1．一般治疗　发热及关节肿痛、全身症状严重者应卧床休息，至症状基本消失为止。待病情改善2周后应逐渐增加活动。蛋白质和各种维生素要充足，贫血显著者可予小量输血，如有慢性病灶如扁桃体炎等在病人健康情况允许下，尽早摘除。

2．药物治疗

（1）非甾体抗炎药：用于初发或轻症病例，其作用机制主要抑制环氧化酶使前列腺素生成受抑制而起作用，以达到消炎止痛的效果。

（2）金制剂：目前公认对类风湿关节炎有肯定疗效。常用硫

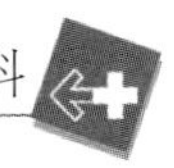

代苹果酸金钠(gold,sodium),因停药后有复发可能,国外有用维持量多年,直至终身者。

(3)青霉胺:是一种含疏基的氨基酸药物,治疗慢性类风湿关节炎有一定效果。

(4)氯喹:有一定抗风湿作用,但显效甚慢,常6周至6个月才能达到最大疗效。

(5)左旋咪唑:可减轻疼痛、缩短关节僵硬的时间,不良反应有眩晕、恶心、过敏性皮疹、视力减退、嗜睡、粒细胞减少、血小板减少、肝功能损害、蛋白尿等。

(6)免疫抑制药:适用在其他药物无效的严重类风湿关节炎患者,停药情况下或激素减量的患者。常用的有硫唑嘌呤、环磷酰胺。不良反应有骨髓抑制、白细胞及血小板下降,肝脏毒性损害及消化道反应、脱发、闭经、出血性膀胱炎等。

(7)肾上腺皮质激素:对关节肿痛,控制炎症,消炎镇痛作用迅速,但效果不持久,对病因和发病机制毫无影响。一旦停药短期内即复发。对RF、血沉和贫血也无改善。长期应用可导致严重不良反应,因此不作为常规治疗。

(8)雷公藤:有非甾类抗炎作用,又有免疫抑制或细胞毒作用,可以改善症状,使血沉和RF效价降低,不良反应有女性月经不调及停经,男性精子数量减少,皮疹,白细胞和血小板减少,腹痛腹泻等,停药后可消除。

(9)其他治疗:胸腺素、血浆去除疗法等尚待探索。

3. *手术治疗*　以往一直认为外科手术只适用于晚期畸形病例。目前对仅有1～2个关节受损较重、经水杨酸盐类治疗无效者可试用早期滑膜切除术。后期病变静止,关节有明显畸形病例可行截骨矫正术,关节强直或破坏可做关节成形术、人工关节置换术。负重关节可做关节融合术等。

【处方】

1. 吲哚美辛　25mg,口服,每天2次

2. 左旋咪唑　剂量为第1周50mg，每日1次，第2周50mg，每日2次，第3周50mg，每日3次

3. 硫唑嘌呤　50mg，口服，每天2次

4. 雷公藤多苷　60mg，口服，每天1次

【注意事项】

1. 类风湿关节炎要注意保暖，不能受寒、淋雨和受潮，特别是关节处更要注意保暖。

2. 饮食均衡、生活规律、劳逸结合对身体有很好的帮助，使身体更健康，有更好的抵抗力。

3. 在饮食方面，要少量多餐，注意营养的平衡，少吃辛辣、刺激性的食物。